Schilcher · Dorsch
Phytotherapie in der Kinderheilkunde

Phytotherapie in der Kinderheilkunde

Ein Handbuch für Ärzte und Apotheker

Von
Prof. Dr. Dr. med. h. c. Heinz Schilcher, Immenstadt,
und Prof. Dr. med. Walter Dorsch, München

4., aktualisierte und erweiterte Auflage

Mit 7 Abbildungen und 8 Tabellen sowie
110 Originalmonographien der Kommission E beim BfArM
und 52 Monographien der European Scientific Cooperative
on Phytotherapy

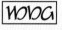

Wissenschaftliche Verlagsgesellschaft mbH Stuttgart

Anschriften der Verfasser:

Prof. Dr. Dr. med. h.c. Heinz Schilcher
Zaumberg 25
87509 Immenstadt/Allgäu

Prof. Dr. med. Walter Dorsch
Facharzt für Kinderheilkunde und Jugendmedizin, Allergologie,
Kinderpneumologie und Naturheilverfahren
Aidenbachstr. 118
81379 München

Die in diesem Buch aufgeführten Angaben zur Medikation wurden sorgfältig geprüft. Dennoch können Herausgeber, Autoren und Verlag keine Gewähr für die Richtigkeit der Angaben übernehmen.

Bibliografische Information Der Deutschen Bibliothek
Die Deutsche Bibliothek verzeichnet diese Publikation in der
Deutschen Nationalbibliografie; detaillierte bibliografische
Daten sind im Internet unter http://dnb.ddb.de abrufbar.

ISBN-10: 3-8047-2244-X
ISBN-13: 978-3-8047-2244-6

Ein Markenzeichen kann warenrechtlich geschützt sein, auch wenn ein Hinweis auf etwa bestehende Schutzrechte fehlt.

Jede Verwertung des Werkes außerhalb der Grenzen des Urheberrechtsgesetzes ist unzulässig und strafbar. Dies gilt insbesondere für Übersetzung, Nachdruck, Mikroverfilmung oder vergleichbare Verfahren sowie für die Speicherung in Datenverarbeitungsanlagen.

© 2006 Wissenschaftliche Verlagsgesellschaft mbH, Birkenwaldstraße 44, 70191 Stuttgart
Printed in Germany
Satz: Mitterweger & Partner, Plankstadt
Druck: Hofmann, Schorndorf
Bindung: Schallenmüller, Stuttgart-Plieningen
Umschlaggestaltung: Atelier-Schäfer, Esslingen

Geleitwort zur 1. Auflage

Es gehört zu den Merkwürdigkeiten der modernen Pädiatrie, dass die Phytotherapie für das Kindesalter neu entdeckt werden muss, denn die in meiner Kindheit erledigte Pädiatrie bestand ausschließlich aus naturgemäßen Heilmethoden: vom – verhassten kratzigen – Brustwickel bei allen fieberhaften Erkrankungen über die verschiedenen Hustensäfte, Antidiarrhoika bis hin zu Kamillen-Lindenblütentee etc. Der Senf-Wickel war noch in meiner Assistenzzeit an der Universitäts-Kinderklinik München ein Therapeutikum, das nur von erfahrenen Schwestern verabreicht werden durfte.
Durch die Antibiotika ist dieser kinderärztliche therapeutische Schatz weitgehend in Vergessenheit geraten, und es ist deswegen mehr als erfreulich, dass Prof. Dr. Schilcher, ehemals geschäftsführender Direktor des Institutes für Pharmazeutische Biologie der Freien Universität Berlin, die „Phytotherapie in der Kinderheilkunde" in einem Handbuch für Ärzte und Apotheker präsentiert.
Damit kommt er einem Bedürfnis nach, das die Kinderärzte in der Praxis bewegt: das Bestreben nach naturgemäßen Heilmethoden: von der Phytotherapie über die Homöopathie bis zur Akupunktur etc.
Von manchen Auguren der universitäten Kinderheilkunde wird diese Entwicklung mit kritischen Bemerkungen abgetan. Es bleibt aber zu bedenken, dass das Bedürfnis nach „alternativen" Behandlungen von einer Kinderärztegeneration kommt, die mindestens 5 Jahre lang ausschließlich naturwissenschaftlich ausgebildet wurde und mindestens 5 Jahre lang eine Weiterbildung in Kliniken erhielt, in denen naturgemäße Heilmethoden, auch Phytotherapie, praktisch nicht mehr angewendet werden.
Das naturwissenschaftlich orientierte Buch „Phytotherapie in der Kinderheilkunde" von Schilcher kommt einem Anliegen der Kinderärzte in der Praxis entgegen, für das ich gerne ein Geleitwort geschrieben habe.

Univ.-Prof. Dr. med. Dr. h. c. mult. Theodor Hellbrügge, München 1990

Vorwort zur vierten Auflage

Inhaltlich gilt das Vorwort für die 3. Auflage weitgehend auch für die vorliegende 4. Auflage. Die wesentlichen neuen Inhalte sind:

1. Aktualisierung der empfohlenen Fertigarzneimittel unter besonderer Berücksichtigung der Erstattung durch die Gesetzlichen Krankenkassen.
2. Besondere Berücksichtigung der Kinder-Dosierung und der vorhandenen klinischen Studien mit Kindern unter 12 Jahren.
3. Aufnahme einiger weiterer Anwendungsgebiete.
4. Aktualisierung der Monographien der Kommission E.
5. Aufnahme der bislang erschienen Monographien der European Scientific Cooperative on Phytotherapy (ESCOP) für diejenigen Arzneipflanzen, die zur Anwendung bei Kindern geeignet sind.

Besonders wichtig dürfte neben den oben genannten fünf Neuerungen die Mitautorenschaft von Prof. Dr. med. Walter Dorsch, einem international renommierten Pädiater sein, der sich als Facharzt für Kinderheilkunde und Jugendmedizin nicht nur bestens mit Naturheilverfahren auskennt, sondern diese als niedergelassener Kinderarzt täglich in seiner Praxis anwendet.

Prof. Dorsch vertritt in der Kommission E als einziger Pädiater die Belange der Kinderheilkunde. Zusammen mit Prof. Dr. med. Dr. h. c. Friedrich Carl Sitzmann ist W. Dorsch Autor und Herausgeber des Lehr- und Handbuches „Naturheilverfahren in der Kinderheilkunde".

Die Autoren hoffen, dass Ärzte und Apotheker anhand der 4. Auflage dieses Lehr- und Handbuches die „Spreu vom Weizen" innerhalb des qualitativ sehr unterschiedlichen Phytopharmakaangebotes trennen können. Das Buch soll aber auch zur wissenschaftlichen Akzeptanz der sog. „Rationalen Phytotherapie" beitragen.

Es freut und ehrt mich sehr, dass mich mein Mitstreiter Heinz Schilcher nun endgültig „ins Boot geholt" hat, um allen, die sich mit der Behandlung von Kindern beschäftigen, den großen Reichtum der Phytotherapie nahe zu bringen – einer Phytotherapie, die sich nicht als esoterische besondere Therapierichtung versteht, sondern als integraler Bestandteil einer rational betriebenen Pharmakotherapie.

München, im Oktober 2005

Heinz Schilcher
Walter Dorsch

Vorwort zur dritten Auflage

Beim Studium einschlägiger Phytotherapie-Lehrbücher sowie bekannter Lehrbücher über Naturheilverfahren fällt auf, dass der Pädiatrie keine eigenen Kapitel gewidmet sind, obwohl die Phytotherapie für dieses Einsatzgebiet geradezu prädestiniert erscheint. Das Gleiche trifft für die wissenschaftlichen Fachzeitschriften zu. Man findet zwar etliche Publikationen über die Bedeutung der Phytotherapie in der Geriatrie, jedoch keine Arbeiten über Möglichkeiten und Grenzen ihres Einsatzes in der Pädiatrie. Schließlich wird in den Monographien der Kommission E nur an **vier** Stellen ein Bezug auf Säuglinge oder Kinder genommen, obwohl zahlreiche Drogen in der Kinderheilkunde eingesetzt werden könnten und teilweise auch seit jeher dort eingesetzt werden (z. B. Fenchel, Sonnentau, Thymian etc.). Last but not least ergab die Befragung mehrerer Kinderärzte, dass sie nur hin und wieder pflanzliche Arzneimittel verordnen. Oftmals verstanden sie allerdings die Anwendung homöopathischer Komplexmittel oder anthroposophischer Arzneimittel als Phytotherapie.

Angesichts der großen Möglichkeiten, welche die Phytotherapie in vielen Bereichen bietet, überrascht diese Bestandsaufnahme. Dies um so mehr, als inzwischen das Ergebnis einer vom Nordrheinwestfälischen Gesundheitsministerium in Auftrag gegebenen Studie „Medikamente und Kinder" vorliegt. Wie die Befragung von 2000 Müttern ergab, greifen Kinder schon bei kleinen Unpässlichkeiten entweder von alleine oder durch die Eltern animiert zu Medikamenten. 28,6 % der 6- bis 14-Jährigen nehmen mindestens einmal im Monat ein Arzneimittel ein. Bei der Vorstellung der Repräsentativstudie durch das Ministerium wurde daher auch den Eltern der Rat gegeben, sich der „alten Hausmittel" vom Wadenwickel bis zu verschiedenen Kräutertees zu erinnern. Wenn man ferner weiß, dass lediglich 15 % der Erkrankungen vom niedergelassenen Arzt und 5 % im Krankenhaus behandelt werden, wird klar, welch große Bedeutung eine richtige Selbstmedikation, insbesondere bei Kindern, besitzt [18].

Das Buch soll zum einen dem *Kinderarzt*, aber auch dem niedergelassenen *Praktiker* phytotherapeutische Empfehlungen und Anregungen geben. Phytopharmaka können selbstverständlich nur bei einer begrenzten Anzahl von Erkrankungen im Säuglings-, Kindes- und Jugendlichenalter – dort aber mit besonderer Berechtigung – eingesetzt werden. Aus diesem Grunde muss das Buch weniger als eine Alternative, sondern vielmehr als sinnvolle Ergänzung zur Chemotherapie, wie sie in den klassischen Lehrbüchern der Kinderheilkunde [z. B. 70, 71] beschrieben wird, verstanden werden. Zum anderen soll dem *Apotheker* als Mittler zwischen Eltern und kindlichem/jugendlichem Patienten das notwendige wissenschaftliche Rüstzeug für eine verantwortungsvolle und medizinisch vertretbare Selbstmedikation vermittelt werden. Schließlich spielt die Selbstmedikation bei Erkrankungen im Kindesalter eine ganz große Rolle.

Eine „arzneimittelrechtliche und wissenschaftliche Rückendeckung" erhält das Buch durch die im *Anhang* vollständig ausgedruckten 110 Monographien der Kommission E. Die Kommission E wurde vom ehemaligen Bundesgesundheitsamt beauftragt, Arzneimittel pflanzlichen Ursprungs im Hinblick auf Anwendungsgebiete, Wirkungen und Nebenwirkungen usw. zu bewerten. Auch wenn bei den einzelnen Monographien nicht expressis verbis die Anwendung der jeweiligen Droge in der Kinderheilkunde aufgeführt ist, so können dort die *allgemeinen* Anwendungsgebiete, Wirkungen und Dosierungen im Original nachgelesen werden und bieten somit eine erweiterte Information.

Der Autor bedankt sich bei der Wissenschaftlichen Verlagsgesellschaft für die Umsetzung der Idee, ein Phytotherapie-Buch für die Kinderheilkunde herauszubringen sowie für die konstruktiven Vorschläge zur Konzeption des Buches. Dank der Bemühungen des Verlages konnte das Buch auch in englischer, italienischer, polnischer und ungarischer Sprache erscheinen.

Besonderer Dank gilt Herrn Universitäts-Professor Dr. med. Dr. h. c. Theodor Hellbrügge, München, für das Geleitwort sowie den Kinderfachärzten Frau Dr. med. Gabriele Heine, Berlin, und Herrn Dr. med. Hugo Kroth, München, für die kritische Durchsicht des Rohmanuskriptes und für ihre wertvolle Unterstützung bei der Klärung medizinischer Sachfragen bei der 1. Auflage.

Herzlich bedanken darf ich mich bei den rund **40 Pädiatern**, stellvertretend möchte ich Herrn **Professor Dr. med. W. Dorsch** nennen, die *mir* nützliche Hinweise für die 3. Auflage gaben und im Übrigen nach den Ausführungen der 1. und/oder 2. Auflage phytotherapeutische Strategien verfolgen.

Die 3. Auflage ist daher nicht nur um einige Indikationsgebiete und um 10 Drogenmonographien der Kommission E erweitert, sondern insbesondere bezüglich der empfohlenen Fertigarzneimittel aktualisiert worden, wobei die Erfahrungen zahlreicher Pädiater eine besondere Berücksichtigung erfuhren. Empfehlungen zu spezifischen Kinderdosierungen sind weiterhin miteingeflossen und schließlich findet auch die 5. AMG-Novelle eine Berücksichtigung.

München, im Frühjahr 1999 Heinz Schilcher

Inhalt

Geleitwort zur 1. Auflage V
Vorwort zur 4. Auflage VI
Vorwort zur 3. Auflage VII

1	**Einführung und Allgemeines**	1
1.1	Bewertung der Wirksamkeit von Phytopharmaka	1
1.2	Bedeutung der Erfahrungsheilkunde in der Phytotherapie	1
1.3	Aufgabe des Arztes und Apothekers in einem naturwissenschaftlich orientierten pädiatrischen Phytotherapie-Konzept	2
1.4	Grundregeln für eine richtige Phytotherapie bei Kindern, insbesondere in der Selbstmedikation	3
1.5	Rezeptur eines medizinischen Tees	4
1.5.1	Qualität der verwendeten Drogen	6
1.6	Herstellung von Arzneitees	6
1.6.1	Aufguss	6
1.6.2	Abkochung	7
1.6.3	Kaltmazerat	7
1.7	Wie gefährlich ist Alkohol (Ethanol) in Arzneimitteln für Kinder?	7
1.8	Anmerkungen zu homöopathischen Arzneimitteln in der Pädiatrie	8
1.9	Erstattung von Phytopharmaka durch die Gesetzlichen Krankenkassen, gemäß § 34 Abs. 1, Satz 2, SGB V	9

2	**Phytopharmaka zur äußeren Anwendung in der Kinderheilkunde**	11
2.1	Pflege empfindlicher Haut von Säuglingen und Kindern	11
2.1.1	Fertigarzneimittel	13
2.2	Therapie entzündeter Haut	13
2.2.1	Windeldermatitis	14
2.2.2	Milchschorf, Gneis, Neurodermitis	15

2.2.3	Seborrhoische Dermatitis	16
2.2.4	Entzündungen im Genitalbereich	16
2.2.5	Fertigarzneimittel	16
2.3	Wundbehandlung/Verbrennungen	17
2.3.1	Wundbehandlung	17
2.3.2	Verbrennungen	20
2.3.3	Fertigarzneimittel	20
2.4	Prellungen, Quetschungen, Verstauchungen, Verrenkungen, Zerrungen	21
2.4.1	Fertigarzneimittel	23
2.5	Herpes-Erkrankungen	23
2.5.1	Fertigarzneimittel	23
2.6	Augen-Erkrankungen	24
2.7	Candidose der Mundschleimhaut	25
2.7.1	Fertigarzneimittel	25
2.8	Krätze und Kopfläuse	25
2.8.1	Fertigarzneimittel	26
2.9	Äußere Anwendung von Phytopharmaka bei Erkrankungen der oberen Atemwege	26
2.9.1	Fertigarzneimittel	29
2.10	Äußere Anwendung von Phytopharmaka bei Ohrenentzündungen	29

3 Phytopharmaka zur inneren Anwendung in der Kinderheilkunde — 31

3.1	Erkrankungen des Respirationstraktes	31
3.1.1	Katarrhe der oberen Luftwege	31
3.1.2	Trockener Husten	33
3.1.3	Husten mit zähflüssigem Schleim, sog. „produktiver" Husten	35
3.1.4	Keuchhusten	38
3.1.5	Rhinitis	40
3.1.6	Sinusitis	40
3.1.7	Fertigarzneimittel	41
3.2	Erkältungskrankheiten	42
3.2.1	Fiebersenkende Phytopharmaka	43
3.2.2	Diaphoretisch wirksame Drogen	44
3.2.3	Appetitanregende Phytopharmaka	45

3.2.4	Immunmodulatoren, früher Immunstimulanzien	47
3.2.5	Fertigarzneimittel	49
3.3	Erkrankungen des Magen-Darm-Traktes	50
3.3.1	Appetitlosigkeit	50
3.3.2	Magenbeschwerden	51
3.3.3	Dyspepsien	54
3.3.4	Flatulenz, Meteorismus, „Dreimonatskoliken"	55
3.3.5	Diarrhö	56
3.3.6	Habituelle chronische Obstipation	59
3.3.7	Reiseübelkeit	61
3.3.8	Fertigarzneimittel	62
3.4	Erkrankungen im Urogenialtrakt	64
3.4.1	Harnwegsinfekte	64
3.4.2	Enuresis nocturna und diurna	66
3.4.3	Reizblase	67
3.4.4	Fertigarzneimittel	68
3.5	Psychosomatische Störungen	69
3.5.1	Nervenberuhigungsmittel (Unruhe, Angstzustände, Schlafstörungen)	69
3.5.2	Fertigarzneimittel	76
3.6	Schmerzbekämpfung	76
3.6.1	Spannungskopfschmerz	77
3.6.2	Wundschmerz	77
3.6.3	Zahnschmerzen und Zahnungshilfe	77
3.6.4	Gliederschmerzen	78
3.6.5	Psychisch bedingte Kopfschmerzen	78
3.6.6	Migräne-Anfälle	79
3.6.7	Fertigarzneimittel	79
3.7	Phytotherapeutische Möglichkeiten bei Vergiftungen	80
3.7.1	Brechmittel	80
3.7.2	Informationsstellen für Vergiftungsfälle	81

4 Literaturverzeichnis 83

5 Monographien der Kommission E — 89

5.1	Einführung zu den Monographien und Ausführungen zur Kinderdosierung	89
5.2	Alphabetische Auflistung der Monographien	91
5.3	Alphabetische Auflistung der Indikationen laut Kommission E	93
5.4	Alphabetische Auflistung der Wirkungen laut Monographien der Kommission E	101
5.5	Verabschiedete Original-Monographien der Kommission E in alphabetischer Reihenfolge	109

6 Monographien der European Scientific Cooperative On Phythotherapy (ESCOP) — 225

6.1	Einführung	225
6.2	ESCOP-Monographien pädiatrisch bedeutsamer Drogen	225

Stichwortverzeichnis — 245

1 Einführung und Allgemeines

1.1 Bewertung der Wirksamkeit von Phytopharmaka

Bei der Bewertung der Wirksamkeit eines **Phytopharmakons** wird der Arzt und der Apotheker immer wieder in die „Zwickmühle" zwischen praktischem Therapieerfolg und gleichzeitigem Fehlen eines naturwissenschaftlichen Wirkungsnachweises im Modellversuch geraten. Dass die naturwissenschaftlich ausgerichtete „Schulmedizin" einen solchen Nachweis fordert und ihn auch stets zu erbringen trachtet, ist erklärlich, liegen doch ihre epistemologischen Ansätze in der rationalistisch-mechanistischen Welt eines René Descartes und in den mathematisch-physikalischen Gesetzmäßigkeiten eines Isaac Newton, die im 19. Jahrhundert von den Pariser und Berliner Physiologen aufgegriffen wurden. Dies ist eine geschichtliche Tatsache und es darf daher nicht überraschen, wenn Gegner der „besonderen Therapieeinrichtung" – dies ist ein Begriff des Zweiten Arzneimittelgesetzes – naturheilkundliche Arzneimittel, zu diesen zählen die pflanzlichen Arzneimittel, als nicht wirksam oder als Plazebos bezeichnen. Stellvertretend für diese Auffassung sei eine Publikation von Schönhöfer und Mitarbeiter in der „Pädiatrischen Praxis" [69] genannt.

1.2 Bedeutung der Erfahrungsheilkunde in der Phytotherapie

Anders verhält es sich bei dem großen therapeutischen Potenzial einer ganzheitsmedizinisch orientierten **Erfahrungsheilkunde**. Dieser Zweig der Medizin versteht sich als die Summe aller derjenigen Methoden in Diagnose und Therapie, die nicht oder noch nicht mit den Mitteln der Naturwissenschaft untersucht und geklärt worden sind, die aber gleichwohl durch Langzeitbeobachtungen und entsprechende Verlaufskontrollen bestätigt, weitgehend reproduzierbar und auch lehrbar geworden sind. *Buchborn, E.* [20] schreibt daher: „Die dokumentierte ärztliche Erfahrung sollte gleichberechtigt neben Experiment, Theorie und Beobachtung treten." Gerade die hohe Akzeptanz bei Patienten und der wachsende therapeutische Stellenwert der Naturheilverfahren und damit auch der Phytotherapie bei rund 80% der niedergelassenen Ärzte aller Fachrichtungen verlangt, die Empirie nun zu validieren, Wirkprinzipien aufklären zu helfen. Im Rahmen des Programms der Bundesregierung „Forschung und Entwicklung im Dienste der Gesundheit" [21] wurde dieses Ziel bereits stufenweise erreicht.

Wenn die Sachverständigen-Kommission E nach § 25 Abs. 7 AMG 76 bei der Erstellung ihrer Drogenmonographien (siehe die Seiten 89 bis 225) auch dokumentierte Berichte aus der Erfahrungsheilkunde herangezogen hat, dann entspricht dies nicht nur dem Willen des Gesetzgebers, sondern es ist dies auch wissenschaftlich vertretbar [116]!

1.3 Aufgabe des Arztes und Apothekers in einem naturwissenschaftlich orientierten pädiatrischen Phytotherapie-Konzept

Für **Arzt** und **Apotheker** bedeutet der „Wissenschaftsstreit" zwischen den Verfechtern so genannter „unkonventioneller Heilmethoden" und der Schulmedizin, dass sie von der Indikationslyrik der Volksmedizin deutliche Abstriche machen müssen. Sie sollten sich an den Anwendungsgebieten der E-Monographien orientieren oder sich in Lehr- und Handbüchern jüngeren Datums [22, 23, 90, 108, 119] informieren. Angemerkt sei an dieser Stelle, dass von mehreren Ärzteverbänden die Phytotherapie als ein Teil der so genannten Schulmedizin und nicht als alternative Medizin angesehen wird [24]. Die moderne Phytotherapie, häufig auch als sog. „Rationale Phytotherapie" bezeichnet, versteht sich als integraler Bestandteil einer rationalen Pharmakotherapie [119].

Arzt und Apotheker sollen schließlich auch noch wissen, dass eine unkritische Übernahme aus überlieferten alten Schriften und alten Kräuterbüchern im Sinne der „materia medica renovata" [26] der Phytotherapie eher schadet als nützt. Anlässlich eines wissenschaftlichen Symposiums zum 90. Geburtstag von Herrn Prof. Dr. R. F. *Weiss* warnte der Medizinhistoriker Prof. *Keil*, Würzburg, vor einer unkritischen Übernahme aus alten Kräuterbüchern. Dem Medizin- und Pharmahistoriker böten sich gerade auf dem Sektor der Phytotherapie laufend Überraschungen. Bei einer kritischen Rückverfolgung bis zur Urquelle – so Prof. *Keil* – stellten sich nicht nur Übertragungsfehler heraus, sondern nicht selten wurde beispielsweise unter einem bestimmten Pflanzennamen im Altertum oder Mittelalter eine ganz andere Pflanze verstanden als heutzutage. In den wenigsten Fällen liege eine exakte botanische Bestimmung und Beschreibung der verwendeten Arzneipflanze vor.

In einem wissenschaftlich ausgerichteten pädiatrischen Phytotherapie-Konzept stellen sich dem **Arzt** und **Apotheker** mehrere wichtige Aufgaben, insbesondere wenn die entsprechenden Phytopharmaka auch in der Selbstmedikation angewendet werden.

1. Unter Berücksichtigung des Grundsatzes, dass die pharmazeutische Qualität sehr wesentlich für die Wirksamkeit eines pflanzlichen Arzneimittels verantwortlich ist, sollte der Arzt nur pharmazeutisch hochwertige, am besten standardisierte, Phytopharmaka verordnen und der Apotheker auf die Abgabe solcher Arzneimittel achten. Aus diesem Grunde werden in dem Buch ganz bewusst vornehmlich *standardisierte Fertigarzneimittel* wörtlich genannt. Außerdem wird sehr praxisorientiert auf handelsübliche, möglicherweise minderwertige Drogen aufmerksam gemacht.

2. Die kritische Einschätzung der **Grenzen** der Phytotherapie, insbesondere was die Bewertung von Anwendungsgebieten betrifft, die in bestimmten Laien-Kräuterbüchern [19] nachzulesen sind, ist eine zweite äußerst wichtige Aufgabe.
3. Da eine falsche Anwendung, beispielsweise die Applikation einer mentholhaltigen Salbe in oder unmittelbar unter die Nase, beim Säugling zu schwerwiegenden Komplikationen (Kratschmer-Reflex) führen kann, muss der Apotheker gerade in dieser Hinsicht wichtige Informationen weitergeben. Auch existiert sehr häufig ein Wissensdefizit über die richtige Herstellung eines Kräuterteeaufgusses. Schließlich sind Angaben zur richtigen Dosierung nicht nur entscheidend für die Wirksamkeit, sondern sie betreffen auch evtl. auftretende unerwünschte Wirkungen.

1.4 Grundregeln für eine richtige Phytotherapie bei Kindern, insbesondere in der Selbstmedikation

Bevor die einzelnen phytotherapeutischen Möglichkeiten im Detail aufgeführt werden, müssen zunächst einige **grundsätzliche** Anmerkungen erfolgen:

1. Bei therapeutischen Maßnahmen im Säuglings- und Kindesalter ist zu wissen, dass bei vielen akuten Erkrankungen die **Spontanheilungsquote** wesentlich höher ist als beim Erwachsenen. Beispielsweise verschwinden banale Infekte, meist durch Viren verursacht, in der Regel auch ohne die Gabe von Arzneimitteln allein durch Ruhe sowie physikalische und diätetische Maßnahmen [27, 123, 124].
2. Pharmakodynamisch betrachtet, wirken die meisten Arzneimittel vom Neugeborenen bis zum Greis gleichartig. Die notwendige **Dosis** und auch die möglichen Nebenwirkungen sind in der Regel jedoch sehr unterschiedlich [27]. Eine Kenntnis über die **altersabhängige (!) Pharmakokinetik** eines Arzneimittels sollten Arzt und Apotheker besitzen und damit, weit mehr als dies in der Praxis erfolgt, arbeiten [27]. Da bei den meisten Phytopharmaka, insbesondere bei den so genannten „mite"-Phytopharmaka [1], die Pharmakokinetik unbekannt ist, muss verstärkt auf die Pharmakodynamik sowie auf mögliche Nebenwirkungen geachtet werden. Wichtig ist zu wissen, dass in den ersten sechs Lebensmonaten die Entgiftungsmechanismen der Leber und Niere noch nicht voll ausgebildet sind. Dasselbe gilt für das Immunsystem.
3. Für die **Selbstmedikation** müssen mehrere Regeln beachtet werden, die ganz besonders für die Kinderheilkunde gelten:
   - Vor der Selbstmedikation sollte man versuchen, die Ursache herauszufinden!
   - Nicht ein „beliebiges Medikament" nehmen, sondern eine gezielte Therapie anstreben!
   - Nicht gleichzeitig mehrere Arzneimittel einnehmen!
   - Die Beschwerden mit einer möglichst niedrigen Dosierung behandeln. „Viel hilft viel" ist ein falsches Therapie-Prinzip!
   - Nach Möglichkeit die Therapie am rhythmischen Krankheitsgeschehen orientieren (Chronopharmakologie).

- Selbstmedikation nur kurzfristig durchführen! Bei längerer „eigener" Therapie können Krankheiten unerkannt bleiben.
- Auch bei bekannten Beschwerden, die sich trotz Selbstmedikation nach mehreren Tagen nicht bessern, muss ein Arzt aufgesucht werden!
- Bewusstseinstrübungen und Bewusstseinsstörungen, Lähmungen, erstmals auftretende Herzrhythmusstörungen, unklare Schmerzzustände im Brust- und Bauchraum sowie **unklare** Beschwerden, die über „Alltagsbeschwerden" hinausgehen, müssen **ärztlich** behandelt werden!

4. Die **Bedeutung** der Phytotherapie in der Kinderheilkunde liegt in erster Linie in dem relativ guten **Nutzen-Risiko-Verhältnis**, das sehr viele Phytopharmaka auszeichnet. Zahlreiche Naturstoffgruppen (z. B. ätherische Öle, Bitterstoffe, Flavonoide, Gerbstoffe, Saponine, Schleimstoffe u. a.) bzw. viele Naturstoffeinzelverbindungen (z. B. Chamazulen, Campher, Bisabolol, Menthol, Rutin u. a.) besitzen experimentell nachgewiesene Wirkungen und/oder klinisch belegte Wirksamkeiten bei gleichzeitig geringen oder zu vernachlässigenden unerwünschten Wirkungen. Die **Monographien der Kommission E** (siehe Anhang) bestätigen „amtlicherseits" sowohl die Wirksamkeit als auch die geringen Nebenwirkungen all derjenigen Drogen, **die in diesem Buch empfohlen werden**.

Die zweite Bedeutung ist in der **„mite-Wirkung"** [1] vieler – nicht aller(!) – pflanzlicher Arzneimittel zu sehen. Bei zahlreichen Kinderkrankheiten genügen aber gerade „milde" bzw. schwache therapeutische Effekte auch für eine rationale Behandlungsstrategie.

Der dritte Wert liegt in den kinderfreundlichen **Applikationsformen** (z. B. Inhalate, Bäder, Salben, Sirupe usw.), die vornehmlich bei Phytopharmaka genutzt werden [117].

Kinderfreundliche Applikationsformen und in der Regel die überzeugte Mitarbeit der Mütter bzw. der Kinderbetreuer sorgen für eine **gute Compliance**.

Das fünfte Argument, welches für die Anwendung pflanzlicher Arzneimittel in der Pädiatrie spricht, ist die Tatsache, dass mit einer Reihe von Phytopharmaka nicht nur eine **symptomatische**, sondern gleichzeitig auch eine **kausale Therapie** betrieben werden kann.

Zuletzt muss auch noch darauf hingewiesen werden, dass im Durchschnitt Phytopharmaka **kostengünstiger** sind als vergleichbare synthetisch hergestellte Arzneimittel, insbesondere wenn Medizinaltees, Tinkturen, Inhalate, Salben etc. rezepturmäßig verordnet bzw. angewendet werden.

1.5 Rezeptur eines medizinischen Tees

In der traditionellen Phytotherapie ist die Verordnung einer Drogenmischung lateinisch Species, eher typisch als die von Monodrogen. Gründe dafür gibt es mehrere [77, 78]. Eine medizinische Teerezeptur setzt sich wie folgt zusammen:

1. Aus dem **Remedium Cardinale**, dem Grund- und Basismittel – beispielsweise bei einem Abführtee aus einer oder mehreren Anthranoid-Drogen (Sennesblätter, Faulbaumrinde etc.) bestehend.
2. Aus dem **Adjuvans**; das sind Drogen, welche die Wirkung der Grundmittel verstärken oder ergänzen oder unerwünschte Wirkungen reduzieren, beispielsweise bei einem Abführtee durch Zugabe karminativ (Anis-, Kümmel-, Fenchelfrüchte) und/oder spasmolytisch (Kamillenblüten, Gänsefingerkraut) wirksamer Drogen.
3. Aus dem **Constituens**, dem **Korrigens** und den **Schmuckdrogen**. Um einer Entmischung des Tees vorzubeugen, werden bis zu 20 % einer mehr oder weniger arzneilich indifferenten Droge, die aber stark behaart sein muss, beigemischt. Himbeerblätter sind z. B. eine häufig genutzte „Fülldroge". Damit eine Patienten-Compliance gewährleistet ist, muss ein Arzneitee möglichst gut bzw. annehmbar schmecken. Dies ist ein Punkt, der gerade in der Kinderheilkunde eine ganz große Bedeutung besitzt. Als „Geschmacksdrogen" kommen Pomeranzenschalen, Orangenblüten, Hibiskusblüten, Pfefferminzblätter u. a. infrage. Schließlich muss ein Arzneitee auch noch ein Vertrauen erweckendes und anregendes Aussehen besitzen. Dafür haben „Schmuckdrogen", wie Katzenpfötchenblüten, Kornblumen, Malvenblüten, Ringelblumen u. a., zu sorgen. Ein **Medizinaltee** wird somit mindestens vier Kombinationspartner, in der Regel aber 5 bis 10 Drogen enthalten.

Ärztliche Verordnung eines Teerezeptes

Die Anordnung (= Ordinatio) und Vorschrift (= Praescriptio) einer Teerezeptur (= Species) wird wie folgt ausgeführt:

I. **Nomen Aegroti:** ....
II. **Invocatio:** Recipe
(Nimm, abgekürzt Rp.)
III. **Ordinatio/Praescriptio:**
Birkenblätter geschn. = geschnitten
bzw. Betulae folium conc. = concisus   20,0 g
Goldrutenkraut geschn. bzw. Solidaginis herba conc.   20,0 g
Orthosiphonblätter geschn. bzw. Orthosiphonis folium conc. 20,0 g
Pfefferminzblätter geschn. bzw. Menthae piperiate folium conc. 10,0 g
IV. **Subscriptio:** Misce fiat
species urologicae
(abgekürzt: M. f. spec.) oder M. D. S. = Misce, Da, Signa (Mische! Gib! Bezeichne!)
V. **Signatura:** Blasen- und Nierentee
1 Esslöffel voll auf 1 Tasse Wasser, als Teeaufguss, 3× täglich nach dem Essen körperwarm trinken.
VI. **Inscriptio-Nomen Medici:** ....

Einführung und Allgemeines

1.5.1 Qualität der verwendeten Drogen

Grundvoraussetzung für medizinische Tees ist die Verwendung von Drogen mit Arzneibuchqualität. Optimal wäre die Nutzung sog. „KIA-Drogen", d. h. Drogen, die aus kontrolliertem, integriertem Anbau stammen. Teeprodukte mit „KIA-Drogen" vertreiben die Firmen Salus-Haus bzw. Duopharm sowie die Firma Sidroga GmbH.

1.6 Herstellung von Arzneitees

1.6.1 Aufguss
(lateinisch: Infusum, abgekürzt = Inf.)

In den meisten Fällen wird ein Aufguss nicht nach den Vorschriften des DAB 8 hergestellt. Ab dem DAB 1996 sind Infusa nicht mehr enthalten, sodass das DAB 8 die letzte Arzneibuchvorschrift enthielt.

Zur fachgerechten Herstellung eines Aufgusses wird die vorgegebene Menge an zerkleinerter, d. h. meist geschnittener, Droge mit 150 bis 200 ml kochendem Wasser übergossen, in einem bedeckten Gefäß ca. 10 Minuten ziehen gelassen und noch warm durch ein Teesieb abgeseiht. Ein Aufguss lässt sich besonders einfach mit so genannten Kräutertee-Tassen (Abb. 1) zubereiten.

Früchte, die ätherische Öle enthalten, wie Fenchel, Anis, Kümmel, Dill, Petersilie oder Wacholderbeeren sollen vor dem Übergießen mit heißem Wasser gequetscht oder zerstoßen (lateinisch: contusus) werden.

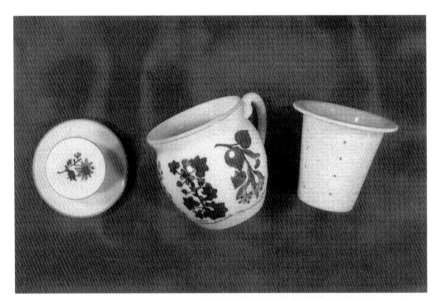

Abb. 1: Teetasse mit Teesieb zur Herstellung von medizinischen Kräutertees.

Aufgüsse mit Drogen, die kein ätherisches Öl enthalten, beispielsweise von Weißdornblüten mit -blättern, können noch ca. 5 Minuten auf kleiner Flamme heiß gehalten werden. Dies gilt besonders für alle Flavonoid-Drogen. Bitterstoffdrogen-Aufgüsse dagegen dürfen nicht gekocht werden, da Bitterstoffe thermolabil sind.

1.6.2 Abkochung
(lateinisch: Decoctum, abgekürzt: Decoct.)

Auch hier wird vom Verbraucher **nicht** die Vorschrift für Decocta des DAB 8 praktiziert. Abkochungen werden in der Regel von Holz-, Rinden- und Wurzeldrogen durchgeführt. Zur Herstellung einer Abkochung wird die vorgeschriebene zerkleinerte Drogenmenge (Teelöffel oder Esslöffel) mit ca. 200 ml heißem Wasser übergossen, auf kleiner Flamme (d. h. über 90 °C) 30 Minuten lang heiß gehalten und durch ein Teesieb heiß abgeseiht.

1.6.3 Kaltmazerat
(lateinisch: Maceratio, abgekürzt: Mac.)

Von einigen wenigen Drogen (– Bärentraubenblättern, Eibischwurzeln, Mistelkraut, Sennesblättern –) werden aus galenischen Gründen (z. B. Stärkeverkleisterung bei Eibischwurzeln) oder aus Gründen der besseren Verträglichkeit (z. B. bei Bärentraubenblättern) Auszüge bei Raumtemperatur hergestellt. In diesen Fällen wird die zerkleinerte Droge mit 150 bis 200 ml kaltem, evtl. abgekochtem, Wasser übergossen, bis zu 8 Stunden unter gelegentlichem Umrühren stehen gelassen und danach abgeseiht. Aus mikrobiellen Gründen soll der abgeseihte Auszug vor der Einnahme kurz aufgekocht werden!

1.7 Wie gefährlich ist Alkohol (Ethanol) in Arzneimitteln für Kinder?

Die kontroverse Diskussion über den **Nutzen** in der Kinderheilkunde wird mehr emotional als sachlich geführt. Ethanol ist bei einer Reihe von pflanzlichen Arzneimitteln zwingend notwendig, um wasser**un**lösliche bzw. mittelpolare und apolare Pflanzeninhaltsstoffe aus der Droge zu extrahieren und diese in Lösung zu halten. Es stellt sich also die Frage: „Soll das Arzneimittel wirksam sein und muss daher ethanolhaltig sein oder darf es unzulänglich wirksam und damit wässrig sein?"
Der Rechtsmediziner Prof. Dr. med. Gerold *Kauer* vom Zentrum der Rechtsmedizin der Johann-Wolfgang-Goethe Universität Frankfurt schreibt zu diesem Thema [126]: „Bei den gegenwärtigen Erfahrungen (1998) und wissenschaftlichen Erkenntnissen ergibt sich keine medizinische Notwendigkeit Ethanol als essenzielles Lösungsmittel für Phytopharmaka zur Anwendung in der Pädiatrie aus der Liste der galenischen Hilfsmittel zu streichen und durch angeblich toxikologisch geringer bedenkliche Lösungsvermittler zu ersetzen."

Festzuhalten sind folgende Fakten:

1. Das **Ethanol abbauende Enzym**, die Alkoholdehydrogenase (ADH), lokalisiert im Zytosol der Hepatozyten sowie in der Mukosa des Magens und des Ösophagus, wird erst nach dem 8. Säuglingsmonat gebildet und daher ist anzuraten, obwohl bislang von keiner konkreten Ethanol-Intoxikation bei Säuglingen berichtet wird [128] keine ethanolhaltigen Phytopharmaka bei Säuglingen unter 8 Monaten anzuwenden.
2. Eine retrospektive Studie über Alkoholvergiftungen bei Hamburger Kindern im Verlauf von 15 Jahren beschreibt keinen einzigen Fall der Alkoholintoxikation mit einem oral applizierten ethanolhaltigen Phytopharmakon [127].
3. Die Metabolisierung des Ethanols erfolgt unmittelbar nach Ingestion, wobei bei Kindern unter 7 Jahren ein rascherer Abbau erfolgt als beim Erwachsenen. Kinder bauen ca. 0,3 ‰ pro Stunde, d. h. 0,2 bis 0,3 g/kg Körpergewicht in der Stunde ab. Gegenüber dem Erwachsenen ist dies ungefähr die doppelte Abbaugeschwindigkeit.
4. Die letale Dosis von Ethanol beträgt 1,5–3 g/kg Körpergewicht.
5. Verabreicht man einem Kind mit ca. 5 kg Körpergewicht 20 Tropfen eines 45 Vol.%igen Phytopharmakons, so ergibt sich eine maximale Blutalkohol-Konzentration von 0,08‰. Diese stellt mit Sicherheit keine gesundheitliche Gefahr dar. Selbst bei der 10fachen Dosierung, bei der also 0,8‰ erreicht werden können, wäre noch nicht mit ernsthaften Intoxikationsanzeichen zu rechnen, vielleicht mit motorischen Störungen.
6. Eine Reihe von Lebensmitteln, z. B. Fruchtsäfte, Kefir, Brot, Sauerkraut usw. enthalten bis zu 0,5 % Ethanol, ohne dass darauf aufmerksam gemacht wird. 1 Glas Apfelsaft (200 ml) kann z. B. 1 g Ethanol enthalten, wobei die Eliminationsdauer 30 bis 15 min. beträgt. Bei Einnahme von 3 × 10 Tropfen eines Phytopharmakons mit 50 Vol.% Ethanol ist der enthaltene Alkohol bei einem 15 kg schweren Kind in rund 5 Minuten, bei einem 30 kg schweren Kind in etwa 2 Minuten abgebaut. Beim Phytopharmakon liegt in diesem Beispiel der Blutalkoholspiegel deutlich unter dem des Apfelsaftes.
7. Die potenziellen Ethanol-Ersatzstoffe als Lösungsvermittler, wie Propylenglykol, Polyethylenglykol, Sorbitol und Xylitol sind erstens kein 100%iger Ersatz für das Lösungsmittel Ethanol, das u. a. auch die Resorption der Naturstoffe verbessert, und zweitens toxikologisch weniger/schlechter untersucht als Ethanol. Aus toxikologischer Sicht und auch in Hinblick auf die ADI-Werte sind Sorbitol 70%ig oder Xylitol dem Propylenglycol-Glycerol-Wassergemisch bzw. dem Polyethylenglykol 400 vorzuziehen. Der ADI-Wert für Propylenglykol beträgt 25 mg/kg Körpergewicht und kann relativ leicht überschritten werden.

1.8 Anmerkungen zu homöopathischen Arzneimitteln in der Pädiatrie

Aus systematischen Gründen, weil es sich bei der **Homöopathie** und **Phytotherapie** um zwei sehr verschiedene **Therapie-Prinzipien** handelt, verzichten die Autoren auf die Empfehlung von Homöopathika, wohlwissend, dass die Behandlung von Erkrankungen im Säuglings- und Kindesalter eine Domäne der Homöopathie ist und häufig homöopathische Arzneimittel von den Eltern gewünscht und in der Selbstmedikation eingesetzt werden. Phytopharmaka und Homöopathika werden sehr oft nicht nur von Laien sondern auch von Ärzten „in einen Topf geworfen", weil rund 80% der homöopathischen Arzneimittel aus Arzneipflanzen hergestellt werden. Phytochemisch ist eine homöopathische **Urtinktur** durchaus vergleichbar mit einem ethanolisch-wässrigen allopathischen Auszug z. B. in Form einer Tinktur, nicht dagegen die Potenzierungen.

Beide Autoren wollen sich nicht anmaßen, Experten auf dem Gebiete der Homöopathie zu sein und die richtigen Empfehlungen für homöopathische Arzneimittel geben zu können. Daher sei lediglich auf das Lehr- und Handbuch von M. *Wiesenauer* und M. *Elies*: „Pädiatrische Praxis in der Homöopathie", 3. Aufl., Hippokrates Verlag Stuttgart, 1998, verwiesen. Zudem sei auf die homöopathische Arbeitsgruppe der Kinderärzte im Zentralverband der Ärzte für Naturheilverfahren und Regulationsmedizin (ZÄN-Freudenstadt) aufmerksam gemacht.

Zur kontroversen wissenschaftlichen Diskussion bezüglich der Wirksamkeit von Homöopathie und der Frage: „Sind Phytopharmaka und Homöopathika miteinander kombinierbar und ist eine gleichzeitige bzw. abwechselnde Verordnung sinnvoll?" wollen beide Autoren nicht Stellung nehmen.

1.9 Erstattung von Phytopharmaka durch die Gesetzlichen Krankenkassen, gemäß § 34 Abs. 1, Satz 2, SGB V

Seit dem 1. April 2004 werden **nicht verschreibungspflichtige**, dennoch apothekenpflichtige Arzneimittel von den Gesetzlichen Krankenkassen (GKVs) **nicht** mehr erstattet. Von dieser gesetzlichen Regelung sind nahezu sämtliche Phytopharmaka betroffen, weil sie aufgrund dessen, dass sie keine oder nur geringe Nebenwirkungen bei bestimmungsgemäßen Gebrauch aufweisen nach §§ 48 und 49 AMG 76 **nicht der Verschreibungspflicht** unterliegen.

Für versicherte Kinder bis zum **vollendeten 12. Lebensjahr** und für versicherte Jugendliche bis zum vollendeten **18. Lebensjahr** mit Entwicklungsstörungen existiert eine **Ausnahmeregelung**, wonach auch nicht verschreibungspflichtige Arzneimittel von den GKVs erstattet werden müssen. Phytopharmaka können also nicht nur nach wie vor auf Kassen-Rezepten verordnet werden, sondern sie müssen von den GKVs auch erstattet werden.

Von mehreren Ärzteverbänden ist beantragt worden, dass die Ausnahmeregelung künftig bis zum vollendeten 18. Lebensjahr erweitert werden soll. Die gesetzliche Zustimmung liegt bis heute (Januar 2006) allerdings noch nicht vor.

In dem vom ecomed-Verlag vertriebenen Praxiskommentar zum neuen EBM 2005 können auf einer CD-ROM mit dem Titel „EBM Spezialausgabe für Pädiater" praxisorientierte Details für die kassen- und privatärztliche Abrechnung nachgelesen werden.

2 Phytopharmaka zur äußeren Anwendung in der Kinderheilkunde

2.1 Pflege empfindlicher Haut von Säuglingen und Kindern

Unter präventiven Aspekten ist die Pflege empfindlicher Haut besonders wichtig bei

- Säuglingen
- immobilisierten, bettlägerigen Kindern,
- behinderten Kindern mit Zerebralparese und
- chronisch oder schwerkranken Kindern, die einkoten und einnässen.

Pflanzliche Arznei- bzw. Pflegemittel der ersten Wahl sind Zubereitungen aus **Kamillenblüten, Matricariae flos DAB** (Stammpflanze: Chamomilla recutita [L.] Rauschert). Unter geeigneten Zubereitungen versteht man in diesem Falle Auszüge aus Kamillenblüten, die in ausreichender Konzentration die **antiphlogistisch wirksamen Inhaltsstoffe** enthalten (z. B. Tinctura Chamomillae). Als antiphlogistisch wirksame Inhaltsstoffe gelten [130]:

- (−)-α-Bisabolol
- Chamazulen bzw. Matricin
- Apigenin > Luteolin > Quercetin

Dementsprechend ist ein alkoholischer Auszug, der sowohl ausreichende Mengen an lipophilen (ätherisches Öl) als auch hydrophilen (Flavonoide) Wirkstoffen enthält, geeigneter als ein reiner wässriger Auszug, auch wenn er aus Arzneibuchkamillen hergestellt wird.

Für Sitzbäder, aber auch zum Abtupfen ist ein wässriger Aufguss (2 Esslöffel für ein Säuglingsvollbad oder für ein Sitzbad) aus Arzneibuchkamillenblüten, der mit 10 ml eines standardisierten alkoholischen Kamillenfertigarzneimittels (siehe S. 13) verstärkt werden kann, eine optimale Zubereitungsform. Nicht zu empfehlen ist das Baden in Auszügen, die aus so genannten **Badekamillen** (siehe dazu Abb. 2) hergestellt worden sind. Solche Auszüge enthalten kaum antiphlogistisch wirksame Inhaltsstoffe und außerdem werden bei der Gewinnung und Aufbereitung dieser minderwertigen Drogenqualität die für Arzneibuchkamillen üblichen hygienischen Maßnahmen nicht berücksichtigt.

Bei **trockener** und empfindlicher **Säuglingshaut** leisten Kamillensalben, in Form von Fertigarzneimitteln (siehe S. 13), aber auch in Form „hauseigener" bzw. rezeptierter Kamillensalben (Rezepturvorschläge siehe S. 14) und/oder vom Apotheker angefertigte Kamillenöle gute Dienste.

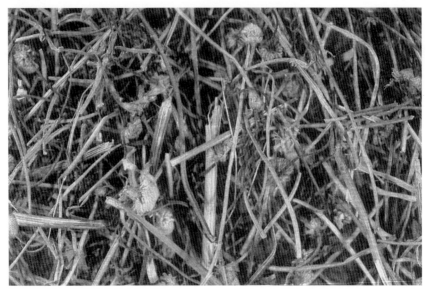

Abb. 2: Badekamille – ungeeignet zur Anwendung in der Pädiatrie.

Rezepturvorschläge für Oleum Chamomillae

1. Ätherisches Kamillenöl/ASTA oder KISTLER 1,0 g
   Neutrales, fettes Öl (z. B. Freiöl® oder Miglyol®) ad 100,0 g
   (Anmerkung: Ätherisches Kamillenöl ist zum Preis von rund 25 Euro pro 5 ml auf dem Markt erhältlich.)
2. Standardisierte alkoholische Kamillentinktur (mit einem Alkoholgehalt 40 Vol.%)
   (z. B. Kamillosan® Konzentrat-Lösung) 5,0 g
   Neutrales, fettes Öl (z. B. Freiöl® oder Miglyol®) ad 100,0 g

Auf einer anderen Wirkstoffgruppe, nämlich auf den **Gerbstoffen,** basiert die Wirksamkeit von **Hamamelisblättern** und **-rinde** (Hamamelidis folium und Hamamelidis cortex) (Stammpflanze: Hamamelis virginiana LINNÉ). Die **adstringierende** Wirkung der Hamamelis-Gallussäure- und Catechingerbstoffe führt zu einer Art „Schutzschicht" und übt somit eine Schutzfunktion gegenüber der empfindlichen Säuglings- und Kinderhaut aus. Hinzu kommt die entzündungshemmende Wirkung insbesondere der hydrolysierbaren Gallussäuregerbstoffe. Eine entzündungs- und keimhemmende Wirksamkeit besitzt das zusätzlich vorhandene ätherische Öl in den Hamamelisblättern und -zweigen (siehe Monographie).

Hamamelis-Bäder

Für 1 Vollbad wird die Abkochung (rund 10 Minuten mit ca. 250 ml Wasser auf kleiner Flamme kochen) von ca. 10 g Hamamelisblättern oder -rinde verwendet. Gute Erfahrungen liegen auch mit Aqua Hamamelidis (3 Esslöffel für 1 Sitzbad) sowie mit Extractum Hamamelidis fluidum (20 bis 40 Tropfen für 1 Sitzbad) vor.

Bei trockener Haut empfiehlt sich die Anwendung von Hamamelissalben entweder als Fertigarzneimittel oder als „Eigenrezeptur":

z. B. Rp. Extractum Hamamelidis fluidum 5,0 g
Unguentum molle ad 30,0 g
oder Unguentum emulsificans aquosum DAB ad 30,0 g

Ringelblumen-Zubereitungen

Bei der Anwendung von Calendulae flos-Zubereitungen empfiehlt es sich, auf Fertigarzneimittel zurückzugreifen. Vor der Anwendung einer selbst hergestellten Ringelblumensalbe mit Schweineschmalz oder Hammeltalg ist zu warnen, insbesonders bei Kindern mit atopischer Dermatitis.

Die neuerdings sehr häufig verwendeten Aloe-Präparationen (aus Aloe vera) in der pflegenden Kosmetik eignen sich in der Kinderheilkunde nicht, weil sie bei Kindern bislang noch nicht erprobt wurden [119]. Auch das Risiko eines Kontaktekzems sollte bedacht werden.

2.1.1 Fertigarzneimittel

Kamillosan®-Konzentrat-Lösung, Kamille®-Spitzner N-Lösung, Kamillin® Konzentrat-Lösung, Salus®-Kamillentropfen

Chamo® Salbe Bürger, Kamillosan®-Salbe, Hamasan®-Salbe, Hametum®-Salbe, Hamadest-Salbe, Hamamelis-Salbe N-LAW, Kamillin®-Salbe, Calendula-Salbe Helixor, Ringelblumen Heilsalbe Dr. Theiss Naturwaren, Calendumed-Salbe DHU

Balmandol®-Badeöl, Freiöl®, Caelo-Kamillenöl, Kamillenöl Firma Kistler oder Asta-Pharma.

2.2 Therapie entzündeter Haut

An Erkrankungen, die phytotherapeutisch behandelt werden können, sind in erster Linie zu nennen:

- Windeldermatitis (Dermatitis glutealis infantum syn. Dermatitis ammoniacalis),
- Milchschorf, Kopfgneis,
- Dermatitis seborrhoica,
- Neurodermitis (Dermatitis atopica),
- Entzündungen im Genitalbereich, u. a. Vulvitis.

Es versteht sich von selbst, dass bei den oben genannten Indikationen die Phytotherapie nur eine **adjuvante,** aber sehr nützliche Bedeutung besitzen kann und dabei in erster Linie auf eine Besserung der Symptome ausgerichtet ist.

Die zweite Möglichkeit besteht in der **Intervalltherapie,** um beispielsweise bei der Neurodermitis Glucocorticoide einsparen zu können.

2.2.1 Windeldermatitis

Ob eine Dermatitis glutealis infantum alleine mithilfe eines Phytopharmakons zusammen mit veränderten Wickelmaßnahmen austherapiert werden kann, hängt vom Grad und der Art des mikrobiellen Befalles (Hefen und/oder Staphylokokken u. a.) und vom Grad der Entzündung ab. Nach wie vor gilt die gelegentlich als obsolet bezeichnete Behandlung mit einer 0,1%–0,5%igen Gentianaviolett-Lösung als rationale Therapiemaßnahme. Eine *adjuvante Therapie* mit den folgenden Kamillenblütenzubereitungen ist aber auf alle Fälle auch sinnvoll:

Sitzbad: 1 Esslöffel Extractum Chamomillae fluidum oder von einem standardisierten Kamillen-Fertigarzneimittel in 1–2 Liter warmem – am besten abgekochtem – Wasser lösen. Zu bevorzugen sind Fertigarzneimittel aus Kamillenblüten mit möglichst niedrigem Alkoholgehalt bzw. ethanolfreie Zubereitungen. Besonders für Babys ab der 4. Lebenswoche bewährt haben sich Sitzbäder aus Kamillenblüten (2 Esslöffel) zusammen mit 1 Esslöffel Eichenrinde in 1 Liter kochendem Wasser.

Betupfen: Zum vorsichtigen Betupfen der entzündeten Körperstellen müssen die oben genannten alkoholischen Kamillenblütenauszüge 1 : 4 mit Wasser verdünnt werden.

Kamillen-Salbe: Neben den Kamillenfertigarzneimitteln kann der Arzt auch folgende „Unguentum Chamomillae" rezeptieren:

Extr. Chamomillae fluidum oder alkoholisches Fertigarzneimittel (z. B. Kamillosan®-Konzentrat-Lösung oder Kamille-Spitzner-N-Lösung)	8,0 g
Ungt. Zinci bzw. Zinci pasta mollis	ad 50,0 g

Kamillen-Schwefel-Salbe:

Sulfur praecipitatum	3,0 g
Extr. Chamomillae fluidum oder Kamillosan-Lösung	10,0 g
Oleum Jecoris (Lebertran)	20,0 g
Zincum oxidatum	30,0 g
Adeps lanae	ad 100,0 g

Kamillenpuder:
Nicht anwenden bei erosiv-exsudativen Stadien der Windeldermatitis.

Als weitere Arzneipflanze kommt das **Stiefmütterchenkraut** (Violae tricoloris herba) infrage. Wässrige Auszüge wirken reizlindernd und sie werden zu Sitzbädern, Waschungen und Umschlägen verwendet. Der Teeaufguss (1 Esslöffel Droge auf 1 Tasse Wasser = ca. 200 ml) eignet sich besonders zum Aufweichen der Schuppen beim Milchschorf. Für ein Sitzbad lässt man 2–3 Esslöffel Stiefmütterchenkraut mit 1 Liter kochendem Wasser ca. 15 Minuten lang ziehen. Der abgeseihte Auszug wird dem Badewasser beigegeben.

Zur feuchten Reinigung der Windelregion, insbesondere nach dem Stuhlgang, eignet sich das Waschen mit einer lauwarmen 10%igen Abkochung (Dekokt) aus **schwarzem** oder **grünem Tee.** Vor dem neuen Windelanlegen die Windelregion gut trocknen lassen evtl. trockenföhnen.
Antiphlogistisch wirksam und juckreizlindernd ist eine Salbe mit 10% homöopathische Urtinktur aus **Cardiospermum halicacabum** (Halicar®-Salbe).

2.2.2 Milchschorf, Gneis, Neurodermitis

Sowohl bei der Dermatitis seborrhoica (Milchschorf bzw. Gneis in den ersten Lebensmonaten) als auch bei Dermatitis atopica (chronisches Exzem etwa nach dem 4. Lebensmonat = Neurodermitis) kann die Phytotherapie nur nützliche Dienste bei der Linderung der lästigen bzw. häufig quälenden Symptome leisten. Die Behandlung dieser vorwiegend konstitutionell bedingten endogenen Ekzeme verlangt von den Eltern nicht nur Zuneigung zum „kleinen Patienten", Geduld und Beharrungsvermögen, sondern vor allem auch die Kenntnis, wie die **lokalen Hautschäden** und wie der quälende **Juckreiz** sinnvoll therapiert werden können.
Die Lokalbehandlung wird sich sehr individuell nach der Art der Hautdefekte richten müssen. Trockene Areale können mit **„Kamillenöl",** aber auch mit einer **Kamillen-** oder **Johanniskrautöl-Creme** [131] geschmeidig gehalten werden. Entzündete Hautstellen bzw. die Bläschen oder nässende, juckende kleinschuppige Krustenbildung, insbesondere an den Wangen und behaarten Kopfhaut (sog. Milchschorf) behandelt man durch Betupfen mit verdünnter Kamillenblütentinktur (1:4) bzw. mit einem Kamillenfertigarzneimittel mit niedrigem Alkoholgehalt. In schweren Fällen, insbesondere während der „Entzündungsschübe", wird eine kurzfristige Glucocorticoid-Behandlung wohl nicht zu umgehen sein. Nässende Stellen trocknet man mit einer **Kamillen-Zinksalbe.**
In einer Doppelblindstudie [91] wurde die Wirksamkeit einer standardisierten **Hamamelissalbe** (siehe S. 16) bei Neurodermitis im Vergleich zu einer Bufexamac-haltigen Salbe geprüft. In der Gesamtbeurteilung der Therapie konnten keine signifikanten Unterschiede festgestellt werden. *Beide* geprüften Fertigarzneimittel zeigten eine deutliche Besserung der Symptome.
Zur Behandlung des **Juckreizes** bzw. zur **Hautreizlinderung** eignet sich ein **Haferstrohvollbad,** hergestellt aus 50–100 g **Avenae stramentum** (siehe dazu Monographie der Kommission E) oder ein **Kleiebad.** Juckreizstillend sind auch Waschungen mit „Pfefferminz- bzw. Minzöl-Wasser". Zu diesem Zwecke werden 5–10 Tropfen Pfefferminz- oder Minzöl in 1 Liter Wasser durch kräftiges Schütteln „verteilt" bzw. in wenig Milch oder Sahne emulgiert. Geringe Mengen an ätherischem Öl, insbesondere bis zu 28% des kühlenden Menthols, lösen sich in Wasser [28]. **Cave:** Reines Minzöl oder Minztinktur erst ab 12 Jahre verwenden!
Zur Vervollständigung der phytotherapeutischen Maßnahmen sei noch die *innerliche* Verabreichung von **Nachtkerzenöl** erwähnt. Verschiedene Studien (plazebokontrolliert und cross-over) ergaben eine Besserung der Symptome und Befunde. Es zeigten sich allerdings keine dramatischen Effekte. Offensichtlich kommt es nach der Einnahme von

Nachtkerzenöl zu einem Ausgleich des Delta-6-Desaturase-Defektes. Den höchsten Gehalt an Gamma-Linolensäure besitzt das Borretschsamenöl. Zur Behandlung von trockener Haut eignen sich besonders Borretschsamen- oder Nachtkerzenöl. Zu diesem Zwecke werden die Kapseln (z. B. Glandol®-Kapseln) aufgeschnitten.

2.2.3 Seborrhoische Dermatitis

Bei seborrhoischen Dermatitiden empfiehlt die Phytotherapie wiederum Bäder mit **Haferstroh,** insbesondere um auch hier den Juckreiz zu mindern. Diese Anwendung ist auch in der Monographie der Kommission E verankert. Für ein Vollbad werden 50–100 g Avenae stramentum mit 2 Liter Wasser ca. 30 Minuten lang gekocht und nach dem Abseihen dem Badewasser zugesetzt.

2.2.4 Entzündungen im Genitalbereich

Bei Entzündungen der Vulva sind Kamillen-Sitzbäder, hergestellt mit 10–20 ml Kamillentinktur auf ca. 5 Liter Wasser, angezeigt. Geeignet sind auch Sitzbäder, die mit Tinkturen aus **Millefolii herba** (Schafgarbenkraut) oder noch besser aus Schafgarbenblüten **Millefolii flos** (Stammpflanze: Achillea millefolium LINNÉ) angefertigt werden. Damit die notwendige antibakterielle und antiphlogistische Wirkung erreicht wird, sind ebenfalls mindestens 10 ml Schafgarbenkraut- oder besser Schafgarbenblütentinktur für ein Sitzbad nötig, ferner sollten die Auszüge *azulenreich* sein. Ob dieses der Fall ist, kann nur der Fachinformation nach § 11a AMG entnommen werden. Diese „Informationsquelle" sollte bei Phytopharmaka häufiger als üblich genutzt werden.

2.2.5 Fertigarzneimittel

Kamillosan®-Konzentrat-Lösung, Kamille® Spitzner N-Lösung, Kamillin®-Konz. Lösung – Salus®Schafgarbentropfen

Bedan® Creme und **Lotion** (Pflegeformel auf Johanniskraut**öl**basis, klinisch geprüft in einer randomisierten Doppelblindstudie im Halbseitendesign bei Neurodermitis)

Hametum®-Salbe, Halicar®-Salbe und Creme

Ätherische Öle und Fette JHP-Rödler® Japanisches Heilpflanzenöl, Röwa-Minz K Heilpflanzenöl, Schupp®-Pfefferminzöl, Bio-Diät China-Oel® (= Pfefferminzöl), Epogram®-Nachtkerzenöl, Glandol®-Kapseln, Kneipp-Nachtkerzenölbad

Arzneibuch-Monographien

Pfefferminzöl (Menthae piperitae aetheroleum DAB), Minzöl (Menthae arvensis aetherolum DAB), Kamillenblütenöl (Oleum charmomillae ÖAB und DAB bzw. Ph. Eur.), Eichenrinde (Quercus cortex, Ph. Eur.)

2.3 Wundbehandlung/Verbrennungen

2.3.1 Wundbehandlung

Bei Kindern müssen vor allem **Schürfwunden** häufig behandelt werden. Anstelle der üblichen Erstversorgung mit Iodtinktur bzw. Polyvidon-Iodlösung oder Merfenlösung (Phenylquecksilber-II-acetatlsg.), die Allergien auslösen können, bieten sich in der Kinderheilkunde hervorragend die alkoholischen Tinkturen aus **Kamillen-** oder **Schafgarbenblüten** an, insbesondere wenn sie als Fluidextrakte oder als standardisierte Fertigarzneimittel (siehe S. 20) zur Anwendung gelangen. Beide Phytopharmaka zeigen nachgewiesene bakteriostatische und antiphlogistische Effekte (siehe u. a. Kommission E-Monographien). Bei Kleinst- und Kleinkindern werden die Tinkturen 1 : 2 verdünnt, damit sie nicht „brennen" und gleichzeitig wird der Ethanolgehalt der Tinkturen berücksichtigt. Auch die Eignung von **Minzöl** bei Schürfwunden ist experimentell und klinisch bestätigt worden [32]. Während bei Erwachsenen Minzöl unverdünnt angewendet werden kann, allerdings auch äußerlich nur wenige Tropfen, ist bei Kindern ein verdünntes Minzöl (1 + 9) zu empfehlen. Zur Verdünnung eignet sich neutrales fettes Öl vom Typ des Miglyols®. Geeignet sind aber auch nicht ranzige Pflanzenöle, z. B. frisches Olivenöl.

Dagegen sollte bei Kindern **Arnika-Tinktur** noch nicht angewendet werden, es sei denn, dass die Tinktur aus **spanischen** Arnikablüten hergestellt wurde [31]. Seit mehreren Jahren weiß man, dass die Sesquiterpenlactonester vom Typ des **Helenalins** (siehe Formeln, Abb.3) **Kontaktdermatitiden** auslösen können.

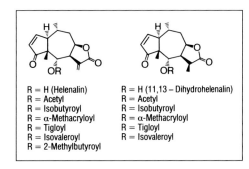

Abb. 3: Sesquiterpenlactone in Arnicae flos.

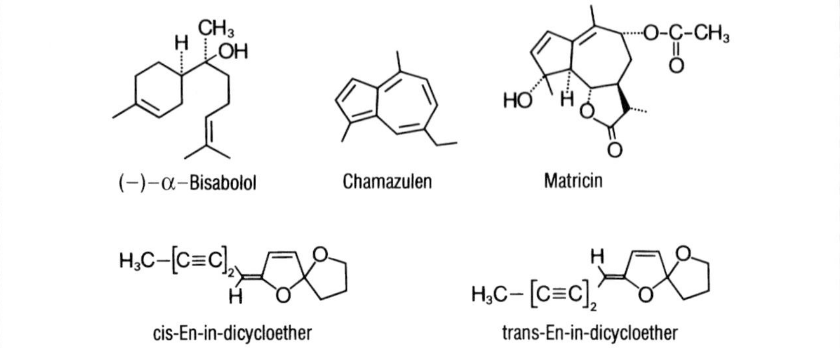

Phytopharmaka zur äußeren Anwendung in der Kinderheilkunde

Abb. 4: Inhaltsstoffe in Matricariae flos.

Dagegen besitzen die **Dihydrohelenalinverbindungen,** welche die Hauptinhaltsstoffe in Arnikablüten spanischer Provenienz[*)] sind, eine wesentlich geringere bis keine allergene Potenz. Dies liegt an dem Fehlen der exozyklischen Methylengruppe, die durch ihre nukleophile Eigenschaft gut mit Aminogruppen und SH-Gruppen der Hautproteine reagieren kann.

Die übrigen Arnikablüten des Marktes stehen bezüglich ihrer allergenen Potenz innerhalb der Korbblütler (Asteraceae) nach *Hausen, B. M.* [29] an erster Stelle. Kinder sollen tunlichst noch nicht mit den Arnika-Kontaktallergenen in Berührung kommen, auch wenn die Arnikatinktur ein beliebtes Hausmittel bei Verletzungen und zur Wundversorgung ist.

Wie lange eine Sensibilisierung durch Sesquiterpenlactone ohne erneuten Kontakt anhalten kann, ist bislang noch unbeantwortet [31]. Solange diese Frage nicht geklärt ist, sollte aus Gründen der Nutzen-Risikoabwägung auf die Verwendung von Arnikatinktur bei Kindern verzichtet werden. Jüngere experimentelle und klinische Studien (2005), die allerdings nicht bei Kindern durchgeführt worden sind, zeigen, dass bei der Anwendung von verdünnter (1:3 bis 1:5) Arnikatinktur das Allergiepotenzial offensichtlich niedriger ist, als bisher angenommen [29–31].

Dagegen ist nach *Hausen* [33] die Anwendung von Zubereitungen aus der *„echten" Kamille* (Abb. 4) in puncto Kontaktdermatitiden, entgegen gelegentlicher „Falschmeldungen", absolut unbedenklich. *Hausen* et al. [34] konnten auch das verantwortliche Kontaktallergen ermitteln, welches in pharmazeutisch minderwertigen Kamillenzubereitungen die Kontaktdermatitis auslösen kann. Es handelt sich um das lineare Sesquiterpenlacton **Anthecotulid** (Formel Abb. 5), welches in hohen Mengen in Hundskamillen, insbesondere in der stinkenden Hundskamille (Anthemis cotula L.) vorkommt. In den

---

[*)] Werden zur Herstellung der Arnica Kneipp Salbe und des Arnica Kneipp Gels sowie für Apotheker Dr. Immhoff's Arnikapräparate verwendet.

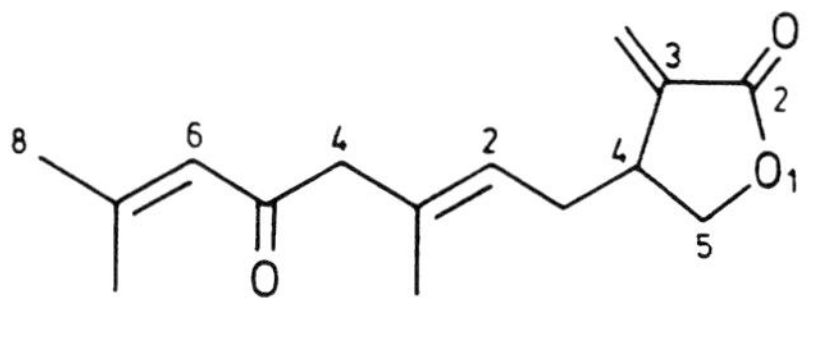

Wundbehandlung/Verbrennungen

Abb. 5: Anthecotulid, das Allergen in Anthemis cotula (Hundskamille)

Kamillenneuzüchtungen Degumille®**⁾ und Manzana®**⁾ sowie in mehreren europäischen Kamillenprovenienzen ließ sich Anthecotulid nicht nachweisen. Lediglich in Handelsmustern aus Chile und Argentinien konnten Spuren von Anthecotulid analysiert werden [33], die nach *Hausen* et al. [34] allerdings nicht für eine Kontaktsensibilisierung ausreichen würden. *Hausen* weist auch darauf hin, dass ein evtl. positiver Epikutantest auf Kamille noch lange nicht bedeutet, dass eine Kamillenallergie vorliegt. Der positive Befund kann Ausdruck der Kreuzreaktion eines Chrysanthemenallergikers sein [33]. Eigene Untersuchungen zum Thema der Kreuzallergien innerhalb der Compositen (Asteraceae) kamen zu ähnlichen Ergebnissen, wobei Beifußkraut zu den stärkeren Kreuzallergien führte [131].

Zur **Wundbehandlung** stehen ferner mehrere Salben, Cremes oder Gele auf pflanzlicher Basis zur Verfügung.

An erster Stelle ist die Ringelblumen-Salbe zu nennen, hergestellt aus **Calendulae flos** (Stammpflanze: Calendula officinalis L.). Die Monographie der Kommission E gibt u. a. als Anwendungsgebiet an: „Wunden, auch mit schlechter Heiltendenz". Pharmazeutisch hochwertige Ringelblumensalben werden unter Verwendung der alkoholischen und/oder öligen Auszüge von ausschließlich Zungenblüten hergestellt. Von selbst hergestellten Ringelblumensalben sollte Abstand genommen werden!

Als weitere Möglichkeiten sind zu erwähnen: **Kamillensalben** sowie galenische Zubereitungen mit dem kontrovers diskutierten **Balsamum Peruvianum** (Fertigarzneimittel s. S. 20). **Bei einer allergischen Disposition ist der Perubalsam nicht anzuwenden!** Gleiches gilt für die seit einigen Jahren recht häufig verwendeten **Propolis-Salben.** Für den **Perubalsam** nennt die Monographie der Kommission E die folgenden Anwendungsbeispiele: „Zur äußeren Anwendung bei infizierten und schlecht heilenden Wunden, bei Verbrennungen, Dekubitus, Frostbeulen, Ulcus cruris, Prothesendruckstellen und Hämorrhoiden". Als Nebenwirkungen nennt die Monographie: „Allergische Hautreaktionen". Interessant für die Kinderheilkunde ist noch der Hinweis auf die **antiparasitäre** Wirkung des Perubalsams. Die Wirkung wurde in erster Linie an der **Krätzemilbe** nachgewiesen.

Wundsalbe zur unterstützenden Behandlung schlecht heilender Wunden:

**⁾ Degumille® ist eine diploide (= 2 n) Kultursorte, Manzana® ist eine tetraploide (= 4 n) Kamillensorte

Phytopharmaka zur äußeren Anwendung in der Kinderheilkunde

Rp. Equiseti decoct.	
aquosum 10%	80,0 g
Eucerin anhydricum ad	200,0 g

M.f. ungt. D. S. 1 × tägl. dünn auftragen.

Wundsalbe: (Rezeptur ist relativ teuer, sie ist jedoch gut wirksam!)

Rp. Kamillenöl (ätherisches) – Europ. Arzneibuch 4. Aufl.	1,0 g
Panthenol	2,0 g
Vitamin-A-palmitat	200 000 I.E.
Calendula Urtinktur	2,0 g
Ungt. Emulsificans aquosum	ad 50,0 g

2.3.2 Verbrennungen

Zur Behandlung von **Verbrennungen** ersten Grades ist an erster Stelle das **Johanniskrautöl** zu nennen, ein öliger Auszug aus **Hyperici herba** (Stammpflanze: Hypericum perforatum LINNÉ). Das Anwendungsgebiet: „Verbrennungen 1. Grades" wird auch in der Monographie der Kommission E genannt. Pharmazeutisch hochwertige „Rotöle" werden nur aus den abgestreiften Blüten und Blättern gewonnen. Die öligen Auszüge sind dann reich an rötlich gefärbtem Hypericin und Pseudohypericin-Derivaten sowie an Hyperforinen. Das Dünnschichtchromatogramm zeigt bei den von uns untersuchten Handelspräparaten deutliche Unterschiede (Abb. 6, S. 21).

Vor der Anwendung des Johanniskrautöles soll als Sofortmaßnahme am Unfallort eine Kühlung der verbrühten bzw. verbrannten Körperstellen durch Eintauchen oder Übergießen mit kaltem Wasser über mehrere Minuten erfolgen. Erst danach darf die lokale Wundbehandlung mit Oleum Hyperici vorgenommen werden. Zu diesem Zweck wird steriler Mull mit dem „Rotöl" getränkt und auf die Verbrennungsflächen aufgelegt. Der Ölverband soll nach rund 10 Stunden erneuert werden. Diese phytotherapeutische Maßnahme führt nicht nur zu einer rascheren Wundheilung, sondern sie verhindert auch eine unerwünschte Narbenbildung.

Johanniskrautöl eignet sich auch zur Behandlung von **Sonnenbrand.** Nach der Anwendung muss für einige Stunden eine direkte Sonnenbestrahlung vermieden werden (siehe Monographie).

2.3.3 Fertigarzneimittel

Babix-Wundsalbe N, Branolind® N-Salbenkompresse, Kamillosan®-Konz.-Lösung, Kamille Spitzner N-Lösung, Kamillin®-Konz.-Lösung, Kneipp®-Arnika-Gel, Hewekzem novo-Salbe, Peru-Lenicet®-Salbe, Jukunda® Rotöl, Bedan® Creme und Lotion (auf der Basis von Johanniskrautöl), Johanniskrautöl BIO-DIÄT

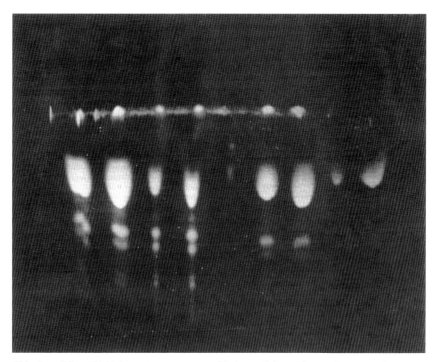

Abb. 6: Dünnschichtchromatogramm verschiedener Johanniskrautpräparate mit unterschiedlichen Gehalten an Hypericin-Derivaten (im langwelligen UV-Licht rot fluoreszierende Spots; geeignet zur Qualitätsprüfung). Rechts und in der Mitte minderwertige Qualität, zwei Präparate links wünschenswerte Qualität.

Arzneibuch-Monographien

Kamillenblüten Fluidextrakt DAB, Kamillenblüten-Tinktur (Chamomilla tinctura ÖAB, Erg.-Bd. 6), Kamillenöl DAB bzw. Europ. Arzneib., Schafgarbenblütentinktur (Millefolii tinctura, Erg.-Bd. 6)

2.4 Prellungen, Quetschungen, Verstauchungen, Verrenkungen, Zerrungen

Aus anderen Bereichen der Medizin, nämlich aus der Sport- und Arbeitsmedizin, kennt man die erwiesenen Therapieerfolge mit **Beinwell-Pasten** oder **-Salben** bei stumpfen (unblutigen) Traumen. Die pharmazeutischen Zubereitungen werden aus **Beinwellwurzeln, Symphyti radix** (Stammpflanze: Symphytum officinale LINNÉ) hergestellt. Als Wirkprinzipien werden zurzeit das Allantoin (bis zu 2% in der Droge enthalten) und die Schleimstoffe (bis zu 30% in der Droge) angesehen. Die in Spuren bzw. bis zu 0,07%

enthaltenen Pyrrolizidinalkaloide (PA's) sind für die Wirksamkeit ohne Bedeutung. Allantoin beschleunigt die Zellregeneration und wirkt antiphlogistisch. Die Schleimstoffe wirken lokal reizmildernd und binden Wasser, wodurch sie zu Wärme speichernden Umschlägen geeignet sind. Die guten bis sehr guten Therapieerfolge, die der Erstautor an sich selbst sowie an einer Vielzahl behandelter Personen, vor allem auch an Kindern „miterlebt" hat, sind offensichtlich noch auf weitere Wirkstoffe zurückzuführen. Die Monographie der Kommission E sieht die Anwendungsgebiete: „Prellungen, Zerrungen, Quetschungen, Verstauchungen" vor. Obwohl PA's ein gewisses Risiko bedeuten, sind die Autoren nach sorgfältiger Prüfung der Pyrrolizidinalkaloidliteratur und mehrjähriger Beschäftigung mit dem wissenschaftlichen Erkenntnismaterial über Symphytum sowie nach Kenntnisnahme der Aussagen des Sachverständigen Privat-Dozent Dr. *Lüthy,* Zürich, der Meinung, dass bei der topischen Anwendung von Symphytumpräparaten der Nutzen größer ist als das Risiko. Dies gilt insbesondere bei der Verarbeitung Pyrrolizidinalkoloid-armer Symphytum-„Sorten". Die im Arbeitskreis Schilcher durchgeführten Analysen zahlreicher Einzelpflanzen ergaben im Frischpflanzenmaterial Alkaloidmengen zwischen 14 mg/kg und 2200 mg/kg. Durch züchterische Maßnahmen sowie mithilfe eines speziellen Extraktionsverfahrens gelingt die Herstellung von Präparaten, die nur rund 50 µg PA's in 100 g Produkt enthalten. Die in der Monographie vorgesehene Einschränkung auf 100 µg Pyrrolizidinalkaloide mit 1,2-ungesättigten Necingerüst einschließlich ihrer N-Oxide pro applizierter Tagesdosis ist leicht einzuhalten und dürfte auch bei der Anwendung in der Kinderheilkunde ein ausreichender Sicherheitsfaktor sein. Abschließend soll noch einmal betont werden, dass es für Beinwellwurzelzubereitungen zur topischen Anwendung, insbesondere als rasch wirkende „Umschlagpaste" (Fertigarzneimittel siehe S. 23) kein alternatives Phytopharmakon gibt! Die wenigen im Handel verbliebenen Fertigarzneimittel erfüllen in jeder Hinsicht den erlaubten PA-Grenzwert. Hinzu kommt, dass die Pyrrolizidinalkaloide aus einem Beinwellwurzelpulver (in den Umschlagpasten) oder aus einem Extrakt (in Salben) bei topischer Anwendung nicht resorbiert werden [132].

Stumpfe Traumen und insbesondere schmerzhafte **Blutergüsse** können auch mit **Rosskastaniensamen-Salben** oder **-Gelen** erfolgreich behandelt werden. Bei den eingearbeiteten Drogenauszügen handelt es sich meist um wässrige Spissumextrakte aus **Hippocastani semen** (Stammpflanze: Aesculus hippocastanum Linné) mit recht unterschiedlichen Gehalten an Aescinen (α-Aescin, β-Aescin Kryptoaescin, Aescinole). Sehr entscheidend für die Wirksamkeit ist die Salbengrundlage und ob die Anwendung als *Okklusiv-Verband* erfolgt. Die Monographie der Kommission E sieht für Rosskastaniensamenzubereitungen u. a. folgende Anwendungsbeispiele vor:

„Posttraumatische und postoperative Weichteilschwellungen". Zur Anwendung sollten nur Rosskastanien-Fertigarzneimittel (Fertigarzneimittel s. S. 23) gelangen.

Schmerzlindernd wirken Einreibungen mit wenigen Tropfen **Pfefferminz-** oder **Minzölen** sowie die Anwendung von mentholhaltigen Sprays, die bei Säuglingen allerdings **nicht** angewendet werden dürfen. Die verschiedenen Fertigarzneimittel (s. S. 23) auf der Basis von Minzöl (hergestellt aus Mentha arvensis Linné var. piperascens Holmes ex Christy) unterscheiden sich gaschromatographisch sehr wenig.

Der Arzt kann Pfefferminzöl bzw. Menthae piperitae aetheroleum (ältere Bezeichnung = Oleum menthae piperitae) oder Minzöl bzw. Menthae arvensis aetheroleum rezeptieren. Zur Einreibung werden nur 4 bis 6 Tropfen angewendet. Pfefferminzöl ist nach eigenen Untersuchungen in der Regel qualitativ höher einzustufen [109].

2.4.1 Fertigarzneimittel

Kytta-Plasma®f-Umschlagpaste, Kytta-Salbe®, Venostasin®-Salbe, Venotrulan®-Salbe, Reparil®-Gel

JHP-Rödler® Japanisches Heilpflanzenöl, Salus-Minzöl, Bio-Diät China-Oel

Arzneibuch-Monographien

Pfefferminzöl DAB (Menthae piperitae aetheroleum), Minzöl DAB (Menthae arvensis aetherolum)

2.5 Herpes-Erkrankungen

Bereits im frühen Kindesalter findet recht häufig eine Infektion mit dem Herpes simplex Virus Typ I und II statt. Sowohl zur adjuvanten Behandlung der Erstmanifestation *Stomatitis aphthosa* wie zur Behandlung der endogenen Reinfektion *Herpes labialis* stehen Phytopharmaka zur Verfügung, die v. a. auch deshalb wichtig sind, weil beim voll ausgeprägten Krankheitsbild Virostatika wie Aciclovir unzureichend wirksam sind.
Die phytotherapeutischen Maßnahmen konzentrieren sich zunächst auf die Linderung der Symptome (lokale Rötung, Bläschenbildung, Schwellungen etc.). Hierzu eignen sich antiphlogistisch wirksame Salben und Tinkturen aus Kamillenblüten, Ringelblumenblüten, Schafgarbenblüten und Myrrhe. Einem standardisierten **Melissenblätterextrakt,** enthalten in dem Präparat Lomaherpan®-Salbe, wird noch eine zusätzliche virostatische Wirksamkeit [83] zugeschrieben. Das Präparat eignet sich ganz besonders zur Anwendung beim kindlichen Herpes labialis.

2.5.1 Fertigarzneimittel

Lomaherpan®-Creme, Kamistad®-Gel N, Myrrhentinktur Galenika

2.6 Augen-Erkrankungen

Zu den häufigsten Diagnosen in der pädiatrischen Augenheilkunde zählt die **Bindehautentzündung** [70], auch „rotes Auge" genannt. Ganz besonders tritt diese Erkrankung in Großstädten und Industrieballungsräumen auf. Die wichtigsten Beschwerden, die auch phytotherapeutisch gelindert werden können, sind Fremdkörpergefühl, Brennen, Druckgefühl um das Auge, Juckreiz, schwere Lider und leichte Ermüdbarkeit [70].
Mithilfe pflanzlicher Arzneimittel können allerdings nur die chemisch-physikalische Konjunktivitis (Konjunktivitis simplex) und der so genannte Frühjahrskatarrh, der in Europa bei rund 70 % der Knaben und männlichen Jugendlichen diagnostiziert werden kann, therapiert werden.
Die Phytotherapie empfiehlt in Form von Augenbädern und Augenwaschungen Auszüge aus **Augentrostkraut** (Euphrasiae herba) sowie **Aqua Foeniculi**. Zur Herstellung eines Augentrostkrautauszuges werden ca. 2 g Droge mit 150 ml Wasser übergossen, 10 Minuten lang ziehen lassen und heiß, am besten durch ein Keimfilter, abfiltriert. Das früher, nach vorgenannter Vorschrift hergestellte „Augentrost-Augenbad" sollte heute in einer Apotheke hergestellt werden, unter Verwendung von Aqua ad injectabilia und Natriumchlorid – sowie Konservierungsmittelzusatz laut DAC. Eine Eigenherstellung durch die Eltern des Kindes sollte nicht erfolgen! Das Augenbad sollte mit der Tränenflüssigkeit annähernd isotonisch sein und daher erfolgt der Zusatz von Kochsalz. Die von der Kommission E verabschiedete **Negativ-**Monographie basiert in erster Linie auf hygienischen Bedenken bei einer Herstellung des Augenbades durch den Laien in der Selbstmedikation. Der filtrierte, keimfreie Auszug wird unter Zuhilfenahme einer Augenbadewanne mehrmals täglich angewendet. Die sicherste und gleichzeitig wirksamste Anwendung eines Augentrostkrautauszuges sind die „Weleda-Euphrasia-Augentropfen", abgefüllt in sterilen Amphiolen zur einmaligen Anwendung am Auge.
Ähnlich appliziert wird das Fenchelwasser, das als Aqua Foeniculi (DAC 79) in Apotheken erhältlich ist.
Bei der Konjunktivitis simplex haben sich im Kindes- und Jugendlichenalter auch einige wenige **Fertigarzneimittel** bewährt. Zu nennen sind: Euphrasia Augentropfen Weleda, Berberil®-Tropfen, Salus Augenbad und Augentropfen „Iso-Werk". Das Präparat Berberil®, das den natürlichen Wirkstoff Berberin aus der Berberitze enthält, ist kein reines Phytopharmakon. Die Augentropfen „Iso-Werk" sind eine Kombination aus Aqua Foeniculi, dem Hauptbestandteil, und fünf homöopathischen Verdünnungen. Aus Sterilitätsgründen sind Fertigarzneimittel vorzuziehen!
Die häufig nachzulesende ablehnende Haltung gegenüber „Kamillen-Augentropfen" geschieht lediglich aus hygienischen Vorsichtsmaßnahmen. Sterile „Kamillen-Augentropfen" sind selbstverständlich beim „roten Auge" geeignet, z. B. Sidroga Camomilla® Augenspülung.

2.7 Candidose der Mundschleimhaut

Mundsoor ist im Säuglingsalter relativ häufig anzutreffen und nach wie vor ist **Nystatin** der Wirkstoff der ersten Wahl. Die Hefebesiedelung äußert sich durch weißliche, stippchen- bis flächenförmige Beläge. Ein altbewährtes phytotherapeutisches Arzneimittel, dessen Wirksamkeit durch neuere Studien bestätigt wurde, ist die **Myrrhe-Tinktur (Tinctura Myrrhae).** Die Applikation wird als *Pinselung* vorgenommen und zwar mithilfe eines Wattestäbchens. Angewendet wird bei kleinflächigen Pinselungen die unverdünnte Tinctura Myrrhae, bei großflächigen Pinselungen verdünnt man die Myrrhentinktur 1 : 1 mit abgekochtem Wasser oder besser mit Kamillentee. Bewährt hat sich auch eine Pinselung mit Ratanhia comp. Tinktur/Weleda oder mit einem 10%igen Dekokt aus Heidelbeeren (Myrtilli fructus) oder eine Kamillenblütentinktur zusammen mit Lidocain-HCl (Kamistad®-Gel).

2.7.1 Fertigarzneimittel

Lomasatin® M-Tinktur, Myrrhentinktur Galenika/Madaus, Weleda® Ratanhia comp. Tinktur, Kamistad®-Gel N, Euphralia® (steriler Augentrostkraut- und kamillenblütenauszug)

2.8 Krätze und Kopfläuse

Unter den tierischen Parasiten, die Kinder öfter befallen, treten trotz verbesserter hygienischer Bedingungen nach wie vor die **Krätzemilbe** und **Kopfläuse** auf.
Die **Krätzemilbe** kann Ekzeme und Entzündungen bis zu Eiterungen verursachen. Die Milben sind meist als schwarze Punkte in der Haut erkennbar. Als antiparasitäres Phytopharmakon hat sich der **Perubalsam** bewährt. Das Risiko einer Kontaktallergie beträgt etwa 2% und bei ausgeprägter allergischer Disposition sollte Perubalsam nicht angewendet werden! Die Anwendung erfolgt in Form von Perubalsam-Salben oder als Perubalsam-Schüttelmixtur. Zur Nachbehandlung der Hautreaktionen eignen sich Waschungen mit wässrigen Auszügen aus Ackerschachtelhalmkraut, kombiniert mit Kamillenblüten (2 : 1). Der Auszug wird wie folgt zubereitet: 100 g Equiseti herba conc. werden mit 2 l kochendem Wasser übergossen und 10 Minuten lang auf kleiner Flamme gehalten, in die heiße Abkochung werden anschließend noch 50 g Matricariae flos hinzugegeben, und nach 10 Minuten langem Ziehenlassen, ohne weiteres Erhitzen, wird von den Drogen abgeseiht. Mit diesem „Teeauszug" sollen bis zu fünf Waschungen am Tag vorgenommen werden.
Die **Hausstaubmilbe,** ein nahezu allgegenwärtiger Parasit, provoziert allergische Reaktionen der Haut und Atemwege. Neben der ersten Maßnahme, Kinder keinem Hausstaub auszusetzen und ältere Matratzen auszuwechseln, ist als therapeutische Maßnahme in den meisten Fällen die Verordnung von Antiallergika nicht zu umgehen.

Die **Kopflaus,** die vorwiegend bei Schulkindern zu beobachten ist, verursacht Kopfjucken, Rötung des Haarbodens und Verklebung der Haare durch Nissen (Läuseier). Die phytotherapeutische Alternative zu den üblicherweise eingesetzten Organochlorinsektiziden (z. B. γ-HCH), die allerdings hinsichtlich der Risiken kontrovers diskutiert wird, sind *Pyrethrumextrakte,* gewonnen aus den Blüten der afrikanischen Pflanze Chrysanthemum cinerarii folium (TREV.) VIS. Es gibt einige Fertigarzneimittel auf der Basis der natürlichen Pyrethrine, z. B. Goldgeist forte Liquidum und Quellada-P-Pyrethrine Shampoo. Es ist streng darauf zu achten, dass die Pyrethrine nicht in die Augen oder auf Schleimhäute gebracht werden. Ob es durch Pyrethroide zu Allergien kommen kann, ist zurzeit noch nicht abschließend geklärt.

Mit Recht in Vergessenheit geraten sind der *Sabadillessig* (Acetum Sabadillae), der im Volksmund als „Läuseessig" bezeichnet und der aus den Sabadillsamen in der Apotheke hergestellt wird, sowie der *Weingeistige Sabadillessig* (Tinctura Sabadillae acetosa). Beide Zubereitungen besitzen zwar eine gute antiparasitäre Wirksamkeit, die wirksamen Inhaltsstoffe sind jedoch toxische Steroidalkaloide.

2.8.1 Fertigarzneimittel

Goldgeist®-forte Lösung, Infectopedicul-Lösung, Quellada-P-Pyrethrine Shampoo, Reactine®-Tabl.

2.9 Äußere Anwendung von Phytopharmaka bei Erkrankungen der oberen Atemwege

Eine in der Pädiatrie sehr bewährte Applikationsform von ätherischen Ölen – weil gut verträglich – sind **Salben, Bäder** und **Inhalate** (Fertigarzneimittel siehe S. 29). Abbildung 7 zeigt eine Übersicht der verschiedenen möglichen Anwendungsformen. Obwohl es nach Lehrmeinung [70] keine spezifische Therapie des „banalen" Atemwegsinfektes gibt, dürften die ätherischen Öle dennoch eine sehr nützliche Naturstoffgruppe zur adjuvanten Therapie des „banalen" Atemwegsinfektes und des „banalen" Schnupfens sein [110]. Die Wirksamkeit ist in mehreren klinischen Prüfungen nachgewiesen worden [35, 129], insbesondere auch bei Säuglingen durch Registrierung einer verbesserten Trinkleistung, sobald sich die Nasenatmung gebessert hat. Von Vorteil ist, dass der Arzneistoff, das ätherische Öl, sowohl über die Haut als auch durch Inhalation aufgenommen und der Magen-Darmtrakt nicht belastet wird. Details sind sowohl in Handbüchern [40, 41] als auch in mehreren Publikationen [36–39, 129] festgehalten.

Bei Säuglingen und Kleinkindern hat sich ganz besonders das Einreiben von Brust und Rücken mit **ätherischölhaltigen Salben** (Fertigarzneimittel siehe S. 29) bewährt. Bei der *perkutanen* Applikation der ätherischen Öle besteht eine äußerst geringe Gefahr des Auftretens unerwünschter Bronchospasmen [42, 43], die bei *Überdosierungen* (> 15 g Salben-Präparat pro Inhalationseinheit) während einer Inhalation immer wieder einmal

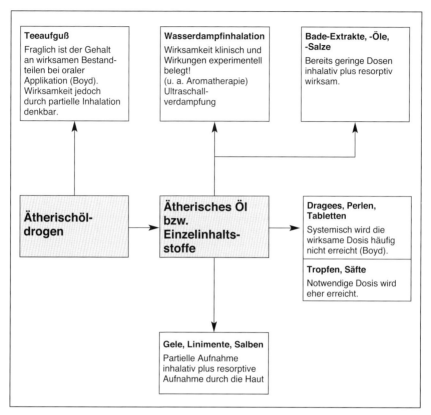

Abb. 7: Übersicht der Anwendungsmöglichkeiten von Ätherischöldrogen sowie reiner ätherischer Öle.

vorkommen. Bei Kindern mit hyperreagiblen Atemwegen, d. h. bei Kindern mit Neigung zu stenosierender Laryngitis bzw. obstruktiver Bronchitis oder Asthma bronchiale sollte auf diese Behandlung eher verzichtet werden. Dies gilt nicht für eine richtig dosierte Raumverdampfung.

Menthol- und/oder campherhaltige Salben dürfen Säuglingen **nicht direkt** in die Nase eingebracht bzw. in unmittelbarer Nähe der Nase angewendet werden. Obwohl ärztlicherseits der so genannte *Kratschmer-Reflex,* der bei falscher Anwendung mentholhaltiger Arzneimittel zu Atemdepressionen bis zur Erstickung führen kann [39, 111], allgemein bekannt ist, und die Industrie zum Teil mit der Herstellung eigener „säuglingsgerechter" Produkte (z. B. Pinimenthol® S-Salbe) auf die unerwünschte Nebenwirkung des Menthols bei inhalativen Applikationen reagierte, muss trotzdem auf den „Kratschmer-Reflex" hingewiesen werden, da gerade an dieser Stelle die Fachinformation des Apothekers von höchster Bedeutung ist. Wenn eine Salbe Menthol enthält, dann darf dieses Arzneimittel auf Brust **oder** Rücken nur **handbreit** – nicht mehr – eingerieben werden.

Mit den Anwendungsgebieten:

- Katarrhalische Erkrankungen der Luftwege (a),
- Erkältungskrankheiten der Luftwege (b),
- Katarrhe der oberen Luftwege (c),
- Katarrhe der Luftwege (d),
- Katarrhalische Erkrankungen der oberen und unteren Luftwege (e),
- Chronische Erkrankungen der Bronchien mit starker Sekretion (f)

nennen die Monographien der Kommission E folgende ätherische Öle bzw. Ätherischöldrogen (siehe Kapitel 5)

- Camphora (a),
- Eucalypti aetheroleum und Eucalypti folium (b),
- Menthae arvensis und Menthae piperitae aetheroleum (c),
- Piceae turiones recentes (d),
- Pini aetheroleum (e),
- Terebinthinae aetheroleum rectificatum (f).
  (siehe Monographien im Kapitel 5)

Gute Erfahrungen, insbesondere bei Schnupfen und Nasenkatarrh, liegen mit der NRF 4.3-Rezeptur **„Inhalatio composita"** vor:

Eukalyptusöl	4,5 g
Latschenkieferöl	4,5 g
Pfefferminzöl	1,0 g

Zur *Inhalation* dürfen nur **4–6 Tropfen** dieser Ätherischölmischung auf 1 Liter heißes Wasser gegeben werden.

Ferner ist darauf zu achten, dass das Wasser lange genug heiß ist, da sich nur bei hoher Wassertemperatur (über 90°C) ausreichende Mengen an ätherischem Öl in der Dampfphase befinden, insbesondere wenn es sich um Sesquiterpenverbindungen handelt. Und schließlich muss die Inhalationsdauer mindestens 10 Minuten betragen.

Die Wassertemperatur von mindestens 95°C, wie sie *Römmelt* und Mitarbeiter [95] empfehlen, wäre über längere Zeit nur bei einer Dampfinhalation gewährleistet, bei der das Gefäß mit dem heißen Wasser und dem ätherischen Öl auf einer Heizplatte steht. Die heute im Handel befindlichen Plastik-Inhalatoren stellen insofern einen Kompromiss dar, als durch die Atemmaske der Dampf gezielt in die Atemwege gelangt. Die sehr rasche Abkühlung des Wassers kann durch Verwendung eines isolierten Wärmeschutzmantels (z. B. Pinimenthol®-Thermo-Inhalator, Bronchoforton®-Inhalator) verzögert werden. In diesem Falle beträgt die Wassertemperatur nach 6–8 Minuten noch rund 75°C. Wird die Inhalation anfangs als zu heiß empfunden (insbesondere von Kindern!), kann der Abstand zwischen Nase und Inhalatoröffnung variiert werden. In 10 cm Abstand von der Verdampfungsfläche ist der Dampf bereits auf ca. 50°C abgekühlt.

Bei Inhalatoren ohne Wärmeschutzmantel (z. B. Kamillosan®-Inhalator) gibt man zweckmäßigerweise zunächst nur die Hälfte des kochenden Wassers in den Inhaliertopf und fügt den Rest nach etwa fünf Minuten hinzu. Beim tiefen Ein- und Ausatmen sollte man einen Vokal in verschiedenen Tonhöhen singen oder auch nur „mm" summen. Der Rachenraum kommt dadurch in eine leichte Vibrationsschwingung und es erfolgt eine Art „lösende Massage" der Rachenschleimhäute. Weitere wissenschaftliche Details zur Inhalation ätherischer Öle und einzelner definierter Bestandteile in ätherischen Ölen können bei *Römmelt* et al. [95] nachgelesen werden. **Ferner müssen die in den Monographien angegebenen Gegenanzeigen (siehe Kapitel 5) beachtet werden!**

Von der Verneblung ätherischer Öle mittels **Ultraschallverneblern** ist bei Säuglingen und Kleinkindern abzuraten, weil mithilfe der Ultraschallverdampfer fein verteilte ätherische Öltröpfchen in die tieferen (unteren) Atemwege gelangen können, was bei einer Dampfinhalation nicht erfolgt. Zur Raumbefeuchtung zusammen mit sehr wenig ätherischem Öl sind Ultraschallvernebler natürlich bestens geeignet. Zur Raumbefeuchtung eignet sich am besten das Aufstellen von Wasserschalen, die man auf den Heizkörper stellt.

2.9.1 Fertigarzneimittel

Baby-Transpulmin®-Lösung, Babix Inhalat N Tropfen, Babiforton®-Inhalat, Aerosol® Spitzner N, Bronchoforton®-Kinderbalsam bzw. Bronchoforton Kinderkombi, Expectal®-Balsam, Liniplant®-Inhalat, Makatussin Balsam mild, Monapax Hustenbalsam, Pertussin® Hustenbalsam, Pinimenthol®-Bad, -Gel, -Liquidum, -Salbe, Pinimenthol®-S-Salbe (speziell für Säuglinge), Rhinotussal®-S-Balsam, Soldeum®-Balsam, Tumarol-Balsam® sine mentholo, stas® Salbe mild, Thymipin®-Balsam.

Antiallergikum: Reactine® Tabletten (Cetrizidinhydrochlorid mit klinisch geprüfter Kinderdosierung)

Arzneibuch-Monographien

Eucalyptusöl DAB (Eucalypti aetheroleum), Pfefferminzöl DAB (Menthae piperitae aetheroleum), Fichtennadelöl DAB (Piceae aetheroleum)

2.10 Äußere Anwendung von Phytopharmaka bei Ohrenentzündungen

Eine akute **Otitis media,** die entweder als bakterielle oder als virale Form auftritt und in der Regel mit starken Ohrenschmerzen und Fieber einhergeht, kann mit Phytopharmaka nur *adjuvant* (!) behandelt werden. Die erste Therapiemaßnahme wird bei **bakterieller** Otitis media die systemische Verabreichung von Antibiotika und von schleimhautabschwellenden Nasentropfen sein. Als gute schmerzstillende erste bzw. begleitende Maßnahme haben sich **Zwiebel- und Heilerdewickel** bewährt. Die Wirksamkeit des Zwiebelwickels ist durch Vorhandensein von antiphlogistisch und antiseptisch wirksamen

Zwiebelinhaltsstoffen, die nach dem Zerkleinern und bei rund 40°C Temperatur entweichen und in den Bereich des Mittelohres gelangen können, durchaus plausibel. Hinzu kommt der Wärmeeffekt der Zwiebelauflage. Das Zerkleinern der rohen Zwiebel ist notwendig, weil erst durch das Zerkleinern der Zwiebeln die vorhandenen Enzyme „aktiviert" werden und erst nach enzymatischer Spaltung einiger Zwiebelinhaltsstoffe die flüchtigen und pharmakologisch aktiven Schwefelverbindungen entstehen.

Zur Herstellung der Ohrauflage werden fein gehackte **rohe Zwiebeln** – verwendet werden können auch Zwiebelscheiben – in ein Säckchen aus Zellulosegaze gegeben, zwischen zwei Wärmeflaschen oder auf einer Wärmeflasche erwärmt und nach dem Abkühlen auf rund 40°C (– an der Wange prüfen –) ohne Druck auf das schmerzhafte Ohr gelegt. Das Zwiebelsäckchen wird mit einem Kopftuch locker fixiert. Die Auflage soll rund 2 Stunden verbleiben und bei anhaltenden Schmerzen nach ca. 1 Stunde erneuert werden.

Heilerde, z. B. Luvos® Heilerde äußerlich, wird mit heißem Wasser angeteigt, in ein Gazepäckchen gegeben und bei etwa 37 bis 38°C Breitemperatur auf das schmerzhafte Ohr aufgelegt. Nach dem Antrocknen kann der Heilerdebrei gewechselt werden.

Monographien der Kommission E über Zwiebel (Allium cepa) und Heilerde zur Anwendung bei der Otitis media existieren nicht. In zahlreichen Phytotherapieseminaren wurde der Erstautor ständig auf beide Therapiemöglichkeiten von Pädiatern aufmerksam gemacht, unabhängig davon, dass die Zwiebelanwendung in der Selbstmedikation die gängigste bzw. erste Therapiemaßnahme bei Mittelohrentzündungen ist. Geeignete pflanzliche Fertigarzneimittel sind zurzeit nicht im Verkehr. Detaillierte Angaben zu Otitis media (Differenzialdiagnose, umfassende Therapieempfehlungen etc.) siehe [123].

3 Phytopharmaka zur inneren Anwendung in der Kinderheilkunde

3.1 Erkrankungen des Respirationstraktes

3.1.1 Katarrhe der oberen Luftwege

Bei Katarrhen der Luftwege ist die *Inhalation* bzw. das *Vernebeln (Versprühen)* und Verdampfen, von ätherischen Ölen bzw. Ätherischölpräparaten im Kinderzimmer die Therapiemaßnahme der Wahl (siehe S. 26ff., Kapitel 2.9).

Weitere Applikationsformen können die Therapiestrategie, insbesondere bei Schulkindern, ergänzen und verstärken. Dazu zählen das **Gurgeln** wässriger Drogenauszüge sowie die **Einnahme** von **Medizinaltees, Frischpflanzenpresssäften** und **Sirupen**.

Bei Entzündungen der Mund- und Rachenschleimhaut empfiehlt die Monographie der Kommission E das Gurgeln mit Auszügen aus **Salbeiblättern, Salviae folium** (Stammpflanze: Salvia officinalis LINNÉ).

Zum **Gurgeln** und **Spülen** werden folgende Zubereitungen empfohlen:

- 2,5 g (= 1 Teelöffel voll) geschnittene Salbeiblätter werden mit ca. 150 ml kochendem Wasser überbrüht, 10 Minuten lang ziehen gelassen und danach abgeseiht. Den lauwarmen Auszug verwendet man sofort zum Gurgeln. Die Anwendung soll am Tag 2- bis 3-mal erfolgen.
- 1 bis 2 Tropfen des ätherischen Salbei-Öles auf 100 ml Wasser.
- 5 g bzw. 1 Teelöffel voll alkoholischer Auszug (Tinktur) auf 1 Glas Wasser, jedoch erst ab 2 Jahre.

Bewährt hat sich auch das Gurgeln mit Salviathymol® (10 Tropfen auf ½ Glas Wasser). Bei *trockener* Mund- und Rachenschleimhaut empfiehlt sich auch das **Lutschen** von Salbei-Bonbons (Pastillen) oder von Isländisch-Moos- bzw. von Isla-Mint®-Pastillen (Fertigarzneimittel siehe S. 41ff.). Isla-Moos® und Isla-Mint®-Pastillen sind als Medizinprodukte im Verkehr und damit, obwohl höchst wirksam, **nicht** erstattungsfähig. Diese Maßnahme ist besonders bei trockener Zimmerluft während der Heizperiode angezeigt.

Bei der Droge **Salviae folium** hat der Apotheker streng darauf zu achten, dass er die Blätter von Salvia officinalis, dem so genannten „dalmatinischen Salbei", abgibt und keine Verwechslung mit dem „griechischen Salbei" (stammt von Salvia triloba L. FIL.) oder mit dem „spanischen Salbei" (stammt von Salvia lavandulifolia L.) vorkommt. Von letzteren zwei Salbeiarten existieren keine Kommission-E-Monographien.

Als weitere geeignete Droge zur Anwendung bei Katarrhen der Luftwege und bei entzündlichen Veränderungen der Mund- und Rachenschleimhaut nennt die Kommission E

Spitzwegerichkraut, Plantaginis lanceolatae herba (Stammpflanze: Plantago lanceolata, Linné). In der Volksmedizin ist das Spitzwegerichkraut mehr als „Hustendroge" bekannt. Als Zubereitungen stehen zur Verfügung:

- das Infus (3–6 g Droge als mittlere Tagesdosis)
- der Frischpflanzenpresssaft (Fertigarzneimittel siehe S. 41)
- der Spitzwegerich-Sirup (Fertigarzneimittel siehe S. 41) (bei Kindern sehr beliebt!).

Die folgenden Ausführungen zu **Qualitätsmerkmalen** des Spitzwegerichkrautes haben exemplarischen Charakter, sie sollen die Aufgaben des Apothekers an einem konkreten und gleichzeitig aktuellen Beispiel verdeutlichen und dem Arzt die Wichtigkeit der pharmazeutischen Qualität einer Droge nahe bringen.

Bei der Überwachung der pharmazeutischen Qualität richtet der Apotheker sein Augenmerk auf die Mengen an Blattstielteilen und Blütenstängeln, die nicht größer als 1 % sein sollten (Anmerkung: Dies ist nicht im DAB vorgeschrieben; dennoch sollte laut einer Dissertation von *Holz* [44] der Anteil möglichst niedrig sein), zu richten. Nach *Holz* muss ferner der Anteil an dunkel gefärbten Blättern möglichst niedrig sein. Eine Dunkelfärbung zeigt an, dass eine Zersetzung der antibakteriell wirksamen Iridoidglykoside (darunter je nach Drogenprovenienz und Produktionsbedingungen 0,3–2,7 % Aucubin) stattgefunden hat. Das Aglykon Aucubigenin ist instabil und polymerisiert zu dunkelbraunen Verbindungen, die nun keine antibakterielle Wirkung mehr aufweisen.

Minderwertigen Drogenqualitäten, die in aller Regel aus Wildsammlungen stammen, will der Drogenhandel durch Intensivierung des Anbaues von Plantago lanceolata begegnen. In Holland ist man daher seit einiger Zeit mit der Züchtung einer pharmazeutisch hochwertigen Plantago lanceolata erfolgreich beschäftigt.

Weniger bekannt, aber wegen seiner guten Verträglichkeit für die Anwendung in der Pädiatrie zu empfehlen, ist das **Hohlzahnkraut, Galeopsidis herba** (Stammpflanze: Galeopsis segetum Necker). Vom Hohlzahnkraut wendet man Aufgüsse an (6 g Droge als mittlere Tagesdosis). Nach eigenen Erfahrungen wird von Kindern folgende *Teemischung* gerne getrunken:

Galeopsidis herba conc.	60,0 g
Serpylli herba conc.	40,0 g

Dosierung: Mehrmals tägl. 1 Tasse voll verabreichen, hergestellt aus jeweils 1 Esslöffel der Teemischung auf 150 ml kochendem Wasser; bei Säuglingen genügt 1 Teelöffel Droge. Als Indikation nennt die Monographie der Kommission E für Hohlzahnkraut: „Leichte Katarrhe der Luftwege".

Nach dem Studium des wissenschaftlichen Erkenntnismaterials erscheint die Droge **Senegawurzel, Polygalae radix** (Stammpflanze: Polygala senega Linné und andere nahe verwandte Arten) zwar für die Therapie von Katarrhen der oberen Luftwege durchaus geeignet. Dennoch dürften Zubereitungen aus Senegawurzeln zur Anwendung in der Kinderheilkunde ungeeignet sein. Die Begründung liegt in der unerwünschten Wirkung in Form von Reizungen im Magen- und Darmbereich (siehe E-Monographie in der Anlage).

Erkrankungen des Respirationstraktes

3.1.2 Trockener Husten

Bei der Therapie von **Husten** sind in der Pädiatrie mehr die **Symptome** einer **akuten Tracheobronchitis** und weniger die einer **chronischen Bronchitis** zu behandeln.
Die im Folgenden genannten „Hustendrogen" sind **keine Antitussiva** im strengen pharmakologischen Sinne, selbst wenn bei den Schleimstoffdrogen gewisse „antitussive Wirkungen" vorhanden sind, sondern in erster Linie **Expektoranzien**. In der Verordnung, besonders aber in der Selbstmedikation und im Empfehlungsgespräch in der Apotheke sollte man unterscheiden zwischen:

- **trockenem Husten** und
- **Husten mit zähflüssigem Schleim**, der sich schwer „abhusten" lässt, dem so genannten *„produktiven"* Husten.

Beim **trockenen Husten** können die arzneilichen Angriffspunkte zum einen in einer Dämpfung bzw. Hemmung des Hustenreflexes im Stammhirn liegen und zum anderen in einer Blockade sensibler Rezeptoren (= „Hustenrezeptoren" im Bronchialtrakt). Die Schleimstoffe setzen am zweiten Angriffspunkt an und mindern die Hypersensibilität der Hustenrezeptoren in den Abschnitten des *oberen* Respirationstraktes. *Codein* und *Noscapin* dagegen dämpfen das Hustenzentrum. In der Kinderheilkunde sollte dem *Noscapin* mehr Aufmerksamkeit gewidmet werden, da es nicht die Nebenwirkungen des Codeins besitzt. **Noscapin**, z. B. in Form des Capval®-Kinderhustensaftes ist für Säuglinge ab dem 6. Monat geeignet und ist die beste **Codein-Alternative** in der Pädiatrie, weil klinische Studien (!) bei Säuglingen und Kleinkindern vorliegen. Noscapin führt zu keiner Hemmung der mukoziliären Clearance und verursacht keine Atemdepression sowie keine Sedierung.
Schleimstoffe: Die Wirkung von Pflanzenschleimen (Mucilaginosa) bei der Linderung von Hustenreiz besteht in erster Linie darin, dass die katarrhalisch entzündete Schleimhaut mit einer Art Schutzschicht überzogen und somit verhindert wird, dass exogene Reize (z. B. Staub) an die Mechano- oder Chemorezeptoren gelangen. Eine zweite Wirkungshypothese, nämlich eine reflektorische Linderung des Hustenreizes via Dämpfung des Nervus vagus, ist umstritten. Wie dem auch sei, die Wirksamkeit einiger Schleimdrogen ist unumstritten und sie ist in der Pädiatrie eher zu empfehlen als die Anwendung so mancher „synthetischer Wundermittel" mit groß angelegter Werbung.
Mit der Indikation: „Schleimhautreizungen im Mund- und Rachenraum und damit verbundener trockener Reizhusten" wurde von der Kommission E die Monographie **Eibischwurzel, Althaeae radix** (Stammpflanze: Althaea officinalis LINNÉ) verabschiedet. Als Wirkungen nennt die Monographie nach Auswertung des vorhandenen wissenschaftlichen Erkenntnismateriales: „Reizlindernd, Hemmung der mukoziliaren Aktivität und Steigerung der Phagozytose". Von den Zubereitungsformen ist der **Sirupus althaeae** in der Kinderheilkunde besonders geeignet. Vom Eibischsirup, der in der Regel Kindern gut schmeckt, werden je nach Alter 2 bis 8 ml (= kleiner Teelöffel bis 2 Esslöffel) als Einzeldosis verabreicht. Die Gabe kann mehrmals am Tage erfolgen. Der Eibischsirup kann als Arzneibuch-Zubereitung oder als Fertigarzneimittel (siehe S. 41 ff.) verordnet werden.

Bei der Zubereitung eines Eibischwurzel-Tees muss darauf geachtet werden, dass ein Kaltansatz (Kaltmazerat) vorgenommen wird. Zu diesem Zwecke wird 1 Esslöffel geschnittene Eibischwurzeln mit 200 ml kaltem Wasser 2 bis 3 Stunden lang extrahiert. Nach der Extraktion werden die Eibischwurzeln abgeseiht und der Kaltauszug aus mikrobiellen Gründen kurz aufgekocht.

Als weitere Droge mit gleichem Anwendungsgebiet ist das **Isländische Moos, Lichen islandicus** (Stammpflanze: Cetraria islandica ACHARIUS, L.) zu nennen. Als positiver „Nebeneffekt" – eingangs wurde ja auf die Komplexität von Phytopharmaka kurz hingewiesen – ist die appetitanregende Wirkung wässriger Lichen-islandicus-Auszüge zu erwähnen. Diese ergänzende Wirkung sowie ein schwacher antimikrobieller Effekt empfehlen Isländisches Moos speziell zum Einsatz in der Kinderheilkunde. Entsprechende klinische Beobachtungsstudien sind bereits initiiert worden und sollen Mitte 2006 abgeschlossen sein.

Da die Droge ausschließlich wild gesammelt wird und in der Regel mit anderen am Erdboden lebenden Strauchflechten vergesellschaftet ist, hat der Apotheker als „Qualitätswächter" gerade bei dieser Droge sorgfältig auf Identität und Reinheit zu prüfen. Nach dem Reaktorunfall von Tschernobyl gab es Lieferschwierigkeiten von verkehrsfähiger Qualität unter 600 Bq, sofern die Droge aus Skandinavien stammte. Drogenpartien aus anderen Ländern, beispielsweise Kanada, sind unbelastet, leider werden diese dem Drogenhandel kaum angeboten. Seit 1994 gibt es wieder ausreichend wild gesammelte Droge mit ordentlicher Qualität, die z. B. zu den Medizinprodukten Isla-Mint® und Isla-Moos®-Pastillen verarbeitet wird.

Als Drogen zur Anwendung bei trockenem Reizhusten werden als Monographien **Malvenblüten und -blätter, Malvae flos und Malvae folium** (Stammpflanze: Malva silvestris LINNÉ und Malva neglecta WALLROTH) beschrieben. Nicht selten ist die Drogenqualität der Malvenblüten zu beanstanden. Malvenblätter dagegen sind in der Regel in Ordnung.

Als Droge, die sowohl Remedium cardinale als auch Schmuckdroge ist, bieten sich **Königskerzenblüten, Verbasci flos** (Stammpflanzen: Verbascum densiflorum BERTOLONI und/oder Verbascum phlomoides LINNÉ) an. Teezubereitungen (3–4 g Droge pro Tasse) aus Wollblumen werden aufgrund des guten Geschmackes von Säuglingen und Kleinkindern gerne getrunken. Der Tee wird wie folgt zubereitet: 1 Esslöffel zerkleinerte Wollblumen mit ca. 200 ml kochendem Wasser übergießen und 15 Minuten ziehen lassen. Der Teeauszug kann mit Süßstoff gesüßt und zwischen den Mahlzeiten getrunken werden.

Im Handel sind Wollblumen mit recht unterschiedlicher Qualität anzutreffen, wobei dunkel verfärbte Blüten strikt abzulehnen sind. Besonders zu beachten ist eine trockene Lagerung.

3.1.3 Husten mit zähflüssigem Schleim, sog. „produktiver" Husten

Bei Husten mit **zähflüssigem Schleim**, wahrnehmbar durch ein sog. „Rasseln", müssen Drogen angewendet werden, die zähflüssigen Schleim verflüssigen (= **sekretolytische** Wirkung) und/oder den Abtransport des dünnflüssigen Schleimes mit dem Flimmerstrom fördern können (= **sekretomotorische** Wirkung). Die **Saponin-Hustendrogen** verfügen in den meisten Fällen über beide Wirkprinzipien. Im Vordergrund steht eine Stimulierung der Zilienbewegung, die reflektorisch vom Magen aus, via Reizung des Nervus vagus, ausgelöst wird. Die Abnahme der Sputumviskosität geschieht allerdings nicht, wie im Falle der Mukolytika Ambroxol und Bromhexin, über einen Abbau der sauren Mukopolysaccharide, sondern evtl. durch eine Senkung der Sputum-Oberflächenspannung durch die systemisch aufgenommenen Saponine und ist somit derjenigen synthetischer Mukolytika nicht gleichzusetzen. Eine Steigerung der Flimmerepithel-Tätigkeit, als Ausdruck einer auswurffördernden Wirksamkeit, ist bei mehreren Saponindrogen experimentell [45, 46] nachgewiesen worden. Beim produktiven Husten besitzen Heilkräuter-Teezubereitungen einen besonders hohen Stellenwert, da die Zufuhr von viel Flüssigkeit (ca. 2 Liter pro Tag) sehr wesentlich an der Verflüssigung des zähen Bronchialsekretes mitbeteiligt ist.

Die bekannteste Saponin-Hustendroge ist **Süßholzwurzel, Liquiritiae radix** (Stammpflanze: Glycyrrhiza glabra LINNÉ), auch wenn in der Monographie der Kommission E mangels klinischer Studien nur die Anwendungsgebiete: „Katarrhe der oberen Luftwege und Ulcus ventriculi/duodeni" genannt werden. Die Monographie erwähnt aber auch ausdrücklich, dass sekretolytische und expektorierende Wirkungen im Tierversuch nachgewiesen worden sind. In aller Regel werden Süßholzwurzeln in Hustenteemischungen z. B. im Species pectorales DAB 6 angewendet:

Althaeae radix conc.	8 Teile
Liquiritiae radix conc.	4 Teile
Farfarae folium conc.	4 Teile
Verbasci flos conc.	2 Teile
Anisi fructus tot. bzw. cont.	2 Teile

Dosierung: Mehrmals täglich eine Tasse „Hustentee", hergestellt aus 1 Esslöffel Teemischung als Aufguss. Bei Säuglingen empfiehlt sich die Hälfte der Dosierung.

Eine von der Kommission E empfohlene **fixe Kombination** für einen „Hustentee" und zur Anwendung bei Katarrhen der oberen Luftwege sieht wie folgt aus:
Recipe:

Liquiritiae radix conc.	50,0 g
Primulae radix conc.	10,0 g
Althaeae radix conc.	30,0 g
Anisi fructus tot. bzw. cont.	10,0 g

Signa: Species pectorales
Dosierung: Täglich bis zu 5 Tassen Hustentee, hergestellt aus einem Teelöffel voll Tee-Mischung pro Tasse als Aufguss, möglichst heiß trinken.

Große Bedeutung, gerade in der Kinderheilkunde, besitzt der **eingedickte Süßholzsaft, Succus Liquiritiae**, der in Tagesdosen von 0,5–1,0 g verabreicht werden soll. Die Rezeptur eines beliebten „Süßholz-Kinderhustensaftes" lautet wie folgt:

Succus Liquiritiae	10,0 g
Tinctura Aurantii	2,0 g
Liquor Ammonii anisatus	5,0 g
Sirupus Rubi Idaei	ad 100,0 g

Dosierung: Bis zu viermal täglich 1 Teelöffel voll, am besten in Milch gelöst, einnehmen. (Aus geschmacklichen Gründen kann man bei Kleinkindern auch nur 5,0 g Succus Liquiritiae rezeptieren. Außerdem kann der Himbeersirup durch Sirupus simplex ersetzt werden.) In einem Hustentee gelöst ist der Geschmack auch der 10 % Süßholzsaft-Rezeptur kein Problem, wobei die Dosierung ab 4 Jahre auf 1 Esslöffel gesteigert werden kann.

Das DAB schreibt zwar eine ungeschälte Süßholzwurzel vor, die dann aus China, Spanien, Südfrankreich oder Italien stammen kann. Geschmacklich eindeutig besser und damit in der Kinderheilkunde geeigneter ist die geschälte russische Süßholzwurzel!

Der Hinweis in der Monographie, dass es bei längerer Anwendung und höherer Dosierung (insbesondere wenn höhere Konzentrationen an dem Triterpensaponin Glycyrrhizin vorliegen) zu **mineralocorticoiden Effekten** in Form einer Natrium- und Wasser-Retention, Kaliumverlust mit Hochdruck, Ödemen und Hypokaliämie kommen kann, sollte beachtet werden. Bei einer kurzfristigen „Hustentherapie", insbesondere wenn dabei Liquiritiae radix verwendet wird, treten diese mineralocorticoiden Effekte **nicht** auf. Folgerichtig steht auch bei den Nebenwirkungen: „keine bekannt", da sich diese üblicherweise auf den bestimmungsgemäßen Gebrauch beziehen, bei welchem bisher keine derartigen Nebenwirkungen beobachtet werden konnten.[*]

Die Droge **Efeu-Blätter, Hederae helicis folium** (Stammpflanze: Hedera helix LINNÉ), die ebenfalls bereits monographiert ist, eignet sich als selbst angefertigte Teezubereitung in der Kinderheilkunde weniger, da zum einen die mittlere Tagesdosis von nur 0,3 g Droge leicht überschritten wird und zum anderen in Teezubereitungen wechselnde Saponingemische (z. B. Bisdesmoside B und C oder Monodesmoside α- und β-Hederin) vorliegen. In der Pädiatrie gut bewährt hat sich dagegen die Anwendung eines **standardisierten Efeublätterextraktes**. Der Extrakt ist auf eine genaue spasmolytische Aktivität (1 g Extrakt entspricht 10 mg Papaverin) eingestellt und lässt sich außerdem in Form der Tropfen gut dosieren (= Prospan®). Seit 1995 wird neben der biologischen, sehr sinnvollen, Standardisierung auch noch eine phytochemische auf Saponine vorgenommen. Mehrere klinische Studien unterstreichen nicht nur die Wirksamkeit, sondern attestieren den Prospan-Zubereitungen auch eine sehr niedrige Nebenwirkungsrate. Die **Prospan®**-Darreichungsformen (Kindersaft, Zäpfchen, Tropfen, Tabletten und Brausetabletten) sind mit Abstand die am besten untersuchten (experimentell, analytisch, klinisch) **Efeublätterpräparate** des Marktes. Es existieren u. a. AWBs bei Kindern unter 12 Jahren!

---

[*] Unter bestimmungsgemäßen Gebrauch versteht man in der Kinderheilkunde die tägliche Einnahme von nicht mehr als 1,5 g Succus Liquiritiae für einen Zeitraum von nicht länger als 6 Wochen.

Auch von **Primelblüten und -wurzeln, Primulae flos und Primulae radix** (Stammpflanzen: Primula veris LINNÉ und/oder Primula elatior HILL, L.) gibt es spezielle Empfehlungen für die Anwendung in der Pädiatrie. Laut Monographien besitzen beide Drogen die gleichen Wirkungen (sekretolytisch und expektorierend), auch die gleichen Anwendungsgebiete werden genannt. Dennoch gibt es wissenschaftliches Erkenntnismaterial, wonach die Schlüsselblumenblüten für die Anwendung in der Kinderheilkunde gegenüber den Wurzeln *geeigneter* sind. Dies lässt sich auch phytochemisch anhand des geringeren Saponingehaltes sowie aufgrund der besseren organoleptischen Eigenschaften (gelbe Farbe und besserer Geschmack des Schlüsselblumentees) erklären. Gibt der Apotheker neben der Beratung auch eine ordentliche Qualität von Primulae flos (Blüten mit Kelchen; nur diese enthalten Saponine) ab, dann erfüllt er in zweifacher Hinsicht seinen „Part" innerhalb einer naturwissenschaftlich orientierten Phytotherapiestrategie.

Die mittlere Tagesdosis für Schlüsselblumenblüten ist für Erwachsene bzw. Kinder über 12 Jahre 3 g Droge, für die Primelwurzel dagegen nur 1 g Droge bzw. 1,5–3,0 g Primelwurzeltinktur oder 2,5 bis 7,5 g Primelblütentinktur. Für Kinder von 4–12 Jahren sollen 2 g Blüten bzw. 1 g Wurzeln verwendet werden. Für Kinder unter 4 Jahre soll die Tagesdosis der Blüten bei etwa 1,3 g (= 1 Teelöffel voll) und der Wurzeln bei 0,6 g (= ½ Teelöffel voll) liegen.

Die Kombination von Primelwurzel- mit Thymian-Krautauszügen, z. B. bei Bronchium® Elixier S, besitzt nicht nur einen dualen Wirkmechanismus, sondern schmeckt auch Kindern.

Eine für die Pädiatrie äußerst interessante Arzneipflanze ist Pelargonium sidoides, die afrikanische **Umckaloabo-Wurzel**, die zwischenzeitlich bereits kultiviert wird. Alkoholische Auszüge der Wurzel können aufgrund mehrerer experimenteller und klinischer Studien erfolgreich eingesetzt werden:

bei **Bronchitis, Sinusitis** und **Tonsillitis**, insbesondere weil dazu klinische Studien auch bei **Kindern** existieren.

Klinischen Studien mit Umckaloabo®-Tropfen (ISO-Arzneimittel) zeigen 1. eine erstaunlich gute Akutwirkung, 2. eine Verhinderung chronischer Verläufe, 3. keine Resistenzwirkung und 4. eine ausgezeichnete Verträglichkeit, auch bei Kindern [119, 133].

Umckaloabo® löst zähen Schleim, hemmt die Bakterienvermehrung, verhindert das Festsetzen von Viren an den Schleimhautzellen und stimuliert das Immunsystem.

Vollständigkeitshalber erfolgt noch die Besprechung einer **Alkaloiddroge**. Für die **Brechwurzel, Ipecacuanhae radix** (Stammpflanzen: Cephaelis ipecacuanha [Brot.] RICH, A. und/oder Cephaelis acuminata KARSTEN) existiert für die Indikation „Husten" keine Monographie. Die Monographie der Kommission E weist als Anwendungsgebiet „Als Emetikum" aus. Die Pharmakodynamik ist eine andere als bei den oben besprochenen Saponindrogen; dennoch ist die Indikation beim Husten in etwa die gleiche. Auszüge aus Ipecacuanhawurzeln wirken stark sekretolytisch [46], wobei allerdings sehr sorgfältig auf die Dosierung geachtet werden muss, da höhere Dosen innerhalb kurzer Zeit zum Erbrechen führen. Diese emetische Wirkung ist auf die starke lokale Reizung der Magenschleimhaut zurückzuführen. Dies bedeutet, dass in der Kinderheilkunde niemals Teezubereitungen aus der Ipecacuanhawurzel angewendet werden dürfen! Geeignet, bei exakter Einhaltung der Dosierung und nur bei ärztlicher Verordnung, wäre nur die **Ipecacuanhae tinctura** DAB, die erstens auf einen bestimmten Alkaloidgehalt (mindestens 0,19 % und höchstens 0,21 % Alkaloide) eingestellt ist und zweitens gut dosiert werden kann. Je nach dem Alter der Kinder werden als Einzeldosis 10 bis 30 Tropfen Ipecacuanhatinktur zusammen mit Milch oder Tee gegeben. Höhere Dosen an Ipecacuanhae tinctura (d. h. Alkaloidgehalt über 2 mg pro Einzeldosis) sind ein sehr nützliches „Brechmittel" bei Vergiftungen. Näheres darüber wird später beschrieben (S. 80ff., Kapitel 3.7).

Früher häufig verordnet, jetzt in Vergessenheit geraten, ist die Rezeptur des **„Aromatisierten Brechwurzelsirups":**

Ipecacuanhae tinctura DAB mit eingestelltem Alkaloidgehalt	10,0 g
Aurantii tinctura oder Aromatica tinctura	1,0 g
Sirupus simplex	ad 100,0 g

Dosierung: Ab dem 2. Lebensjahr bis 3 × täglich 1 Teelöffel. Die Einzeldosis von 1 Teelöffel darf auf keinen Fall überschritten werden! (Siehe dazu auch Kapitel 3.7.)

3.1.4 Keuchhusten

Bei der Besprechung der therapeutischen Maßnahmen beim **Keuchhusten** sei vorab daran erinnert, dass es sich bei **Pertussis** um eine akute Infektionskrankheit der Atemorgane handelt. Der Keuchhusten zählt zu den gefährlichsten Atemwegserkrankungen im frühen Säuglingsalter. Typisch sind schwere und wiederholte Hustenanfälle. Der Erreger, Bordetella pertussis, kann durch ein Toxin Nekrosen und Ulzerationen im Bronchialtrakt verursachen, wodurch es im Stadium convulsivum zu den bekannten Keuchhustenattacken kommt. Nach Angaben von Prof. Stehr, Universitäts-Kinderklinik Erlangen, erkrankten zwischen 1998 und 2000 in der Bundesrepublik Deutschland etwa hunderttausend Kinder pro Jahr an Keuchhusten. Dank neu entwickelter besserer Impfstoffe wurden 2004 nur mehr rund 200 Pertussis-Fälle gemeldet.

Phytopharmaka vermögen als nützliche *Begleitmaßnahme* lediglich die krampfartigen Hustenanfälle zu mindern und sie können dafür sorgen, dass es zu keinem Stau des zähen, glasig klaren Schleimes kommt. Eine kausale Therapie ist mit Phytopharmaka nicht möglich (!). Nach gültiger Lehrmeinung muss Pertussis wegen seiner Infektiosität ausreichend lang und ausreichend dosiert mit Antibiotika behandelt werden, und zwar in jedem Stadium, auch wenn im Stadium convulsivum die klinischen Symptome durch Antibiotika kaum beeinflusst werden können. Es ist kein sachlicher Widerspruch zur Lehrmeinung, wenn mit Phytopharmaka eine *unterstützende* Therapiestrategie verfolgt wird. Eine generelle Ablehnung pflanzlicher Adjuvanzien ist eine reine dogmatische Haltung, die dem an Keuchhusten erkrankten Kinde wenig hilft.

Als Drogen für die Begleitmaßnahmen sind zu nennen:

Efeublätter, Hederae helicis folium, die allerdings unbedingt in Form eines standardisierten Extraktes angewendet werden müssen. In der täglichen Praxis bewährt haben sich insbesondere die Prospan®-Suppositorien und der alkoholfreie Prospan®-Kindersaft, auch wenn die Indikation „Zur adjuvanten Therapie bei Keuchhusten" nach Meinung des BfArM nicht ausreichend belegt ist und daher als Anwendungsgebiet in der Nachzulassung nicht erscheint. Viele Pädiater sind hierzu anderer Meinung.

Die zweite „Keuchhusten-Droge" ist **Sonnentaukraut, Droserae herba** (Stammpflanzen: Drosera rotundifolia Linné, Drosera ramentacea Burch ex Harv. et Sond., Drosera longifolia Linné und Drosera intermedia Hayne) [134]. Die Aufzählung mehrerer Stammpflanzen entspricht der Situation auf dem Drogenmarkt, da schon seit Jahren die ursprüngliche Stammpflanze, Drosera rotundifolia, aus Gründen des Naturschutzes zur Gewinnung des Sonnentaukrautes nicht mehr zur Verfügung steht. Eine vergleichende Untersuchung der genannten Droserarten ergab in den Hauptinhaltsstoffen (u. a. in den Naphthochinonderivaten) eine Gleichwertigkeit [48]. Die Monographie der Kommission E nennt als Anwendungsgebiete: „Bei Krampf- und Reizhusten" und führt unter Wirkungen auf: „bronchospasmolytisch, antitussiv". Alkoholische Auszüge sind wirksamer, insbesondere wenn sie als standardisierte Fluidextrakte in Kombinationspräparaten mit wenigen Kombinationspartnern verarbeitet werden. Die Fertigarzneimittel Pertussin® und Thymipin® bzw. Thymipin® forte Tropfen waren altbewährte Kombinationsmittel zur adjuvanten Therapie bei Pertussis sowie bei chronischen Katarrhen des Kehlkopfs. Bemerkenswert ist, dass der Internist Prof. Dr. med. Ernst *Fischer*, Straßburg, bereits im Jahre 1898 (!) über Therapieerfolge mit Pertussin-Sirup berichtet [49]. Es ist sehr zu bedauern, dass beide Arzneimittel wegen Beschaffungsschwierigkeiten von Sonnentaukraut als Kombinationsarzneimittel nicht mehr im Verkehr sind und zu Thymian-Monopräparaten umgewandelt wurden. Das Sonnentaukraut ist zu einer „Drogen-Rarität" und damit sehr teuer geworden.

Bei beiden Fertigarzneimitteln war der wichtigste Kombinationspartner **Thymian, Thymi herba** (Stammpflanzen: Thymus vulgaris und Thymus zygis Linné) und ist in den neuen zurzeit im Verkehr befindlichen Präparaten nunmehr der einzige Bestandteil. Die Monographie der Kommission E nennt als Anwendungsgebiete: „Symptome der Bronchitis und des **Keuchhustens**, Katarrhe der oberen Luftwege". Als Wirkungen sind aufgeführt: „bronchospasmolytisch, expektorierend, antibakteriell". Während bei Katarrhen der oberen Luftwege eine Thymian-Teezubereitung (ab 1 Jahr 1–2 g Droge mit ca. 150 ml kochendem Wasser übergießen und rund 10 Minuten ziehen lassen), mehrmals täglich getrunken, ausreichen dürfte, ist zur adjuvanten Behandlung von Pertussis ein alkoholischer Auszug, am besten als Thymi extractum fluidum DAB 1996, notwendig, Alkoholische Extrakte enthalten in der Regel ausreichende Mengen an ätherischem Öl, darunter die isomeren Monoterpene Thymol und Carvacrol. Thymol ist mit dem Phenolkoeffizienten 20 ein gut desinfizierender Naturstoff. Dementsprechend führt das ätherische Thymianöl in puncto antibakterielle Wirkung die Liste der ätherischen Öle an [36]. Der Gehalt an Thymol ist also ein wichtiger Qualitätsparameter für Fertigarzneimittel bzw. für Thymianzubereitungen ganz allgemein. Die Dosierung des Thymian-Fluidextrakt soll für Kinder von 1–4 Jahre nicht mehr als 40 gtt. (= ca. 0,7 g) und für Kinder über 4 Jahre ca. 65 Tropfen (= ca. 1,2 g) als mittlere Tagesdosis betragen.

Der *„Thymian-Geschmack"*, den Kinder im Allgemeinen lieben, ist ein weiterer Grund für die Plausibilität des Kombinationspartners Thymian. Hustensäfte, die nach Thymian riechen und schmecken, werden auch von Kleinkindern sehr gerne eingenommen, z. B. Bronchium® Elixier S.

Eine fixe Kombination aus Sonnentaukraut und Thymiankraut wird auch von der Kommission E gutgeheißen (Banz Nr. 67 vom 4. 4. 1992).

Abschließend wird noch die Rezeptur einer **sinnvollen Teekombination** zur Therapie der Symptome von Krampf- und Keuchhusten vorgeschlagen:

Thymi herba conc.	40,0 g
Droserae herba conc.	40,0 g
Anisi fructus tot.	15,0 g
Verbasci flos conc.	5,0 g

Dosierung: Mehrmals 1 Tasse Tee trinken, zubereitet aus 1 Esslöffel Teemischung als Aufguss mit jeweils 150 ml kochendem Wasser.

Das häufig in Apotheken nicht vorrätige Sonnentaukraut kann besorgt werden!

Eine bewährte Liquidum-Rezeptur lautet wie folgt:

Recipe:

Tinctura Droserae bzw. HAB-Drosera-Urtinktur	5,0 g
Extractum Thymi fluidum	ad 20,0 g

Dosierung: Mehrmals täglich 20 bis 30 Tropfen in Milch einnehmen.

Angefügt sei noch, dass Sonnentaukraut, Efeublätter und Thymian-Zubereitungen auch indiziert sind bei Bronchitis und insbesondere bei trockenem Reizhusten.

3.1.5 Rhinitis

Zum Abschluss des Kapitels „Erkrankungen des Respirationstraktes" sei nur ganz kurz an die Behandlung der **Rhinitis** mithilfe der so genannten „Aromatherapie" erinnert. Die Ausführungen dazu sind im Kapitel 2.9 auf den Seiten 26–29 nachzulesen. Die Behandlung ist zwar nur symptomatisch, aber sie trägt sehr wesentlich dazu bei, den Krankheitsverlauf zu verkürzen und insbesondere aufgrund der antibakteriellen Wirkung der genannten ätherischen Öle eine bakterielle Superinfektion zu verhindern. Besonders erinnert sei an das leicht auszuführende *„Schnüffeln"* von wenigen Tropfen Pfefferminz- oder Minzöl, das dabei lediglich auf ein Taschentuch aufgeträufelt wird.

Die erste und wohl sinnvollste Therapiestrategie ist die Anwendung eines Nasensprays, bestehend aus isotonischem Meerwasser (entspricht einer 0,9%igen Natriumchlorid-Lsg.) zusammen mit Kamillenblüten-Fluidextrakt (= Kamillosan® Ocean Nasenspray). Säuglinge und Kinder unter 2 Jahren mehrmals tägl. 1 Sprühstoß in jedes Nasenloch. Kinder über 2 Jahren mehrmals tägl. 1–2 Sprühstöße Kamillosan® Ocean Nasenspray in jedes Nasenloch.

3.1.6 Sinusitis

Auch die **akute Sinusitis**, häufig die Folge einer nicht ausgeheilten oder falsch therapierten akuten Rhinitis, kann nach erfolgter Differenzialdiagnose der nasalen Symptome erfolgreich mittels Inhalation antibakteriell und antiphlogistisch wirksamer ätherischer Öle behandelt werden. Dabei steht das „Kamillen-Dampfbad" an erster Stelle. Bei der Durchführung ist darauf zu achten, dass genügende Mengen an ätherischem Kamillenöl in der Dampfphase vorhanden sind, was durch die Verwendung von 10 bis 20 ml eines standardisierten alkoholischen Kamillen-Fertigarzneimittels gewährleistet wird. Bei der

Sinusitistherapie ist ganz besonders auf die Durchführung einer „richtigen" Inhalation (siehe dazu S. 28ff.) zu achten!

Die Kamillen-Dampfinhalation oder die Inhalation von aufgeschnittenen Gelomyrtol®-Kapseln sollte durch andere Naturheilverfahren, wie ansteigendes Fußbad [123], Nasenspülung und Anwendung von Sekretolytika ergänzt werden.

Damit eine chronische Sinusitis nicht „verschleppt" wird, sollte unbedingt daran gedacht werden, dass mittels exakter Diagnose festgestellt werden muss, ob eventuell ein operativer Eingriff notwendig ist [27]. Eine 3 × tägliche Nasenspülung mit folgender Lösung kann auch bei Schulkindern und Jugendlichen durchgeführt werden:

Tinctura Calendulae (Urtinktur)	20,0 g
Tinctura Echinaceae (Urtinktur)	1,0 g
Physiologische Kochsalzlösung	ad 100,0 g

Da die **chronische** Sinusitis meist Ausdruck rezidivierender Infekte ist [70], darf sie nicht im Rahmen einer Selbstmedikation behandelt werden! Die Therapie hat die kausalen Faktoren zu berücksichtigen, wobei neben abschwellenden Tropfen meist eine Antibiotika-Therapie notwendig sein wird. Bewährt hat sich allerdings die gleichzeitige Gabe eines *pflanzlichen Sekretolytikums* (z. B. Sinupret®-Tropfen oder Dragees).

Von den Präparaten Sinupret®-Dragees und Sinupret®-Tropfen liegen Anwendungsbeobachtungen (noninterventional studies) *an 3109 Kindern im Alter von 2 bis 12 Jahren* in 967 ärztlichen Praxen vor. Die typischen Beschwerden, wie verstopfte Nase, behinderte Nasenatmung und Gesichts- bzw. Kopfschmerzen sowie Heiserkeit und Husten wurden sowohl bei der akuten als auch bei der chronischen Rhinosinusitis deutlich innerhalb von 6 bzw. 12 Tagen gebessert. Auffallend war die starke Viskositätssenkung des Nasen-Rachensekretes.

3.1.7 Fertigarzneimittel

a) **Bei Katarrhen** der oberen Luftwege:
Isla-Moos®-Pastillen, Isla-Mint-Pastillen, Salviathymol®-Liquidum, Dr. med. Otto Greither Spitzwegerichsaft, Denosol® Erkältungs-Spray

b) **Bei Husten:**
Bronchicum® Elixier S (Kinderdosierung mittels AWB bestimmt), Bronchipret®-Saft für Kinder (Kinderdosierung mittels klinischer Prüfung ermittelt), Sirupus Althaeae DAB 6, Liquiritiae extractum fluidum DAB, Succus Liquiritiae depuratus DAB 6, Biotuss®-Hustensaft für Kinder, Capval®-Saft und Dragees (= Noscapinpräparat!), Phytohustil® Hustenreizstiller Sirup, Eucabal®-Hustensaft, Eupatal®-Tropfen und -Sirup, Hustagil®-Hustensaft, Makatussin®-Tropfen und -Saft, Melrosum®-Sirup N, Phytobronchin® Saft S (Kinderdosierung in einer klinischen Prüfung ermittelt), Pertussin®-Hustensaft, Prospan®-Tropfen, -Kindersaft und -Zäpfchen, Thymipin®-Hustensaft, Umckaloabo®-Tropfen (ISO-Arzneimittel, Kinderdosierung mittels klinischer Prüfung ermittelt), Tussiflorin®-Thymian-Saft (Kinderdosierung mittels Anwendungsbeobachtung an 91 Kindern 2004 ermittelt).

Phytopharmaka zur inneren Anwendung in der Kinderheilkunde

> **Bei Keuchhusten:**
> Drosithym®-N Bürger Lösung und Saft, Hustagil®-Thymiantropfen forte, Prospan®-Tropfen, Kindersaft (Kinderdosierung mittels klinischer Prüfung ermittelt) und -Zäpfchen, Pertussin®-Hustentropfen, Thymipin® N-Hustensaft, -Tropfen und -Zäpfchen
> c) **Bei Rhinitis:**
> Babiforton Inhalat, Liniplant®-Inhalat, Pumilen®N Nasentropfen und Inhalat, Denosol®-Erkältungs-Spray, Emser-Salz-Salbe, Kamillosan®-Ocean Nasenspray
> d) **Bei Sinusitis:**
> Gelomyrtol® forte Kapseln, Kamillosan®-Konzentrat Lösung, Sinupret®-Tropfen und Dragees, Sinuforton Kapseln und -Tropfen, Oleum Thymi DAB 6 zum Inhalieren bzw. Thymi aetheroleum Pharm. Eur.

3.2 Erkältungskrankheiten

(Ohne Besprechung von Rhinitis, Katarrhen der Luftwege, Husten, etc., siehe die Seiten 26–42, Kapitel 2.9 und 3.1)

Die Phytotherapie kann bei „leichten Erkältungen" (banalen Infekten) neben *physikalischen* (z. B. kühlende Wadenwickel oder ansteigende Bäder bei Fieber) und *diätetischen* (z. B. leichte Kost, die den Kindern auch noch schmeckt) Maßnahmen eine ergänzende und oft sehr nützliche Therapiestrategie sein. Bei der **Selbstmedikation** bzw. bei der Betreuung der erkrankten Kinder ohne Konsultation eines Arztes ist streng darauf zu achten, dass bei einem **protrahierten Verlauf** der Krankheit eine ärztliche Differenzialdiagnose gestellt werden muss. Vor allem müssen eine „echte" Grippe (Influenza), auch wenn sie bei Kindern und Jugendlichen weniger häufig vorkommt als bei Erwachsenen, eine Mononucleosis infectiosa oder bakterielle Infektionen (z. B. Streptokokken-Tonsillopharyngitis, Haemophilus influenzae u. a.) und Pseudovirus-Infektionen (z. B. durch Psittacosis, Mycoplasma pneumoniae u. a.) ausgeschlossen werden. Es muss ferner daran erinnert werden, dass die im Folgenden genannten Phytopharmaka keinen Einfluss auf die Rhinoviren (RNA-Viren aus der Familie der Picornaviridae) oder Coronaviren (RNA-Viren aus der Familie der Coronaviridae) besitzen. Die bisher beobachteten virostatischen Wirkungen von Naturstoffen oder Pflanzenextrakten, beziehen sich in erster Linie nur auf Herpes-Viren. Eigene experimentelle Studien mit Propolisauszügen bzw. mit einzelnen Propolisinhaltsstoffen zeigten virostatische Effekte [112].

Der phytotherapeutische Ansatz liegt in einer Besserung bzw. Linderung der **Allgemeinsymptome** wie:

- Beeinträchtigung des Allgemeinzustandes (Appetitmangel, Unwohlsein),
- Glieder- und Muskelschmerzen,

Erkältungskrankheiten

- Kopfschmerzen,
- Entzündungserscheinungen der Luftwege,
- Fieber.

Bei einer **sachgemäßen Beratung** sollte zunächst auf die **nichtmedikamentösen Grundmaßnahmen** aufmerksam gemacht werden [123, 124].

- Bettruhe,
- reichlich warme Flüssigkeit, am besten in Form von „Früchtetees" oder warmen Säften (beispielsweise Holundersaft oder Heidelbeersaft bzw. die volksmedizinische sog. Holundersuppe),
- kühle Hals- und Wadenwickel bei Fieber,
- Bäder mit ansteigender Temperatur und mit Zusatz ätherischer Öle [113].
- keine trockene Luft im Krankenzimmer (Verdampfen von Wasser) etc.

3.2.1 Fiebersenkende Phytopharmaka

Fieber ist keine Krankheit, sondern ein Symptom. Manche Kinder fiebern bei leichten Infekten schon hoch, andere selbst bei schweren Erkrankungen nur mäßig. Die erste Maßnahme ist Schonung, Entspannung und ruhige Beschäftigung. Die zweite Maßnahme sind kühlende **Wadenwickel** – bei Babys unter 6 Monaten **Pulswickel** – sowie **Ganzkörperwaschungen** [123, 124] und als dritte Maßnahme kommt viel Trinken heißer Fruchtsäfte (z. B. Holundersaft) und von Medizinal-Kräutertees, die im Folgenden besprochen werden, infrage.

Als **fiebersenkende** Phytopharmaka sind zu nennen: **Weidenrinde, Salicis cortex** (Stammpflanzen: Salix alba LINNÉ, Salix purpurea LINNÉ und Salix fragilis LINNÉ mit einem Mindestgehalt von 1 % Gesamtsalicin. Die Monographie der Kommission E nennt als Anwendungsgebiete: „Fieberhafte Erkrankungen, rheumatische Beschwerden, Kopfschmerzen" und als Wirkungen: „antipyretisch, antiphlogistisch, analgetisch wirksam". Als mittlere Tagesdosis wird von der Kommission E eine Einnahme von 60 bis 120 mg Gesamtsalicin gefordert; dies entspricht 6 bis 12 g Droge für einen Erwachsenen. Für die Kinderheilkunde gilt als Dosis von 1–4 Jahre 10 mg Gesamtsalicin pro Tag und ab 4 Jahre 15–20 mg Gesamtsalicin. Aufgrund des Geschmackes, der nicht selten bei Kindern abgelehnt wird, empfiehlt sich in der Pädiatrie weniger ein reiner Weidenrindentee. Gerne getrunken werden dagegen **Weidenrinden-Teekombinationen**. Die Monographie der Kommission E gibt ausdrücklich den folgenden Hinweis: „Kombinationen mit schweißtreibenden Drogen können sinnvoll sein."

Ein sinnvoller **„Grippe-Tee"** für Kinder sieht wie folgt aus:

Salicis cortex conc. 30,0 g
Wirkung: antipyretisch
Tiliae flos conc. 40,0 g
Wirkung: diaphoretisch
Spiraeae flos conc. 10,0 g
Wirkung: antipyretisch, diaphoretisch

Matricariae flos tot. 10,0 g
Wirkung: antiphlogistisch, spasmolytisch
Aurantii pericarpium conc. 10,0 g
Wirkung: appetitanregend, Geschmackskorrigens
Dosierung: 3- bis 4-mal tägl. 1 Tasse trinken, hergestellt aus einem Esslöffel Teemischung als Aufguss, dabei etwa 10 Minuten lang ziehen lassen.
Geeignet sind auch Fertigarzneimittel (siehe S. 49ff.) auf der Basis standardisierter Weidenrindenextrakte, da hiermit die exakte Dosis an Salicinderivaten eingehalten werden kann.
Zwei weitere **fiebersenkende** Drogen sind **Mädesüßblüten und -kraut** (Spiraeae flos und Spiraeae herba) Stammpflanze: Filipendula ulmaria Maximowicz, L.). Arzneilich höher einzuschätzen sind die Mädesüßblüten, die zudem auch noch recht angenehm riechen und schmecken. Die Monographie der Kommission E nennt als Anwendungsgebiet: „Erkältungskrankheiten" und fordert von den Mädesüßblüten eine mittlere Tagesdosis von 2–3 g sowie vom Mädesüßkraut 4–6 g zur Zubereitung eines Teeaufgusses. Für eine Teezubereitung als Aufguss verwendet man in der Kinderheilkunde ab 1 Jahr pro Tasse 1 knapp bemessenen Teelöffel (ca. 1,0 g) voll Mädesüßblüten oder 1 vollen Teelöffel (ca. 1,8 g) Mädesüßkraut, bis 3-mal täglich.
Die schweißtreibenden Drogen führen zu einer „indirekten" Fiebersenkung.

3.2.2 Diaphoretisch wirksame Drogen

Von den **diaphoretisch** wirksamen Drogen sind von Bedeutung: **Lindenblüten**, Tilia flos und **Holunderblüten**, Sambuci flos. Insbesondere von **Lindenblüten** (Stammpflanzen: Tilia cordata Miller und Tilia platyphyllos Scopoli) liegen neuere klinische und experimentelle Arbeiten zur Wirksamkeit und Wirkung vor [50]. Vor Abschluss der klinischen Studie hatte die Kommission E bereits folgende Anwendungsbereiche verabschiedet: „Unterstützende Behandlung bei Erkältungskrankheiten, Reizerscheinungen im Mund- und Rachenraum und damit verbundener trockener Reizhusten!" Von Kindern gerne getrunken wird eine Mischung aus:
Tiliae flos conc. 80,0 g
Menthae piperitae folium conc. 20,0 g
Dosierung: Mehrmals täglich 1 Tasse möglichst heißen Tee trinken, hergestellt aus 1 Teelöffel voll Teemischung als Aufguss, 10 Minuten bedeckt ziehen lassen. Lindenblütentee kann ab dem 9. Monat verabreicht werden. Klinische Beobachtungsstudien liegen dazu natürlich nicht vor, da Lindenblütentee seit Generationen verabreicht wird und Nebenwirkungen nicht bekannt geworden sind. In den USA wird eine Mischung aus Lindenblüten und Pfefferminzblättern (– meist 1:1 –) als *„Haustee"* genossen.
Besonders sei auf die Möglichkeit von **Lindenblütenverfälschungen** hingewiesen. Die Blüten von Tilia tomentosa Moench (syn. Tilia argentea DC. = Silberlinde) und Tilia × euchlora Koch C. zählen zu den häufigsten (!) Drogenverfälschungen, die auf dem Drogenmarkt anzutreffen sind [51]. Beide Arten werden gerne als Zierbäume gepflanzt und sind häufig als Alleebäume anzutreffen. Die Hoch- und Laubblätter der Silberlinde sind

im Unterschied zu denjenigen der Sommer- bzw. Winterlinde stark behaart. Die Drogenverfälschung ist somit an der Behaarung der Hochblätter (das Hochblatt ist Bestandteil des Blütenstandes und somit ein Teil der Droge) zu erkennen sowie an dem unangenehmen und widerlichen Geruch und Geschmack des wässrigen Auszuges.

Bei den **Holunderblüten**, Sambuci flos (Stammpflanze: Sambucus nigra Linné) nennt die Monographie der Kommission E als Anwendungsgebiet: „Erkältungskrankheiten" sowie unter Wirkungen: „**schweißtreibend**; vermehrt die Bronchialsekretion". Die in der Monographie ausgewiesene mittlere Tagesdosis von 10–15 g Droge für Erwachsene erscheint zu hoch. In der Kinderheilkunde wird eine Tagesdosis von maximal 3 Teelöffeln für Kinder von 1–4 Jahre und über 4 Jahre 3 Esslöffel Holunderblüten als Aufguss empfohlen.

Abschließend soll ein **Species diaphoreticae, speziell für Kinder**, weil wohlschmeckend, vorgeschlagen werden:

Tiliae flos conc.	70,0 g
Spiraeae flos conc.	10,0 g
Menthae piperitae folium conc.	15,0 g
Aurantii pericarpium conc.	5,0 g

Dosierung: Vor der „Schwitzkur" wird 1 Tasse möglichst heiß getrunken. Zur Aufbereitung wird 1 Teelöffel (1–4 Jahre) bzw. 1 Esslöffel (über 4 Jahre) Teemischung mit 150 ml kochendem Wasser überbrüht und 10 Minuten lang ziehen gelassen.

Zur Besserung des beeinträchtigten Allgemeinzustandes während Erkältungskrankheiten, meist verbunden mit **Appetitlosigkeit** und **Unwohlsein**, sollte die phytotherapeutische Maßnahme einen vorrangigen Stellenwert besitzen. Wichtig ist, dass **gleich zu Beginn** der Erkältungskrankheit der Allgemeinzustand gebessert wird!

3.2.3 Appetitanregende Phytopharmaka

Dem Wunsch vieler Eltern, dem Kind etwas zur Steigerung des Appetits zu verabreichen, wird man nach sauberer Diagnose selten nachkommen müssen. Appetitmangel ist meist ein Begleitsymptom von Erkrankungen (wie akuter Infekt, Mutter-Kind-Interaktionsstörungen, Allergie u. a.) deren Behandlung im Vordergrund stehen muss.

Als **appetitanregende Phytopharmaka** sind aus der langen Liste (siehe Tabellen 1 und 2) der möglichen Drogen, die von der Kommission E mit den Anwendungsgebieten: „Appetitlosigkeit und Dyspepsie" verabschiedet worden sind, für die Kinderheilkunde in erster Linie die **Amara-Aromatica** zu nennen. Es sind dies: Wermutkraut (Absinthii herba) in geringer Dosierung, Orangenschalen (Auranti pericarpium), Salbeiblätter (Salviae folium), und ganz besonders geeignet zur Anwendung in der Pädiatrie sind Kalmuswurzel (Calami rhizoma) und Kondurangorinde (Condurango cortex). Die genannten Drogen werden im folgenden Kapitel (S. 46 und 47) näher besprochen.

Als apothekenübliche Zubereitungen sind zu empfehlen (auch im Hinblick darauf, dass die individuelle ärztliche Rezeptur wieder mehr an Bedeutung erlangt bzw. erlangen sollte):

Phytopharmaka zur inneren Anwendung in der Kinderheilkunde

Tab. 1: Drogenmonographien der Kommission E mit den Anwendungsgebieten: Appetitlosigkeit, Dyspepsie bzw. dyspeptische Beschwerden (die unterstrichenen Drogen sind in der Kinderheilkunde besonders geeignet).

Amara	Centaurii herba, Cichorii herba, Cichorii radix, Cnici benedicti herba, Condurango cortex, Cynariae folium, Gentianae radix, Harpagophyi radix, Taraxaci radix cum herba, Taraxaci herba
Aromatica	Anethi fructus, Anisi fructus, Anisi stellati fructus, Cardamomi fructus, Coriandri fructus, Curcumae longae rhizoma, Curcumae xanthorrhizae rhizoma, Foeniculi fructus, Galangae rhizoma, Juniperi fructus, Zingiberis rhizoma
Amara Aromatica	Absinthii herba, Aurantii pericarpium, Salviae folium
Flüchtige schwefelhaltige Verbindungen	Allii cepae bulbus, Raphani sativi radix
Flavonoide	Cardui mariae fructus, Helichrysi flos, Blütenpollen

Aurantii tinctura	DAB

Dosis: Vor dem Essen 30–40 Tropfen

Cinchonae tinctura composita	DAB

Dosis: Vor dem Essen 20–30 Tropfen

Tinctura aromatica	DAB 6

Dosis: Vor dem Essen 30–40 Tropfen

Tinctura calami	DAB 6

Dosis: Vor dem Essen 30–40 Tropfen

Vinum chinae	DAB 6

Dosis: Vor dem Essen 1 Esslöffel in Fruchtsaft ab dem 12. Lebensjahr

Vinum condurango	DAB 6

Dosis: Vor dem Essen 1 Esslöffel in Fruchtsaft ab dem 12. Lebensjahr

Für alle gilt: Gelöst in Fruchtsaft oder in einem Kräutertee lassen sich diese alkoholischen Auszüge besser einnehmen.

Bei den Medizinalweinen, die etwa 16 Vol.% Alkohol enthalten, ist natürlich auf eine kindgerechte Dosierung zu achten! Dies trifft im Übrigen auch für manche Roboranzien als Fertigarzneimittel zu. Da der Säugling noch keine Alkoholdehydrogenase besitzt, dürfen alkoholische Zubereitungen *innerlich* generell erst ab dem 13. Monat verabreicht werden [114, 117]. Bezüglich alkoholischer Zubereitungen für Kinder siehe Näheres dazu Seite 7ff., Kapitel 1.7.

Tab. 2: Drogenmonographien der Kommission E mit anderen Anwendungsgebieten als Appetitlosigkeit und dyspeptischen Beschwerden.

Dyspeptische Beschwerden, leichte exokrine Pankreasinsuffizienz	Harunganae madagascariensis cortex et folium
Funktionelle Oberbauchbeschwerden (nervöser Reizmagen, Meteorismus)	Lavandulae flos
Als Schleimzubereitung bei Gastritis und Enteritis	Lini semen
Ulcus ventriculi/duodeni	Liquiritiae radix
Gastrointestinale Spasmen und entzündliche Erkrankungen des Gastrointestinaltraktes	Matricariae flos
Funktionelle Magen-Darm-Beschwerden	Melissae folium
Funktionelle Magen-, Darm- und Gallebeschwerden, Meteorismus	Menthae arvensis aetheroleum (= Minzöl)
Krampfartige Beschwerden im oberen Gastrointestinaltrakt und der Gallenwege	Menthae piperitae aetheroleum (= Pfefferminzöl)
Krampfartige Beschwerden im Magen-Darm-Bereich sowie der Gallenblase und -wege	Menthae piperitae folium
Als Gerbstoffdroge bei Magen- und Darm-Katarrhen in geringer Dosierung	Rhei radix
Dyspeptische Beschwerden, Verhütung der Symptome der Reisekrankheit	Zingiberis rhizoma

3.2.4 Immunmodulatoren, früher Immunstimulanzien

Auch wenn bei infektanfälligen Kindern *physikalische* Therapiemaßnahmen [123, 124] an **erster(!) Stelle** stehen sollten sowie bei mehr als acht Infekten pro Jahr eine immunologische Differenzialdiagnose [123] anzuraten ist, ist es aufgrund experimenteller und klinischer Studien [73] wissenschaftlich vertretbar pflanzliche Immunmodulatoren zu verordnen. Weil Immunstimulanzien sehr häufig von den Eltern gewünscht werden, sollte der Pädiater mehr über den **gezielten** Einsatz dieser Phytopharmaka Bescheid wissen.
Eine von Kinderärzten häufig angewendete Therapiemaßnahme ist daher der Versuch, die **körpereigenen Abwehrkräfte mittels Phytopharmaka zu steigern** bzw. diese zu **normalisieren**. In vielen Fällen kommt es durch Kälteeinwirkung (nasse Füße, nasse Kleidung, keine Kopfbedeckung usw.) zu einer herabgesetzten Immunabwehr des Körpers. Die Therapie mit sog. pflanzlichen Immunstimulanzien [52], neuerdings nennt man diese Stoffgruppe „*Immunmodulatoren*" hat nur einen Sinn, wenn diese bei den **ersten Anzeichen der Erkältung** oder auch prophylaktisch – allerdings nur über einen kurzen Zeitraum – angewendet wird [52]. Zu den am besten untersuchten Drogen [53], auch

wenn der genaue Wirkungsmechanismus auf molekularer Ebene noch nicht ausreichend bekannt ist, zählt das Kraut des **Purpursonnenhutes**, Echinaceae purpureae herba (Stammpflanze: Echinacea purpurea Moench L.) [136]. Die Monographie der Kommission E nennt als Anwendungsgebiete: **„Unterstützende Behandlung rezidivierender Infekte im Bereich der Atemwege und der ableitenden Harnwege"**. Interessant sind die Angaben zu den Wirkungen, die wie folgt lauten: „Beim Menschen und/oder im Tierversuch haben Echinacea-Zubereitungen bei parenteraler und/oder oraler Gabe eine **immunbiologische Wirkung**. Sie steigern u. a. die Zahl der weißen Blutkörperchen und der Milzzellen, aktivieren die Phagozytoseleistung menschlicher Granulozyten und wirken fiebererzeugend." Diese Angaben beziehen sich nur auf die Art Echinacea purpurea, die bis 1994 in relativ wenigen Fertigarzneimitteln (Fertigarzneimittel siehe S. 49) verarbeitet wurde. Zwischen oraler und parenteraler Applikation bestehen deutliche Wirksamkeitsunterschiede.

Die Kommission E konnte sich nicht entschließen, gleiche oder ähnliche Angaben auch für Echinacea angustifolia, der bis 1994 meist verwendeten Echinacea-Art, zu machen. Nach Berichten [54] des Arbeitskreises von Prof. *H. Wagner*/München und auch aufgrund einer jüngsten Doppelblindstudie darf auch Echinacea angustifolia eindeutig zu den pflanzlichen Immunstimulanzien gezählt werden [73]. Echinacea angustifolia war Bestandteil der meisten auf dem Markt befindlichen Immunstimulanzien, von denen zum Teil sehr positive klinische Studien vorliegen. Leider war bei diesen Untersuchungen in den wenigsten Fällen bekannt, ob zur Herstellung des betreffenden klinisch geprüften Fertigarzneimittels tatsächlich Echinacea angustifolia oder Echinacea pallida verwendet worden ist. *Heubl* und *Bauer* [72] berichten ausführlich über die Verwechslung der Echinacea angustifolia-Droge mit Echinacea pallida und neuerdings auch mit Parthenium integrifolium und über die Verfälschung der Echinacea-purpurea-Wurzeln mit denen von Parthenium integrifolium.

Vor dem Hintergrund der vorhandenen klinischen Prüfungen, auch wenn das pharmazeutische Problem nicht eindeutig geklärt ist, und unter Berücksichtigung der experimentellen Ergebnisse des Arbeitskreises Prof. *Wagner*/München [73] kann/muss man den Echinacea-Präparaten eine Wirksamkeit zusprechen, auch wenn eine rationale Therapie nur bedingt möglich ist. Die uns gegenüber geäußerten sehr positiven Erfahrungsberichte mehrerer Pädiater unterstreichen diese Auffassung, selbst wenn es dazu auch andere wissenschaftliche Meinungen gibt [74, 125]. In einer systematischen Übersicht wurden 22 klinische Echinacea-Vergleichsstudien – 19 Studien waren randomisiert und plazebokontrolliert – bezüglich ihrer Wirksamkeit bei Erkältungskrankheiten bewertet. Als erstes Ergebnis stellte die internationale Arbeitsgruppe fest, dass die untersuchten Echinacea-Präparate pharmazeutisch sehr heterogen waren und phytochemisch nicht miteinander verglichen werden konnten. Ein Teil der Studien zeigte eine deutliche Wirksamkeit, in 30 % der Studien zeigte sich kein Unterschied zwischen der Verum- und der Plazebogruppe. Die beste Wirksamkeit wurde bei Presssaftzubereitungen aus dem blühenden Kraut von Echinacea purpurea L. festgestellt [138].

Erkältungskrankheiten

An weiteren immunstimulierenden Arzneipflanzen sind noch zu nennen:
Wasserdost, Eupatorium cannabinum L.
Wasserhanf, Eupatorium perfoliatum L.
Lebensbaum, Thuja occidentalis L.
Kermesbeere, Phytolacca americana L.
Die genannten Pflanzen sind in der Regel in fixen Arzneimittel-Kombinationen enthalten oder werden als **homöopathische Urtinkturen** eingesetzt. Phytochemisch sind homöopathische Urtinkturen durchaus vergleichbar mit allopathischen Tinkturen!

Die eigene Befragung mehrerer Kinderärzte ergab, dass aufgrund nahezu täglicher Erfahrung jeder von „seinem" pflanzlichen Immunstimulans überzeugt war, wobei vier Präparate (Fertigarzneimittel siehe unten) von mehreren Pädiatern ständig verordnet werden, insbesondere weil klinische Studien mit Kindern existieren. Die Befragung ergab aber auch, dass „man" sich kaum Gedanken über die molekularen Wirkungsmechanismen macht. Allgemein einig war man sich allerdings darüber, dass die Verabreichung des Arzneimittels **gleich zu Beginn der Erkrankung**, und dann am besten abends und morgens und nicht länger als 4 Tage bei oraler Gabe erfolgen darf. Die Initialdosis soll bei Kindern über 10 Jahre zwischen 50 und 80 Tropfen liegen. Von 1 bis 10 Jahren hat sich eine Dosierung von 10 bis 30 Tropfen (– je nach Alter –) oder 1–2 Tabletten bis 3-mal täglich bewährt, zumindest für das Fertigarzneimittel Esberitox® N. Zu Esberitox® N liegen die Dosierungsdaten von rund 1000 niedergelassenen Ärzten bei etwa 249 000 Kindern vor [118]. Nach Meinung der meisten befragten Pädiater ist eine *Dauerprophylaxe* nicht zu empfehlen. Bewährt hat sich jedoch eine Intervalltherapie mit mindestens 2-wöchigen Pausen. Diese Therapiestrategie ist auch theoretisch nachvollziehbar, wobei in einer 2003 in JAMA publizierten Meta-Analyse [125] Infekt-**Rezidive** signifikant geringer in der **„Echinacea-Gruppe"** gegenüber der Plazebogruppe waren.

3.2.5 Fertigarzneimittel

a) **Bei Fieber und Gliederschmerzen:**
Assalix®-Dragees, Assplant®-Dragees, Phytodolor® N-Tropfen, Salus Tamanybonsan-Dragees, Salix Bürger® Lösung, Rheumatab Salicis Tabletten, Rheumakaps Kapseln

b) **Pflanzliche Immunstimulanzien:**
Echinacea purpurea forte-Hevert®-Tropfen, Echinacin®-Liquidum, Salus®-Echinacea Tropfen, Echinatruw®-Tropfen, Echinafors-Liquidum, Esberitox® N-Lösung und Tabletten, Resplant®-Lösung, Contramutan®-Tropfen, -Kindersaft und -Kindersuppositorien (Präparat ist aus mehreren homöopathischen Urtinkturen zusammengesetzt), Phytolacca Urtinktur, Pascotox® mono Tropfen und Tabletten (Fluid- bzw. Trockenextrakt aus Echinacea-*pallida*-Wurzeln).
Von den Präparaten Echinacin®-Liquidum, Esberitox®-Lösung und Tabletten sowie von Contramutan® Kindersaft wurde die Kinderdosierung mittels klinischer Studien sauber ermittelt [119].

3.3 Erkrankungen des Magen-Darm-Traktes

Erkrankungen bzw. Beschwerden im Intestinaltrakt kommen im Säuglings-, Kindes- und Jugendlichenalter häufig vor. Ebenso häufig sind rasche therapeutische Maßnahmen vonnöten und daher besitzt die richtige Selbstmedikation bei Magen-Darmerkrankungen einen sehr großen Stellenwert. In erster Linie handelt es sich dabei um folgende Beschwerden:

- Appetitlosigkeit bzw. Appetitstörungen
- „Magenverstimmungen"
- Dyspepsien, verbunden mit Meteorismus und Flatulenz
- akute, kurzfristige Diarrhoen
- chronische Obstipation.

3.3.1 Appetitlosigkeit

Die Tabellen 1 und 2 (siehe S. 46 und 47) zeigen eine Auflistung aller bisher monographierter Drogen mit den Anwendungsgebieten: **„Appetitlosigkeit, Dyspepsie"**. Aus dieser Liste werden im Folgenden nur diejenigen Drogen näher besprochen, die zur Anwendung in der Kinderheilkunde prädestiniert sind. Hinzu kommen noch wenige Drogen, von denen keine Monographien existieren.
Bei Kindern besonders beliebt sind Auszüge aus Pomeranzenschalen, **Aurantii pericarpium** (Stammpflanze: Citrus aurantium LINNÉ, subspecies amara ENGLER). Die Pomeranzenschalen besitzen nur einen Bitterwert von 600, enthalten aber noch 1–2 % ätherisches Öl mit feinem Aroma. Anwenden kann man einen Pomeranzenschalentee, der als Aufguss aus etwa 2 g (1 Teelöffel) Pomeranzenschalen pro Tasse hergestellt wird oder 20 Tropfen Pomeranzenschalen-Tinktur in einer Tasse Pfefferminztee vor jeder Mahlzeit.
Amara-aromatica sollten grundsätzlich in der Pädiatrie den Vorrang besitzen, und dazu zählt auch der **Kalmus, Calami Rhizoma** (Stammpflanze: Acorus calamus L.) Große Wertschätzung erfährt der Kalmus vom Nestor der Phytotherapie, Herrn Prof. Dr. med. R. F. *Weiss*. Er schreibt in seinem Lehrbuch [1] Folgendes: „Kalmus wirkt sehr kräftig tonisch, sekretionsfördernd auf den Magen und besitzt eine bemerkenswerte appetitanregende Wirkung. Besonders gut scheint die **Anorexia nervosa** und die Appetitlosigkeit asthenischer, neuropathischer junger Mädchen auf Kalmus anzusprechen. Bei den **Nabelkoliken** der neuropathischen Kinder und ganz besonders bei der Appetitlosigkeit, besser gesagt **Appetitstörung der Kinder**, tun einige Tropfen Kalmustinktur, regelmäßig vor dem Essen gegeben, nicht selten Wunder. Von den Kindern wird gerne wahrgenommen, dass der Kalmus nicht zu bitter und vor allem gleichzeitig aromatisch schmeckt." Diesem Zitat ist lediglich hinzuzufügen, dass unter keinen Umständen der tetraploide Kalmus indischer oder chinesischer Herkunft angewendet werden darf! Die tetraploide Rasse enthält rund 80 % β-Asaron im ätherischen Öl, welches bei den toxikologischen Prüfungen an Ratten nach der 59. Woche bösartige Tumoren im Zwölffingerdarmbereich verursachte. Die diploide Acorus-calamus-Rasse, die in Nordamerika hei-

misch ist und dort auch gesammelt und neuerdings in Europa kultiviert wird, ist dagegen frei von β-Asaron. Dass Kalmus in den 1980er-Jahren in „Misskredit" kam, beruhte auf dem damaligen phytochemischen Wissensdefizit.

Weitere Drogen, die sich zur Behandlung von Appetitstörungen eignen, sind: **Tausendgüldenkraut, Centaurii herba** (Stammpflanze: Centaurium minus MOENCH), **Artischockenblätter, Cynarae folium** (Stammpflanze: Cynara scolymus LINNÉ) und **Condurangorinde, Condurango cortex** (Stammpflanze: Marsdenia condurango REICHENBACH fil.). Sie sind aufgrund ihres relativ niedrigen Bitterstoffwertes (800–2000) für die Kinderheilkunde geeignet. Die Dosierung beträgt für Kleinst- und Kleinkinder ⅓ der in den Monographien (siehe Anhang) angegebenen Dosen und für Schulkinder etwa die Hälfte. Diese „Faustregel" ist nicht weit entfernt von den exakt berechneten Kinderdosierungen nach der Körperoberfläche bzw. nach dem Körpergewicht.

Als appetitanregendes Phytopharmakon mit gleichzeitiger allgemein kräftigender Wirksamkeit hat die Kommission E **Blütenpollen** anerkannt. Die Wirksamkeit ist insbesondere bei mikronisierten Pollen nachgewiesen (siehe Fertigarzneimittel S. 62ff.).

Eine bewährte Rezepturempfehlung bei Achylie, Anorexie und postinfektiöser „Magenschwäche" sind die „Bitteren Magentropfen" (Amarum tonicum):

Rp. Aurantii tinct. 1.0
    Gentianae tinct. 9,0
    Calami tinct. 10,0

M. D. S. Vor jeder Mahlzeit 10 Tropfen in ½ Glas Wasser, schluckweise trinken. Der Alkoholgehalt kann bei 10 Tropfen „Bitterer Magentinktur" ab einem Alter von 2 Jahren vernachlässigt werden. Weitere Rezeptvorschläge siehe Seite 53ff.

3.3.2 Magenbeschwerden

Magenbeschwerden kommen im „Familienalltag" bei Kindern relativ häufig vor, und in den meisten Fällen – wenn sich nicht ständig wiederholend – können/müssen die „Missbefindlichkeiten" mittels Selbstmedikation behoben werden. Sowohl die Ursachen als auch die Symptome können recht verschieden sein und es sei an dieser Stelle daher nur auf einige wenige relevante hingewiesen. Als Ursache können beispielsweise infrage kommen: Essfehlverhalten (zu viel oder zu schnell gegessen, Aufnahme zu kühler bzw. zu heißer Speisen usw.), verdorbene Speisen, schwer verdauliche Nahrungsmittel, banale Infekte, aber auch psychosomatische Faktoren, wie Schul- und/oder Prüfungsangst. Der so genannte „Reizmagen", eine Magenerkrankung mit rein funktionell bedingten Magenbeschwerden ohne pathologische Befunde [55], die bei Erwachsenen häufig die Ursache der Magenstörungen ist, sollte laut Aussage einiger Pädiater bei Schulkindern nicht unterschätzt werden.

Als **Symptome** wären zu nennen: Schmerzen, meist „wandernd" im Oberbauchbereich, Magenkrämpfe, Völlegefühl, Appetitlosigkeit, Geschmacksabnormität, Übelkeit mit gelegentlichem Erbrechen usw.

Die Therapiestrategie wird sich je nach den Ursachen zwischen **diätetischen** (z. B. Fasten, leichte Kost etc.), psychologischen (z. B. beruhigendes Zusprechen) und **phytothe-**

rapeutischen Maßnahmen bewegen müssen. Von den Phytopharmaka kommen Drogen infrage, die je nach Beschwerden folgende Wirkungen aufweisen sollen:

- spasmolytisch
  (zur Linderung der Magenkrämpfe)
- antiphlogistisch
  (zur Linderung einer Magenschleimhautreizung)
- sekretionsanregend
  (zur Anregung der Speichel- und Magensaftsekretion)
- carminativ
  (zur Beseitigung des Völlegefühls)
- sedativ
  (zur allgemeinen Beruhigung)
- antimikrobiell
  (zur Hemmung von Hefe- und Pilzwachstum).

An vorderster Stelle stehen wirkstoffreiche (!) Zubereitungen (Fertigarzneimittel siehe S. 62) aus **Kamillenblüten, Matricariae flos.** Die Kommission E nennt als innerliche Anwendungsgebiete: „Gastrointestinale Spasmen und entzündliche Erkrankungen des Gastrointestinaltraktes". Bei leichten Beschwerden ist gegen den „Kamillentee", sofern er aus Arzneibuchkamillenblüten (!) hergestellt wird, als altbewährtes Hausmittel nichts einzuwenden. Sollten die Beschwerden, insbesondere die Magenkrämpfe, stärker sein und sich nach dem Trinken von Kamillentee nicht bessern, muss das Kamillenblüten-Infus durch die Zugabe eines alkoholischen Auszuges (Kamillen-Tinktur) verstärkt werden [131]. Ungeeignet sind – bis auf wenige Ausnahmen (Fertigarzneimittel siehe S. 62ff.) – die handelsüblichen Kamillen-Filterbeutel, insbesondere wenn sie außerhalb der Apotheke gekauft werden. Die meist als Lebensmittel vertriebenen Kamillen-Filterbeutel enthalten nämlich keine Kamillenblüten, sondern Kamillen**kraut**, welches nur äußerst geringe Mengen an ätherischem Öl und Flavonoiden enthält.

Die zweite Droge mit Bedeutung für die Kinderheilkunde sind die **Pfefferminzblätter, Menthae piperitae folium** (Stammpflanze: Mentha × piperita LINNÉ). Die Monographie (siehe Anhang) nennt als Anwendungsgebiete: „krampfartige Beschwerden im Magen-Darm-Bereich sowie der Gallenblase und -wege." Von Interesse sind auch die experimentell nachgewiesenen Wirkungen, die in der Monographie wie folgt lauten: „direkte spasmolytische Wirkung an der glatten Muskulatur des Verdauungstraktes, choleretisch und carminativ". Dass nicht unwesentliche Mengen des ätherischen Pfefferminzöles, vor allem die Bestandteile Menthol und Menthon, in den wässrigen Teeauszug mitübergehen, wurde schon an anderer Stelle [28] erwähnt. Es wäre noch zu ergänzen, dass der „Pfefferminztee" zusätzlich die pharmakodynamisch aktiven „Labiatengerbstoffe" enthält. Diese Naturstoffe, darunter die höchst interessante Rosmarinsäure, sind gut wasserlöslich. Von Kindern gerne getrunken wird ein Teeaufguss, der aus 1 Teelöffel geschnittener Pfefferminzblätter plus ½ Teelöffel Kamillenblüten pro Tasse hergestellt wird.

Als dritte „kinderrelevante" Droge seien die **Melissenblätter, Melissae folium** (Stammpflanze: Melissa officinalis LINNÉ) genannt. Laut Monographie der Kommission E können

Melissenblätter bei folgenden Indikationen angewendet werden: „Funktionelle Magen-Darm-Beschwerden, nervös bedingte Einschlafstörungen." Auch in diesem Falle dürften die wasserlöslichen „Labiatengerbstoffe" aufgrund ihrer magensaftsekretionsanregenden sowie choleretischen Wirkung sehr wesentlich an der Wirksamkeit mitbeteiligt sein, während bei einem „Melissentee", im Unterschied zu einem Melissendestillat („Melissengeist"), der Gehalt an ätherischem Öl kaum eine Rolle spielen dürfte. Für die Herstellung eines wirksamen Melissentees ist auch in der Kinderheilkunde 1 Esslöffel zerkleinerter Melissenblätter pro Tasse notwendig. Ferner muss man den Aufguss 10 Minuten lang bedeckt ziehen lassen. Für Kinder besonders geeignet ist aufgrund der Alkoholfreiheit der Melissenblätter-Frischpflanzenpresssaft. Es ist sehr zu bedauern, dass aufgrund fehlender Beobachtungsstudien Kindern unter 12 Jahren der Frischpflanzenpresssaft „amtlicherseits" vorenthalten werden soll (= BfArM-Nachzulassung).

Mit dem Kombinationspräparat **Iberogast®**-Tinktur, das als Hauptbestandteil Iberis amara enthält, steht zur Behandlung der **funktionellen Dyspepsie** ein in 23 klinischen Studien (fünf kontrollierte, randomisierte GCP-Doppelblindstudien, 15 gut dokumentierte AWBs, eine retrospektive Kohortenstudie an insgesamt 42 003 Patienten), darunter zwei Anwendungsbeobachtungen **bei 1 042 Kindern unter 12 Jahren**, geprüftes Phytopharmakon zur modernen **Multi-Target-Therapie** zur Verfügung. Iberogast® hilft bei Völlegefühl, Übelkeit, Oberbauchschmerzen und Bauchkrämpfen, u. a. bedingt durch „Schulstress" [135] und wird von Kindern gut vertragen.

Ein weiteres empfehlenswertes Kombinationspräparat, aufgrund der einzelnen Kombinationspartner, auch wenn es aus plausiblen Qualitätsgründen 32 Vol. % Ethanol enthält, sind die Gastrosecur-Tropfen (Duopharm). Besonders für Jugendliche bzw. für Kinder über 12 Jahren geeignet.

Magentee

Folgende gut schmeckende Kräuterteemischung wurde auf ihre Wirksamkeit bei „banalen Magenbeschwerden" von niedergelassenen Ärzten und Pädiatern getestet:

Matricariae flos tot.	50,0 g
Menthae piperitae folium conc.	30,0 g
Melissae folium conc.	15,0 g
Calami rhizoma conc.	5,0 g

Dosierung: Je nach Bedarf 3 bis 5 Tassen täglich, hergestellt aus einem gehäuften Teelöffel bis einem Esslöffel als Teeaufguss.

Prof. *R. F. Weiss* berichtet über gute Erfahrungen mit folgender Magentee-Rezeptur:
Rp. Foeniculi fruct. cont. (= angestoßen)
    Menthae piperitae fol. conc.
    Melissae fol. conc.
    Calami rhizoma conc.   aa 20,0 g
M. f. spec. stomachicae
1 Teelöffel auf 1 Tasse, mit kochendem Wasser übergießen, 10 Minuten ziehen lassen, 2- bis 3-mal täglich warm und langsam schluckweise trinken.

Die **Kommission E** schlägt für die Indikation: **„Magentee"** bei Appetitlosigkeit, dyspeptischen Beschwerden wie Völlegefühl und Blähungen, leichte krampfartige Beschwerden im Magen-Darm-Bereich, folgende fixe Kombination vor:

Rp. Angelicae radix conc.	20,0 g
Gentianae radix conc.	40,0 g
Carvi fructus tot.	40,0 g

M. f. species stomachicae

Dosierung: Bis zu 3 Tassen Magentee täglich vor dem Essen, hergestellt aus einem Teelöffel Teemischung. Manchen Kindern ist diese Teemischung zu bitter, sie ist jedoch sehr wirksam. Für Kinder unter 4 Jahre verwendet man nur ½ Teelöffel Teemischung.

„Bauchwehtee" für Kinder:

Malvenblüten	10,0 g
Kamillenblüten	30,0 g
Gänsefingerkraut	20,0 g
Ringelblumenblüten	10,0 g
Fenchelfrüchte (angestoßen)	30,0 g

M. f. spec. stomachicae

Dosierung: 1 Esslöffel mit 250 ml heißem Wasser übergießen, 5–7 Minuten ziehen lassen, abseien, 3–5 Tassen tägl.

3.3.3 Dyspepsien

Die Tabellen 1 und 2 zeigen, dass nahezu 40 Drogen grundsätzlich für die Anwendung von Dyspepsien im weitesten Sinne geeignet sind. Die folgenden Ausführungen konzentrieren sich nur auf die **leichten Verlaufsformen**. **Cave:** Der Übergang zu schweren Verlaufsformen mit **Toxikose** ist häufig fließend; insbesondere ist dann Vorsicht geboten, wenn die Beschwerden mit Fieber verbunden sind! Bei den leichten Verlaufsformen handelt es sich meist um eine akute Ernährungsstörung, verursacht durch mäßige enterale Infektionen. Als Erreger kommen infrage: Viren, vor allem Rotaviren, Staphylokokken, Pyozyaneus, Proteus, Shigella, Salmonella, Helicobacter pylori, Erreger der TPE-Gruppe, Yersinien und relativ selten sog. „Dyspepsie-Kolibakterien".

Die **Symptome** sind:

- Appetitlosigkeit bis Nahrungsverweigerung
- allgemeine Unruhe
- Gewichtsstillstand
- Flatulenz
- Meteorismus
- Diarrhoe (sog. „Gärungsstühle")
- Erbrechen

Die Möglichkeiten zur Therapie der **Appetitlosigkeit** wurden im voranstehenden Kapitel besprochen (S. 50ff., Kapitel 3.3.1).

3.3.4 Flatulenz, Meteorismus, „Dreimonatskoliken"

Für die Behandlung von **Flatulenz** (= vermehrter Abgang von Darmgasen durch den Anus) und **Meteorismus** (= übermäßige Gasansammlung im Magen-Darm-Trakt, evtl. mit Auftreibung des Bauches, „Blähbauch") stehen eine Reihe gut wirksamer pflanzlicher Carminativa zur Verfügung. An der Spitze stehen die Ätherischöldrogen aus der Familie der Doldengewächse (Apiaceae), wie Anis, Fenchel und Kümmel.
Anisfrüchte, Anisi fructus (Stammpflanze: Pimpinella anisum Linné), **Fenchelfrüchte, Foeniculi fructus** (Stammpflanze: Foeniculum vulgare Miller) und **Kümmelfrüchte, Carvi fructus** (Stammpflanze: Carum carvi Linné) zu gleichen Teilen bilden den so genannten **„AFK-Tee"**, der seit vielen Jahren in der Medizinischen Abteilung B des Krankenhauses Rissen-Hamburg angewendet wird und sich u. a. bestens bei Blähungen aller Altersgruppen bewährt hat. Ebenso bewährt und gut erprobt ist die Baucheinreibung, insbesondere in der Nabelgegend, mit reinem **Kümmelöl** oder besser mit einer 10 %igen Lösung von Carvi aetheroleum in Olivenöl bei sog. **„Dreimonatskoliken"**. Bewährt haben sich auch die **„Kümmeltropfen"** folgender Rezeptur:

Rp. Carvi aetheroleum	2,0
Valerianae aeth. tinct.	10,0
Tinct. carminativa	10,0

M. D. S. dreimal täglich 10–20 Tropfen nach den Mahlzeiten in Tee oder Fruchtsaft, frühestens ab dem 2. Lebensjahr, und zwar nur mit 10 Tropfen.
Nicht zu vergessen sind bei der Behandlung von Säuglingen die diversen **„Windsalben"**, die neben den ätherischen Ölen der oben genannten Apiacaefrüchten u. a. auch ätherisches Basilikumöl (Ocimum basilicum Linné), Kirschlorbeeröl (Prunus laurocerasus Linné oder Majoranöl (Origanum majorana Linné), insbesondere als **Unguentum Majorani**, enthalten. Die „Windsalbe" soll im Uhrzeigersinn, d. h. dem Verlauf des Dickdarms entsprechend, einmassiert werden. Diese Therapiemaßnahme besitzt durch den Kontakt des Therapeuten (z. B. der Mutter) auch einen psychosomatischen bzw. beruhigenden Aspekt.
Schnell anwendbar und gut zu dosieren ist die Tinctura carminativa des Ergänzungsbandes zum DAB 6. Die Rezeptur des Fertigarzneimittels „Carminativum Hetterich" ist an die Arzneibuchzusammensetzung angelehnt und hat sich bestens bewährt [68]. Kindern unter 2 Jahren verabreicht man nur ca. 10 Tropfen, und zwar am besten in 1 Tasse Fenchel- oder Kamillen-Tee.
Schließlich sei auch noch der Vorschlag zu einem **„Windtee"** (Species deflatulentes), unter Berücksichtigung der Komission-E-Richtlinie für fixe Kombinationen, gemacht:

Matricariae flos conc.	30,0 g
Menthae piperitae folium conc.	15,0 g
Carvi fructus cont.	20,0 g
Foeniculi fructus cont.	30,0 g
Aurantii pericarpium conc.	5,0 g

Dosierung: Je nach dem Grad der Blähungen mehrmals täglich eine Tasse Windtee, hergestellt aus 2 Teelöffel Species deflatulentes, als Aufguss. Für Säuglinge empfehlen sich 50–100 ml im Fläschchen, am besten ungesüßt.

Die Teemischung schmeckt sehr angenehm und wird auch von Säuglingen akzeptiert. Man sollte aber auch wissen, dass:

- Anis gelegentlich zu Allergien führen kann (= Empfindlichkeit gegenüber Anethol) und
- die Mutter stets darauf aufmerksam gemacht werden sollte, dass die Apiaceae-Früchte (Anis, Fenchel und Kümmel) unmittelbar (!) vor der Zubereitung des Infuses (mithilfe eines Löffels) angequetscht/angestoßen werden müssen. Letztere Empfehlung ist durch die tief liegenden Exkretgänge in der Frucht begründet, in denen sich die wirksamen Bestandteile befinden.

Für Schulkinder eignet sich auch die **fixe Kombination** „Magentee" der Kommission E. Die Rezeptur ist auf Seite 54 nachzulesen.

Vier empfehlenswerte Kombinationspräparate mit plausibler fixer Kombination sind: Carminativum-Hetterich (Kinderanwendungsbeobachtung vorhanden), Floradix® Multipretten Kräuter-Dragees N, Gastrysat® Bürger Flüssigkeit (Anwendungsbeobachtung vorhanden) und Lomatol®-Tropfen.

Aufgrund einer intelligenten und höchst modernen galenischen Formulierung dürften die Medacalm®-Pfefferminz-Kapseln auch in der Pädiatrie bzw. gerade in der Pädiatrie von Interesse sein, auch wenn die klinischen Studien zurzeit (2005) erst mit Erwachsenen durchgeführt worden sind. Kinderstudien sind bereits geplant. Die 182 mg ätherisches Pfefferminzöl sind erstens in einer Oleo-Gel-Matrix eingebettet, die eine langsame und kontinuierliche Freisetzung des Pfefferminzöls über die gesamte (!) Darmpassage ermöglicht und zweitens ist die „Pfefferminzölpaste" in magensaftresistente Hartgelatinekapseln abgefüllt, die sich bei einem pH-Wert von ca. 6,8 erst im Dünndarm lösen, genau dort, wo die pharmakologische Wirkung aktiv werden soll. Es kommt zu keinen Reizwirkungen auf den Magen und zu keinem unerwünschten Aufstoßen.

3.3.5 Diarrhö

Zur Behandlung der kurzzeitigen Diarrhö hat die Kommission E 7 Monographien verabschiedet, die in Tabelle 3 zusammengefasst sind. In den Monographien ist ganz bewusst folgender Hinweis mitaufgenommen: „Sollten die Durchfälle länger als 3–4 Tage anhalten, ist ein Arzt aufzusuchen." Als Basistherapie steht selbstverständlich die Substitution von Wasser und Elektrolyten im Vordergrund, gefolgt von diätetischen Maßnahmen. Beim akuten Brechdurchfall führt man statt fester Nahrung eine 5%ige Glucoselösung (als Glucosetee oder in Form einer kommerziell erhältlichen Glukose-Elektrolytlösung) zu, die man alsbald mit einem Pektinpräparat, z. B. Aplona® Apfeldiät-Granulat oder Diarrhoesan® ergänzen soll/kann. Die Substitutionslösung für die Rehydratation sollte nach den Empfehlungen der europäischen sowie der deutschsprachigen Fachgesellschaften für pädiatrische Gastroenterologie und Ernährung wie folgt zusammengesetzt sein:

Natrium 60 mMol/l, Kalium 20 mMol/l, Chlorid 25 mMol/l, Citrat 10 mMol/l, Glucose 74 bis 111 mMol/l sowie eine niedrige Osmolarität von 200 bis 250 mOsm/l.

Tab. 3: Phytopharmaka mit Indikation „Diarrhö" nach Kommission E.

- Agrimoniae herba
- Alchemillae herba
- Coffeae carbo
- Myrtilli fructus
- Quercus cortex
- Syzygii cumini cortex
- Tormentillae rhizoma

Diese Phytopharmaka sind nur geeignet für **unspezifische, akute Durchfallerkrankungen** (vor allem im Sinne der so genannten Sommerdiarrhö)

Cave: Sollten Durchfälle länger als 3–4 Tage anhalten, ist ein Arzt aufzusuchen. Dies gilt ganz besonders, wenn der Durchfall mit Fieber verbunden ist. Die Basistherapie ist in jedem Falle die Substitution von Wasser und Elektrolyten.

Applikationsformen:
- Drogenpulver (!)
- Wässrige Auszüge
- Alkoholische Tinkturen
- Trockenextrakte

Anmerkung: Da bei der Verabreichung eines Drogenpulvers eine Art retardierte Freigabe der Gerbstoffe aus der Drogenmatrix erfolgt, gelangen die Gerbstoffe auch in „tiefere" Darmabschnitte.

Bei Säuglingen und Kleinkindern ist auf keinen Fall **Loperamid** (z. B. Imodium®) als Selbstmedikationsmittel anzuwenden. Während Loperamid bei *Erwachsenen* zur Selbstmedikation bei der akuten oder Reisediarrhö durchaus geeignet ist [92], darf bei Kindern dieses motilitätshemmende Arzneimittel nur unter strenger Kontrolle eines Arztes, am besten eines Pädiaters, verabreicht werden [93]. U. a. haben amerikanische Ärzte strenge Dosierungsvorschriften speziell für Kinder ausgearbeitet.

Von den pflanzlichen Antidiarrhoika sind für die Pädiatrie am geeignetsten: Getrocknete **Heidelbeerfrüchte, Myrtilli fructus** (Stammpflanze: Vaccinium myrtillus Linné). Von den Heidelbeeren muss ein relativ hoch dosierter wässriger Auszug angefertigt werden. Dies wird in den wenigsten Fällen von den Müttern beachtet, sodass immer wieder von Misserfolgen berichtet wird. Die mittlere Tagesdosis muss unter 4 Jahre 20 g und über 4 Jahre 30 g Droge betragen. Für eine ordnungsgemäße Zubereitung übergießt man 3 gehäufte Esslöffel Myrtilli fructus mit rund 400 ml heißem Wasser und lässt ca. 10 Minuten „auf kleiner Flamme kochen". Sofern die Tagesdosis von 30 g Droge nicht überschritten wird, gibt es keine Überdosierung innerhalb der Altersgruppen. Man lässt den Patienten ad libitum von dem beschriebenen Auszug aus 30 g getrockneten Heidelbeerfrüchten über den Tag verteilt trinken.

Als zweite Droge kommt noch **Kaffeekohle, Coffeae carbo** (Stammpflanzen: Coffea arabica Linné, Coffea liberica Bull ex Hiern, Coffea canephora Pierre ex Froehner) infrage. Die Kaffeekohle verfügt im Unterschied zu den Heidelbeerfrüchten über ein Adsorptionsvermögen und kann damit die Resorption anderer, gleichzeitig verabreichter Arzneimittel beeinträchtigen. Laut Monographie der Kommission E beträgt zur Anwendung bei unspezifischen, akuten Durchfallserkrankungen die mittlere Tagesdosis für Erwachsene 9 g Coffeae carbo. Für Kinder von 1–4 Jahren genügen 2 bis 5 g und für Kinder über 4 Jahre 5 bis 9 g Kaffeekohle.

Dasjenige „Durchfallmittel", das in der Regel jede Mutter sofort zur Hand hat, ist **Schwarzer Tee, Theae folium** (Stammpflanze: Camellia sinensis KUNTZE, O.). Wenig bekannt ist, dass unfermentierter **grüner Tee** wesentlich wirksamer als fermentierter schwarzer Tee ist. Geschmacklich entspricht grüner Tee leider nicht immer den Wünschen der Kinder. Akzeptiert wird in der Regel jedoch der halb fermentierte Tee, der so genannte Ulong oder Oolong-Tee, der ebenfalls eine bessere antidiarrhoische Wirksamkeit gegenüber schwarzem Tee besitzt. Als „Durchfallmittel" muss man den „Tee" ca. 15 Minuten lang ziehen lassen, und zwar einen gehäuften Teelöffel auf 1 Tasse (ca. 150 ml), auch als Kinderdosis.

Eine Reihe älterer klinischer Arbeiten [80] aus Kinderkrankenhäusern und Kinderpraxen, aber auch eine Studie jüngeren Datums [81] aus einer Kinderklinik, berichten über gute Erfolge bei Durchfällen im Kindesalter, insbesondere auch bei Brechdurchfällen (!), nach der Anwendung von **Liquor Uzara** bzw. nach der Gabe eines standardisierten „Uzara"-Trockenextraktes (Fertigarzneimittel siehe S. 63). Bei Liquor Uzara handelt es sich um den alkoholischen Auszug aus der Wurzel von Xysmalobium undulatum (LINNÉ) R. Brown, einer in Südafrika heimischen Pflanze. In Südafrika wird auch die gepulverte Uzara-Wurzel angewendet. Die Kommission E nennt als Anwendungsgebiet für die **Uzarawurzel (Uzarae radix)**: Unspezifische, akute Durchfallerkrankungen.

Da die Droge Glykoside mit Cardenolidgrundgerüst (u. a. Uzarigenin) enthält, muss in der Kinderheilkunde unbedingt auf ein standardisiertes Fertigarzneimittel (Fertigarzneimittel siehe S. 63) zurückgegriffen werden. Hiervon existieren dann auch genaue Dosierungsanleitungen für Kinder. Mehrere Autoren [80] weisen in ihren Arbeiten darauf hin, dass sie keine unerwünschten Wirkungen bei Kindern beobachten konnten, selbst wenn die Dosierung der für Erwachsene entsprach. Dieser Hinweis soll nicht dazu verleiten, die für Kinder empfohlenen Dosen nicht einzuhalten.

Als Antidiarrhoika mit überzeugenden klinischen Untersuchungsergebnissen, auch bei Kindern, stehen schließlich noch die **Saccharomyces boulardii**-Präparate zur Verfügung. Die antagonistische Wirkung gegenüber unerwünschten Mikroorganismen, die Neutralisation bakterieller Toxine sowie eine Beeinflussung des darmassoziierten Immunsystems stellen völlig andere Wirkprinzipien dar [102, 103]. Bei Kleinst- und Kleinkindern werden die Fertigarzneimittel-Kapseln geöffnet und die Trockenhefe entweder dem Säuglingsbrei oder einem Getränk beigemischt (Präparate siehe S. 63). Saccharomyces boulardii-Präparate, wie Perenterol®, sind auch zur **Reise-Prophylaxe** geeignet.

3.3.6 Habituelle chronische Obstipation

Die **habituelle chronische Obstipation** ist bei Kindern und Jugendlichen mehr verbreitet als dies allgemein angenommen wird.
Die Ursachen dazu können sein:

- Fehlernährung
- falsche Essgewohnheiten
- Adipositas (z. B. „vorprogrammiert" vom Säugling her)
- Unterdrückung des Defäkationsreflexes (!), z. B. im Kindergarten, in der Schule, auf Reisen usw.
- Angst vor Schmerzen bei Analrhagaden, Fissuren, Pilzinfektionen
- psychosomatische Faktoren, z. B. Angst vor dem Dickwerden (insbesondere bei Mädchen), Schulstress, Prüfungsangst usw.

Als erste „Therapiemaßnahme" ist zunächst an die Beseitigung der Ursachen zu denken. Bei den medikamentösen Maßnahmen sollten sich Arzt und Apotheker – gerade bei Kindern – mehr Gedanken über die Alternativen zu den Anthranoid-Laxanzien machen. Tabelle 4 zeigt eine knappe Übersicht der Alternativmöglichkeiten.
Als wichtigste Droge ist **Leinsamen, Lini semen** (Stammpflanze: Linum usitatissimum LINNÉ) zu nennen. In der Monographie der Kommission E sind folgende Anwendungsgebiete aufgeführt: „Habituelle Obstipation, durch Abführmittelabusus geschädigtes Kolon, Colon irritabile, Divertikulitis; als Schleimzubereitung bei Gastritis und Enteritis!" Misserfolge bzw. ungenügende Wirksamkeit von Leinsamen ist in vielen Fällen auf eine falsche Anwendung und/oder auf eine Verwendung von Leinsamen mangelnder pharmazeutischer Qualität zurückzuführen.

Tab. 4: Alternativen zu den Anthranoid-Laxanzien.

1. **Osmotisch** wirksame Laxanzien
    a) salinische Abführmittel (z. B. Karlsbader-Salz)
    b) schlecht resorbierbare Kohlenhydrate (z. B. Mannit)

2. Über den **„Dehnungsreiz"** wirksame Laxanzien = Füll- und Quellstoffe
    a) Lini semen
    b) Psyllii semen
    c) Tragant, Pektine, Carboxymethylcellulose etc.
    d) „Ballaststoffe" (z. B. Kleie, Fruchtfasern)

3. Mikrobiologisch wirksame Laxanzien
    a) Milchzucker
    b) Milchzucker + Milcheiweißkombinationen
    c) Lactulose
    d) Intestinalbakterien

Zu einer erfolgreichen Therapie ist zunächst ein Leinsamen mit der Mindestquellzahl 5 und mehr notwendig. Die im DAB vorgeschriebene Quellzahl von 4 ist in der Regel zu niedrig. Es kommt nicht von ungefähr, wenn Kinderärzte auf der einen Seite von guten Erfolgen mit den Fertigarzneimitteln Linusit®-Creola oder Linusit®-Gold berichten und auf der anderen Seite mit losem Leinsamen unzufrieden sind. Bei den Linusit-Leinsamensorten handelt es sich um eine spezielle Leinsamenzüchtung mit einer Quellzahl von 6–10. Der zweite Punkt, der zu beachten ist, ist die gleichzeitige Einnahme einer ausreichenden Menge an Flüssigkeit. Als „Faustregel" gilt ein Verhältnis 1 : 10, d. h., 1 Esslöffel Leinsamen soll zusammen mit etwa 150 ml Flüssigkeit eingenommen werden. Diese Menge ist für die notwendige Volumenzunahme erforderlich, die dann zum so genannten Dehnungsreiz auf die Darmwand führen kann. Als drittes muss man beachten, dass geschroteter Leinsamen u. U. zu früh, nämlich bereits im Magen quillt. Aus einer klinischen Studie weiß man, dass ganzer bzw. leicht „aufgebrochener" (= Linusit®-Verfahren) Leinsamen wirksamer als geschroteter Leinsamen ist. Aus dieser klinischen Prüfung [82] ist ebenso bekannt, dass eine Einnahme des Leinsamens **zwischen und nicht zu den Mahlzeiten** effektiver ist. Kinder von 1–4 Jahren sollen 1 Teelöffel, Kinder von 4–10 Jahren 1½ Teelöffel, Kinder über 10 Jahre 1 kleinen Esslöffel (= 6–10 g) Leinsamen 2- bis 3-mal täglich, zusammen mit reichlich Flüssigkeit, einnehmen.

Auch Flohsamen, **Psyllii semen** (Stammpflanze: Plantago psyllium Linné) ist von der Kommission E als Droge zur Anwendung bei: „habitueller Obstipation und Colon irritabile" ausgewiesen. Da allergische Reaktionen auftreten können – zwar nur in seltenen Fällen und nur mit qualitativ unzulänglichen Flohsamenschalen, die nicht gründlich genug von den anheftenden eiweißhaltigen Endospermteilchen befreit worden sind –, pulverisierter Flohsamen unangenehm zwischen den Zähnen klebt und es in den ersten Tagen der Anwendung zu Blähungen und Völlegefühl kommen kann, dürfte in der Kinderheilkunde der Flohsamen eine untergeordnete Rolle spielen. Einige Kinderärzte berichteten allerdings über gute Erfolge mit dem Fertigarzneimittel Agiocur®, ein auf Granulatbasis hergestelltes Flohsamenpräparat. Auf der Basis des Flohsamens sind noch weitere Fertigarzneimittel im Handel (Fertigarzneimittel siehe S. 63), welche die unangenehmen Eigenschaften des reinen Flohsamens nicht aufweisen. Die Tagesdosis für Erwachsene beträgt 15–30 g Droge, für Kinder von 1–4 Jahren genügen 4–6 g Flohsamen, von 4–10 Jahren 6–10 g und ab 10 Jahre 10 bis 20 g Psyllii semen.

Eine sehr empfehlenswerte Maßnahme ist der Austausch des üblichen „Pausenbrotes" durch **ballaststoffreiche Früchte- bzw. Kleieriegel**.

Bei hartnäckiger Obstipation sowie insbesondere nach der Verabreichung von Antibiotika sollte auch an eine **mikrobiologische Begleittherapie** gedacht werden, z. B. durch die Einnahme von Eugalan Töpfer forte Pulver (= Lactobacillus bifidus Bakterien 3×10^6) oder Eugalan Töpfer LC-Pulver (= gefriergetrocknete Bifido-Bakterien 18×10^6, vermehrungsfähig).

Ist die Anwendung von **Anthranoid-Drogen** unumgänglich, dann sollte in der Pädiatrie zunächst auf Faulbaumrinde, **Frangulae cortex** (Stammpflanze: Rhamnus frangula Linné) und Rhabarberwurzel, **Rhei radix** (Stammpflanzen: Rheum palmatum Linné und Rheum officinale Baillon) und **nicht** auf **Aloe** oder **Sennae folium** bzw. **Sennae fructus**

Erkrankungen des Magen-Darm-Traktes

zurückgegriffen werden. Alle fünf Anthranoid-Drogen sind monographiert und sollen von Kindern unter 12 Jahren nicht eingenommen werden. Da sich die Anthranoid-Drogen nicht nur in ihren Effekten, sondern auch in den Nebeneffekten deutlich voneinander unterscheiden (die Tabellen 5 und 6 geben dazu eine knappe Übersicht), sollte der Apotheker nicht nur darüber gut Bescheid wissen, sondern auch eine grobe Kenntnis über die Zusammensetzung der Handelspräparate besitzen. Eine mögliche Orientierungshilfe zeigt die Tabelle 7.

3.3.7 Reiseübelkeit

Vor Reiseantritt eine Tasse eines **gekühlten** (!) **Ingwer-Tees** trinken und während mehrerer Fahrtunterbrechungen immer wieder schluckweise davon trinken. Herstellung des Ingwer-Getränkes: Ca. 5 cm lange frische Ingwerwurzel schälen, zerkleinern und mit 1 l kochendem Wasser übergießen, ca. 10 min. stehen lassen und abseihen. Evtl. mit Süßstoff süßen, abkühlen und in eine Thermosflasche füllen.
Eine Alternative ist das häufigere Knabbern an einer Ingwerwurzel oder der Verzehr von Ingwerstäbchen.
Als Phytopharmakon stehen für Kinder ab 6 Jahre die Zintona®-Kapseln zur Verfügung.

Tab. 5: Toxikologie/Nebenwirkungen der „chemisch-wirksamen" Laxanzien – Übersicht (Anthranoide, Bisacodyl, Natriumpicosulfat, Phenolphthalein etc.).

1. Neuere, evtl. entlastende Erkenntnisse zum **Circulus vitiosus**, d. h.
   a) Gewöhnung
   b) Elektrolytverlust (insbesondere Kaliumverlust)
   liegen **nicht vor** (2005).

2. Neuere Erkenntnisse über **Anthranoide**:
   a) **Melanosis coli** = reversibel und klinisch nicht relevant
   b) **Dantron**-Nebenwirkungen sind **nicht** (!) übertragbar auf Anthranoid-Drogen in puncto:
   - Schädigung des neuromuskulären Apparates des Dickdarms
   - genotoxische Wirkungen
   - karzinogene bzw. ko-karzinogene Wirkungen.
   c) Anthranoide in der Muttermilch? Klinisch relevant?
   Entlastende Studien sind nicht überzeugend, daher nicht anwenden während der Stillzeit.
   d) Anthranoid-Extrakte besitzen eine niedrigere LD_{50} als reine Anthranoide und sind somit toxischer, d. h. reine Sennoside sind besser verträglich. Leider sind entsprechende Präparate nicht mehr im Verkehr.

Phytopharmaka zur inneren Anwendung in der Kinderheilkunde

Tab. 6: Einteilungsmöglichkeiten der Anthranoid-Drogen – Übersicht.

1. Nach dem **laxierenden** Effekt:
   - Aloe — stärkster Effekt
   - Sennesblätter
   - Sennesfrüchte, Cascararinde
   - Faulbaumrinde
   - Rhabarberwurzel — schwächster Effekt

2. Nach den unerwünschten Nebenwirkungen in Form kolikartiger Schmerzen im Unterleibsbereich (**„Bauchgrimmen"**):
   - Aloe — stärkste Nebenwirkungen
   - Sennesblätter
   - Cascararinde
   - Sennesfrüchte
   - Faulbaumrinde
   - Rhabarberwurzel
   - Senna-Reinglykoside bzw.
   - gereinigte Sennaextrakte — schwächste Nebenwirkungen

3. Nach strenger **Kontraindikation**:
   Aloe
   - bei Schwangerschaft
   - während der Menstruation
   - bei Entzündungen im Unterleib nicht anwenden

   Grund: kräftige Blutfüllung der Abdominalgefäße in ganzen Beckenbereich

4. Nach der **chemischen Zusammensetzung**:
   a) Anthr**on**-Drogen, z. B. Aloe > Sennesblätter und -früchte > Cascararinde
   b) Anthrach**inon**-Drogen, z. B. Faulbaumrinde > Rhabarberwurzel
   c) Anthranoid-**Glycoside**: im Verhältnis zum Anteil an **freien** Anthronen bzw. Anthrachinonen

5. **Nicht zu empfehlen** in der Kinderheilkunde (!):
   - Aloe bzw. Aloeextrakt
   - Sennesblätterzubereitungen
   - Cascararindezubereitungen

3.3.8 Fertigarzneimittel

a) **Bei Appetitlosigkeit:**
   Anorex®-Appetit-Tropfen, Blüten-Pollen DE-VAU-GE, pollisynergen-Kapseln

b) **Bei gastro-intestinalen Spasmen und Entzündungen:**
   Kamillosan®-Konzentrat-Lösung, Kamille® N-Spitzner, Kamillin®-Konzentrat-Lösung, Salus®-Kamillentropfen, Salus®-Kamillentee im Filterbeutel, Medacalm® magensaftresistente Kapseln

Erkrankungen des Magen-Darm-Traktes

c) **Bei Flatulenz und Meteorismus:**
Unguentum Majorani, Unguentum Aromaticum ÖAB, Babyluuf Balsam, Pekana Blähungssalbe, Windsalbe Taminy-Line, Medacalm®, magensaftresistente Kapseln, Mentacur®-Kapseln (ab Schulkindalter), Salus Anis-Fenchel-Kümmeltee bio im Filterbeutel

d) **Bei Diarrhö:**
Aplona®-Granulat, Perenterol®-forte Kapseln, Hamadin-Kapseln, Santax® S-Kapseln, Uzara®-Dragees und -Lösung, entero sanol®-Saft, Oralpädon®Pulver, Lacteol®-Kapseln

e) **Bei akuter Obstipation:**
(Anthranoid-haltig)
Liquidepur® N-Flüssigkeit, Bekunis®-Verdauungsschokolade, Neda®-Früchtewürfel

f) **Bei chronischer Obstipation:**
(ohne Anthranoide)
Babylax Miniklistier, Glycilax Suppositorien für Kinder, Linusit®-Creola, Linusit®-Gold, Agiocur®-Granulat, Bio Bekunis®-Granulat, Psyllium Kneipp-Pulver, Metamucil®-Pulver, Puraya®-Granulat, Eugalan Töpfer forte Pulver, Eugalan Töpfer LC-Pulver

Tab. 7: Pharmazeutische Einteilungsmöglichkeiten der Anthranoid-Laxanzien – Übersicht.

I. **Monopräparate:**
z. B. Aloe (z. B. Pascoletten® N-Dragees)
Sennesblätter, -früchte (z. B. Bekunis® -Präparate)
Sennesfrüchteextrakte (z. B. Depuran® N-Kapseln, Dragees 19 Senna-Drg.)
Reine Sennoside!

II. **Kombinationspräparate:**
1. **mit** Aloe (z. B. Plantoletten-Drg., Rheogen® N-Drag.
2. **ohne** Aloe (z. B. Wörishofner Abführtabletten, Floradix Maskam®-Kräuter-Dragees)
3. **ohne** Aloe **plus** Quellstoffe (z. B. Agiolax®, Normacol®)

III. **Standardisiert bzw. nicht standardisiert?**

a) Angabe des Anthranoid-Gesamtgehaltes
b) Angabe einzelner Anthranoide (z. B. Sennoside)

3.4 Erkrankungen im Urogenialtrakt

3.4.1 Harnwegsinfekte

Infektionen der Nieren und ableitenden Harnwege gehören zu den häufigsten bakteriellen Infektionen im Kindesalter [70, 71]. Während in der Neonatalphase Jungen zwei- bis dreimal häufiger betroffen sind, überwiegen Mädchen in höherem Alter bis zu 20-mal. Die Infektion der Harnwege ist in ihrem Entstehungsmechanismus nicht eindeutig geklärt und gerade deshalb muss vor einer Selbstmedikation, wenn keine diagnostische Abklärung vorliegt, abgeraten werden. Insbesondere muss abgeklärt sein, ob es sich um einen Harnwegsinfekt der **unteren Harnwege** oder um eine Infektion unter Beteiligung der **oberen Harnwege** im Sinne einer **Pyelonephritis** handelt. Ferner müssen Fehlbildungen und dadurch bedingte Harnabflussstörungen ausgeschlossen sein.

Nach Sicherung des Infekts durch Gewinnung des Mittelstrahlurins oder mittels Katheter und anschließender Keimdifferenzierung und Resistenztestung (die häufigsten Keime sind Escherichia coli, Proteus, Klebsiellen und Pseudomonas) wird in aller Regel eine sofortige Chemotherapie (z. B. Trimethoprim/Sulfamethoxazol, Ampicillin, Cephalosporine, Gyrasehemmer usw.) nicht zu umgehen sein.

Die **Phytotherapie** besitzt bei Entzündungen der Harnwege dennoch eine große Bedeutung:

1. Die erste Bedeutung liegt in prophylaktischen Maßnahmen, nämlich mithilfe einer **Durchspülungstherapie** Reinfekte und Rezidive zu verhindern.
2. Die zweite Bedeutung liegt in der phytotherapeutischen Behandlung der isolierten, **asymptomatischen Bakteriurie.** Bei dieser Entzündung tritt keine Leukozyturie auf, der Patient hat kein Fieber und klagt über keine Flankenschmerzen etc. Eine antibiotische Therapie kann in diesem Falle zunächst unterbleiben [70], solange keine erheblichen Beschwerden (erhöhte Temperaturen, Trinkunlust, Erbrechen, starke Schmerzen beim Wasserlassen etc.) auftreten oder der mikrobielle Befund des Urins (z. B. Keimzahlen im Mittelstrahl-Urin $>10^5$ Keime/ml) eine Antibiotikatherapie für notwendig erscheinen lässt.

In beiden Fällen ist eine so genannte **Durchspülungstherapie** mit Auszügen aus Drogen bzw. Drogenmischungen sinnvoll, die im Idealfall eine

- desinfizierende,
- antiphlogistische und
- aquaretische Wirkung besitzen.

Da die verwendeten Arzneipflanzen als Einzeldroge das genannte Wirkungsspektrum nicht ausreichend besitzen, werden in der Urologie vornehmlich Kombinationen entweder als Teerezepturen oder als fixe Arzneimittelkombinationen mit Erfolg eingesetzt. Namhafte Urologen sind der Meinung, dass eine Durchspülungstherapie mit einem **Nieren- und Blasentee** nicht nur eine rationale Therapiemaßnahme, sondern zudem auch noch Kosten sparend sei. Neben „Nieren- und Blasentees" empfehlen sich ausreichend dosierte Trockenextrakte aus **Hauhechelwurzel** (Radix Ononidis 80 mg), **Orthosiphonblättern** (Orthosiphonis folium 90 mg) und **Echtem Goldrutenkraut** (Solidaginis virgaureae herba 180 mg) in Form von Tabletten. Das Präparat **Aqualibra®-Tabl.** ist eine solche sinnvolle und klinisch geprüfte Kombination.

Von den **desinfizierenden** Drogen sind zu nennen:
Bärentraubenblätter, Preiselbeerblätter, Bergeniablätter, Gewürzsumachrinde und Brunnenkresse- bzw. Kapuzinerkressekraut. Die stärkste antibakterielle Wirkung besitzt das Wasserdampfdestillat aus der *Kapuzinerkresse*. Das so gewonnene Benzylsenföl, eine Flüssigkeit mit scharfem „Kressegeruch", besitzt eine eindeutig nachgewiesene Wirkung gegenüber grampositiven und gramnegativen Keimen und hat sich in Form eines Fertigarzneimittels, das als Monopräparat (Tromacaps) leider nicht mehr im Verkehr ist (Fertigarzneimittel siehe S. 68), besonders bei Soorinfektionen der ableitenden Harnwege bewährt. Bei diesem Weichgelatinekapsel-Präparat war bei Kindern besonders darauf zu achten, dass diese nicht die Kapsel zerbeißen und die Kapseln nach dem Essen einnehmen. Das Fertigarzneimittel Nephroselect® M-Liquidum enthält als Kombinationsmittel Kapuzinerkresse-Presssaft und kann daher besonders empfohlen werden.

Die am häufigsten genutzte Droge, insbesondere in der Selbstmedikation bei Erwachsenen, mit der besten nachgewiesenen desinfizierenden Wirkung sind die **Bärentraubenblätter, Uvae ursi folium** (Stammpflanze: Arctostaphylos uva-ursi Linné). Aufgrund des herben Geschmackes wässriger Bärentraubenblätterauszüge ist Uvae ursi folium als Monodroge bei Kindern wenig beliebt. In Kombinationspräparaten (siehe S. 68) können Bärentraubenblätter in der Kinderheilkunde auch nur begrenzt eingesetzt werden.

Die Monographie der Kommission E nennt für Uvae ursi folium die folgenden Anwendungsgebiete: „Entzündliche Erkrankungen der ableitenden Harnwege". Für eine ausreichende desinfizierende Wirkung fordert die Monographie als Tagesdosis rund 10 g Bärentraubenblätter oder Zubereitungen, die 400 bis 700 mg Arbutin enthalten. Diese Dosis wird in den Kombinationspräparaten nicht erreicht; dennoch dürften die klinischen Studien [57] die Wirksamkeit *einiger* Präparate bestätigen. Jüngere toxikologische Studien zeigen, dass eine 2-wöchige Anwendung – eine längere Einnahme sollte bei Erwachsenen und ganz besonders nicht bei Kindern erfolgen – unbedenklich ist!

Bärentraubenblätterzubereitungen sollen nur dann desinfizierend wirken, wenn der Harn schwach alkalisch ist. Darin besteht eine weitere Problematik bei der Anwendung in der Kinderheilkunde. Bei Erwachsenen wird in der Regel durch Gaben von Natriumhydrogencarbonat (Natron) das erforderliche alkalische Harnmilieu erzeugt. In der Kinderheilkunde müssen bestehende Mängel durch reichliches Trinken (2–3 Liter am Tag) ausgeglichen werden, damit es per vias naturales zu einer wirksamen Keimreduzierung kommt. Im „Klartext" bedeutet dies, dass Nieren- und Blasentees zur Anwendung in der Pädiatrie **gut schmecken** müssen!

An dieser Stelle ist klarzustellen, dass diese Forderung nicht nur von Zucker-Agglomerat-Tees (z. B. der bis 2004 im Verkehr befindliche TAD-Harntee 400 oder Bergischer Kräutertee) erfüllt wird, sondern wie eine klinische Prüfung [58] ergab, auch von Filtertees (z. B. Cysto-Fink® Tee) erreicht werden kann. Ob man bei den Bemühungen um eine gute Compliance so weit gehen muss, dass die Produkte dann aus 96 % (!) Weißzucker und nur 4 % Drogenextrakten bestehen, ist sehr infrage zu stellen. Seitens der pharmazeutischen Beurteilung dürfte es in dieser Hinsicht wohl keine Zweifel geben.

An dieser Stelle darf schließlich auch noch an die Warnung des Bundesgesundheitsamtes vor Karies durch zucker- und kohlenhydrathaltige Kindertees im Jahre 1985 erinnert werden [59]. Das Bundesgesundheitsamt teilte mit, dass zuckerhaltige Tees, gleichgültig, ob sie als Arzneimittel oder als Lebensmittel in den Verkehr gebracht werden, bei Säuglingen und Kleinkindern Karies hervorrufen oder zumindest begünstigen können, wenn diese über einen längeren Zeitraum verabreicht werden.

Nieren- und Blasentees für Kinder:

Betulae folium conc.	20,0 g
Orthosiphonis folium conc.	20,0 g
Solidaginis herba conc.	25,0 g
Uvae ursi folium conc.	30,0 g
Menthae piperitae folium conc.	5,0 g

Dosierung: Bis zu 4-mal täglich 1 Tasse Tee, hergestellt aus einem gehäuften Teelöffel bis 1 Esslöffel Teemischung als Aufguss, dabei 10 Minuten lang ziehen lassen.

Bei dieser fixen Kombination, die ab dem 2. Lebensalter verabreicht werden kann, liegt der Anteil an Bärentraubenblättern im unbedenklichen Bereich sowie im Bereich der Kinderdosierung von nicht mehr als 5 g Droge.

In der Pädiatrie geeignetere Kombination **ohne** Bärentraubenblätter:

Orthosiphonis folium conc.	30,0 g
Ononidis radix conc.	15,0 g
Solidaginis herba conc.	20,0 g
Rhois aromaticae cortex conc.	30,0 g
Aurantii pericarpium conc.	5,0 g

Dosierung: Bis zu 4-mal täglich 1 Tasse Tee, hergestellt aus einem Esslöffel Teemischung als Aufguss.

Die Teeauszüge werden nach Belieben mit Süßstoff gesüßt.

Zur Verhütung von infektiösen Harnwegs-Rezidiven empfiehlt sich nach dem Abklingen des Infektes eine tägliche längere Einnahme des Saftes der Früchte von **Vaccinium vitis idaea** (= Preiselbeeren/cranberry) entweder in Form des Fruchtsaftes z. B. Salus CranBlu flüssig oder in Form des Trockenextraktes in Kapseln z. B. **Cranberola®-Kapseln**.

3.4.2 Enuresis nocturna und diurna

Der zweite phytotherapeutische Schwerpunkt bei **Blasenerkrankungen** im Kindesalter ist in der adjuvanten Behandlung der **Enuresis nocturna** und **Enuresis diurna** zu sehen. Phytotherapeutische Erfolge sind nur im Zusammenhang mit allgemeinen Maßnahmen, wie Aufbringen von Geduld seitens der Eltern und nach sauberer differenzialdiagnostischer Abgrenzung [123] zu erwarten. Psychotherapeutische Verfahren sowie ein Verhaltenstraining stehen eindeutig vor der Phytotherapie. Dennoch lohnt sich ein phytotherapeutischer Versuch. Das Bettnässen bzw. die Unfähigkeit, den Harn am Tage eine ausreichend lange Zeit anzuhalten, sind bis zu 50% psychisch bedingt. Folglich muss die erste Maßnahme eine Ordnungstherapie im Sinne der Naturheilverfahren [5] sein. In der Beratung sollte der Apotheker diese Empfehlung zunächst vor der Abgabe eines Medikamentes geben. Weitere Empfehlungen könnten die Einschränkung der Flüssigkeitszufuhr ab dem Nachmittag, Meiden nierenreizender Gewürze und ein frühzeitiges Abendbrot vor dem Schlafengehen sein.

Die phytotherapeutischen Ansätze können in einer Kräftigung des Schließmuskels sowie in einer milden Sedierung liegen, beispielsweise mit Hyperforat®-Tropfen [79]. Mit den Anwendungsgebieten: **„Reizblase,** Miktionsbeschwerden bei Prostataadenom Stadium I und II wurde von der Kommission E bislang nur die Monographie **Kürbissamen, Cucurbitae peponis semen** (Stammpflanzen: Cultivare von Cucurbita pepo Linné) verabschiedet. Die Indikation BPH besitzt in der Pädiatrie selbstverständlich keine Bedeutung, die Betonung liegt auf der Indikation Reizblase.

In mehreren pädiatrischen Praxen hat sich die Anwendung von *Granu Fink* Kürbiskern Granulat bewährt, da sich dieses qualitativ spezielle medizinische Kürbissamenpräparat sehr gut mit Jogurt oder Apfelmus etc. mischen lässt, die Kinder-Tagesdosis von ca. 20 g Granulat kein Problem ist und die Kinder ihr „Arzneimittel" sehr gerne einnehmen.

3.4.3   Reizblase

Gute Erfahrungen bei der **Reizblase** allgemein, aber auch bei der Enuresis nocturna liegen mit dem Fertigarzneimittel Granu Fink Kürbiskern Granulat vor [60]. Bei diesem Arzneimittel handelt es sich um die zerkleinerten und mit Zucker überzogenen Kürbissamen einer speziellen Medizinalkürbiszüchtung [61]. Das Granulat schmeckt Kindern ausgezeichnet und es eignet sich hervorragend zum Beimischen zu Lebensmitteln (z. B. Jogurt, Müsli, Fruchtsalaten, Pudding usw.), sodass es keine Complianceprobleme gibt. Die Tagesdosierung sollte ab dem 4. Lebensjahr bei 20 g liegen, unter 4 Jahren genügen 10 g Granulat.

Eine zweite positive klinische Studie liegt von dem Kombinations-Phytopharmakon Cysto-Fink®-Kapseln vor [62]. Die Kapselgröße ist kindgerecht und es ergaben sich keine Probleme bei der Verabreichung des Präparates an Kinder ab dem 4. Lebensjahr. Seit 2004 sind die Cysto-Fink® Kapseln als Granu Fink® Femina im Verkehr und auch für Kinder geeignet.

Tabelle 8 zeigt eine Übersicht der klinischen Ergebnisse sowie den Versuch, die vorliegende fixe Kombination plausibel zu machen, und zwar in Anlehnung an die Richtlinien der Kommission E [116]. Das vorliegende Kombinationspräparat sollte eigentlich die Anforderungen des Zweiten Arzneimittelgesetzes erfüllen und es ist zu bedauern, dass seit 2004 das Kombinations-Phytopharmakon, bestehend aus fünf Kombinationspartnern, der Kinderheilkunde nicht mehr zur Verfügung steht.

Phytopharmaka zur inneren Anwendung in der Kinderheilkunde

Tab. 8: Sinnvolle Kombination bei der „Reizblase"?

Indikation:
- Reizblase funktioneller und/oder organischer Ursache (1. und 2. Grades)
- Enuresis nocturna und/oder diurna.

bestehend aus:	
1. Extr. Cort. Rhois aromaticae radicis	(Gewürzsumachwurzelrinde*)
2. Extr. Fol. Uvae ursi (stand. auf mindestens 20% Arbutin)	(Bärentraubenblätter)
3. Lipophiler Auszug aus Cucurbitae semen c. v. peponis medicinalis	(„Medizinal"-Kürbissamen*)
4. Extr. Rad. Piperis methystici (stand. auf mindestens 25% Kawain)	(Kawa-Kawawurzel)
5. Extr. Flor. Lupuli	(Hopfenzapfen*)

Klinische Prüfung:
- Besserung des zwingenden Harndranges
- Besserung der Harninkontinenz
- Senkung der hohen Miktionshäufigkeit am Tag und in der Nacht
- Minderung/Beseitigung der Schmerzen beim Harnlassen

Wirkungen der Drogenextrakte 1 bis 5:

1: antiphlogistische und bakteriostastische	W.	nur Volksmedizin
2: desinfizierende	W.	⎫
3: blasenmuskeltonisierende	W.	experimentell und/oder klinisch
4: antikonvulsive	W.	belegt (Monographien)
5: sedierende	W.	⎭

* Bestandteil des Präparates Granu Fink Femina

3.4.4 Fertigarzneimittel

a) Zur Durchspülungstherapie:
Blasen- und Nierentee geschn. Stada®, Buccosperin Tee geschn., Folindor-Tee geschn, Harntee 400 TAD® (neue 3er Kombination).

Solubitrat® Blasen- und Nierentee-Pulver, Nierentee 2000-Pulver, Nieron-T-N-Pulver, Cystinol long Kapseln, Urodyn®-Tabletten und Tropfen.

b) Bei Infektionen/Entzündungen, vornehmlich der unteren Harnwege im Sinne der isolierten asymptomatischen Bakteriurie:
Angocin-Tabletten, Arcutuvan® N-Dragees, Canephron®-Tropfen, Cefanephrin® N-Tropfen, Cystinol akut Dragees, Cystinol Lösung, Gelosantol®-Kapseln, Uraton-Tropfen, Uvalysat®-Bürger Tropfen, Cranberola®-Kapseln.

c) Zur Behandlung der Reizblase und Enuresis:
Granu Fink Durchspülungskapseln, Cystinol-Lösung, Enuresibletten-Dragees, Granu Fink®-Granulat, Hicoton-Tabl., Hyperforat®-Tropfen, Urgenin®-Liquidum

3.5 Psychosomatische Störungen

Die phytotherapeutische Behandlung psychisch bedingter Beschwerden besitzt in der Pädiatrie einen ganz hohen Stellenwert, da auf der einen Seite die Erkrankungen ständig zunehmen und auf der anderen Seite die Verordnung von Psychopharmaka, insbesondere von Benzodiazepinen, in der Kinderheilkunde unbedingt zurückhaltend erfolgen muss. Anzustreben ist natürlich ein völliger Verzicht auf Tranquilizer auch vom Typ der neuen Benzodiazepine und dazu kann die Phytotherapie einen nützlichen Beitrag leisten.

Häufige Beschwerden sind:

- allgemeine Nervosität und Unruhe
- Konzentrationsmangel
- Angstzustände
- Einschlaf- und Durchschlafstörungen
- nervöses Herzklopfen
- nervöse Erregungszustände
- nervöse Magenschmerzen, verbunden mit Appetitlosigkeit.

Vor der Besprechung konkreter phytotherapeutischer Möglichkeiten sei betont darauf hingewiesen, dass jegliche medikamentöse Maßnahme, gleichgültig ob mit synthetischen Sedativa/Psychopharmaka oder mit pflanzlichen Beruhigungsmitteln, erst an zweiter Stelle stehen sollte. Eine sorgfältige Ursachen- und Problemanalyse sowie eine darauf abgestimmte menschliche Zuwendung zum kindlichen bzw. jugendlichen Patienten sollte am Anfang des therapeutischen Konzeptes stehen [96]. Arzneimittel, in welcher Form auch immer, können und dürfen kein Ersatz für mangelndes Bemühen um eine Problemlösung und Ursachenbehebung sein, auch wenn dies nicht selten so praktiziert wird [96, 101].

3.5.1 Nervenberuhigungsmittel (Unruhe, Angstzustände, Schlafstörungen)

Das Pflanzenreich liefert eine große Zahl an „Nervenberuhigungsmitteln" (Sedativa), die im Einzelnen erregungsdämpfend, antidepressiv, antipsychotisch bis thymoleptisch wirken können und damit ein breites Wirkungsspektrum aufweisen, das allerdings in der Wirkungsintensität und im zeitlichen Verlauf nicht mit den synthetischen Psychopharmaka vergleichbar ist. Diese „phytotherapeutische Lücke", wie sie Prof. *Weiss* im Kapitel „IX. Krankheiten des Nervensystems" in seinem Lehrbuch bezeichnet, ist geradezu prädestiniert für die Pädiatrie. Die seit Generationen bekannte und übliche Anwendung pflanzlicher Beruhigungsmittel hatte zur Folge, dass kein Pädiater und kein Phytopharmaka-Hersteller auf die Idee kamen, Dosisfindungsstudien sowie klinische Beobachtungsstudien bei Kindern durchzuführen. Da die EU-Richtlinie und die AMG-Novellen diese aber verlangen, wird bei vielen Phytopharmaka, die nach dem 2. AMG zugelassen sind, aus rein formellen Gründen auf der Packung und im Beipackzettel stehen: „Kinder unter 12 Jahre sollen diese Phytopharmakon nicht anwenden", obwohl die *Erfahrung* durchaus eine **unbedenkliche Anwendung** garantieren könnte.

Baldrianwurzel, Valerianae radix (Stammpflanze: Sammelart Valeriana officinalis LINNÉ) besitzt als Sedativum in der Phytotherapie zwar einen hohen Stellenwert, dennoch spielen Zubereitungen in Form des Baldriantees oder der Baldriantinktur in der Kinderheilkunde nicht die gleiche dominierende Rolle wie bei Erwachsenen. Der Grund ist der Geruch und Geschmack, den Kinder in der Regel ablehnen. Akzeptiert werden durchaus „Baldrianpräparate" (Fertigpräparate siehe S. 76) als Dragees oder Weichgelatinekapseln.

Die Monographie der Kommission E nennt für Baldrianwurzeln folgende Anwendungsgebiete: „Unruhzustände, nervös bedingte Einschlafstörungen." In der Monographie wird ausdrücklich darauf hingewiesen, dass die genannten Indikationen für Zubereitungen gelten, die **keine Valepotriate** enthalten. Die schlaffördernde Wirksamkeit wässriger oder ethanolisch-wässriger Baldrianwurzelzubereitungen wird auf das Vorhandensein des polaren **Olivil**-Derivates – gehört zur Naturstoffgruppe der **Lignane** – zurückgeführt. Das Olivilglykosid ist ein partieller Agonist des Adenosin-1-Rezeptors. Dieser A-1-Rezeptor ist nahezu ausschließlich an den zentralen Neuronen lokalisiert, die für Schläfrigkeit verantwortlich sind. Mit Sicherheit sind aber auch andere Inhaltsstoffe an der Wirksamkeit mitbeteiligt [122].

Angesichts der Diskussion um mögliche unerwünschte (?) Wirkungen der Valepotriate [63] – Valepotriate sind aufgrund ihrer Epoxidstruktur Alkylanzien, deren alkylierendes Potenzial mit Epichlorhydrin, einem starken chemischen Mutagen und Kanzerogen, vergleichbar ist [64] – sollten in der Kinderheilkunde zum momentanen Zeitpunkt aus Sicherheitsgründen **nur valepotriatfreie** und auch **baldrinalfreie** Baldrianzubereitungen eingesetzt werden. Baldrinale sind Abbauprodukte der Valepotriate vom Dientyp, kommen genuin in der Pflanze nicht vor und zeigen im SOS-Chromosomentest ebenfalls eine dosisabhängige Genotoxizität und Bakterientoxizität [65].

Nach den Untersuchungen von *Dieckmann* [65] gibt es eine Reihe von Fertigarzneimitteln (Fertigarzneimittel siehe S. 76), in denen weder Valepotriate noch Baldrinale nachgewiesen werden konnten. Wenn für die Herstellung der geprüften Arzneimittel wässrige Trockenextrakte aus den Wurzeln von Valeriana officinalis verwendet worden sind/werden, dann ist das Analysenergebnis durchaus erklärbar. Bei der gebräuchlichen Herstellung eines „Baldriantees" lassen sich praktisch keine Valepotriate aus der Droge extrahieren. Hinzu kommt, dass mit 0,006–0,9% der Gehalt an Valepotriaten im offiziellen Baldrian recht niedrig ist.

Als wichtigstes Ergebnis der Dissertation von *Dieckmann* [65] ist der **Verlust der mutagenen Eigenschaften der Valepotriate und Baldrinale (!)** zu nennen, nachdem die Verbindungen in kürzester Zeit (!) im Körper metabolisiert worden sind. Die von *Dieckmann* isolierten Metaboliten, Baldrinal-Glucuronide, zeigten weder im Ames-Test noch im SOS-Chromosomentest positive Ergebnisse! Diese Befunde sind äußerst wichtig und auch in gewisser Hinsicht „beruhigende" Detailergebnisse für die Risikoabschätzung, sie dürfen jedoch noch nicht als absolute „Entwarnung" angesehen werden. Bis es zur

Psychosomatische Störungen

Metabolisierung kommt, besteht nach wie vor ein theoretisches Restrisiko für den Magen-Darm-Trakt, auch wenn weder im Blut noch in anderen Organen freie Valepotriate oder Baldrinale nachgewiesen werden konnten. Für eine endgültige Klärung sind noch In-vivo-Langzeitstudien notwendig.

Bei einer kritischen Bewertung aller Fakten kann man zu dem Resultat kommen, dass bei **Erwachsenen** im Hinblick auf den Missbrauch synthetischer Psychopharmaka die Einnahme valepotriathaltiger Arzneimittel mehr Nutzen als Risiken in sich birgt [104].

In der **Pädiatrie** dagegen sollten nur valepotriat- und baldrinalfreie Präparate verabreicht werden, dazu zählen auch der Baldrian-Tee (1 Teelöffel zerkleinerte Baldrianwurzeln mit 200 ml kochendem Wasser übergießen und 15 Minuten lang ziehen lassen) und die Baldriantinktur, Valerianae tinctura DAB (ab dem 4. Lebensjahr vor dem Schlafengehen ½ Teelöffel in Milch oder Fruchtsaft gelöst). Besser geeignet ist für Kinder, da alkoholfrei, der *Baldrianfrischpflanzenpresssaft*, den man zur Geschmacksverbesserung z. B. mit rotem Traubensaft mischen kann. Unverständlich ist die „bürokratische" Einschränkung, dass ein Baldrianpresssaft erst für Kinder über 12 Jahre geeignet sein soll.

Aus geschmacklichen und geruchlichen Gründen dürfte sich in der Kinderheilkunde auch das *Kaltmazerat* (– Valerianae radix conc. werden bei Raumtemperatur mindestens 8 Stunden lang mit kaltem Wasser extrahiert –) eignen, dem ohnehin eine höhere Wirksamkeit in der Volksmedizin zugeschrieben wird. Systematische Untersuchungen über Baldrianwurzel-Kaltmazerate liegen allerdings nicht vor.

Besonders zu empfehlen sind natürlich standardisierte und klinisch geprüfte Baldrian-Fertigarzneimittel (Fertigarzneimittel siehe S. 76). Von dem Präparat Valdispert®-Dragees existieren neben den Studien bei Erwachsenen auch die geforderten klinischen Prüfungen bei Kindern [84–88], in denen zum einen die oben genannten Anwendungsgebiete der Monographie der Kommission E bestätigt und zum anderen erweiterte Indikationen genannt werden. Interessant sind vor allem die positiven Erfahrungen von F. Wurst [87] bei Schulkindern mit Lernschwierigkeiten, die auf nervöser Basis beruhten.

Multizentrische Anwendungsbeobachtungen bei Kindern existieren auch von den Fertigarzneimitteln **Sedonium®**-Dragees (300 mg Baldrianwurzeltrockenextrakt/Drg.) und **Baldorm®** Tabletten (300 mg Baldrianwurzeltrockenextrakt/Tbl.) [119, 121].

Die gebräuchlichsten Kombinationspartner von Valerianae radix sind:

- **Hopfenzapfen, Lupuli strobulus** (Stammpflanze: Humulus lupulus Linné; z. B. im Präparat Alluna®-Einschlaf-Dragees) [120]
- **Melissenblätter, Melissae folium** Stammpflanze: Melissa officinalis Linné)
- **Lavendelblüten, Lavandulae flos** (Stammpflanze: Lavandula angustifolia Miller)
- **Passionsblumenkraut, Passiflorae herba** (Stammpflanze: Passiflora incarnata Linné).

Sämtliche vier Drogen sind monographiert. In den Monographien ist auch die Dosierung für Erwachsene nachzulesen. Im Folgenden können nur Kinderdosierungsvorschläge genannt werden, die sich lediglich auf Erfahrungswerte stützen.

Für **Hopfen** werden die folgenden Anwendungsgebiete angegeben: „Befindensstörungen wie Unruhe und Angstzustände, Schlafstörungen." Für 1 Tasse Hopfentee übergießt man 1 Esslöffel Hopfenzapfen mit ¼ Liter kochendem Wasser und lässt 10 Minuten lang ziehen. Bis zum Alter von 3 Jahren genügt in der Regel 1 Tasse täglich, ab 3 Jahre kann die Dosis auf 3-mal täglich 1 Tasse gesteigert werden.

Für **Melissenblätter,** für die die Wirksamkeit am wenigsten bewiesen ist, gelten folgende Indikationen: „Nervös bedingte Einschlafstörungen, funktionelle Magen-Darm-Beschwerden!"

Für 1 Tasse Melissentee übergießt man 1 Esslöffel geschnittene Melissenblätter mit ca. 150 ml kochendem Wasser und lässt in einem bedeckten Gefäß ca. 10 Minuten lang ziehen. Säuglinge erhalten eine Tasse voll über den Tag verteilt, Kleinst- und Kleinkinder bis zu 3 Tassen täglich. Der geschmacklich beste Melissentee wird aus frischen Melissenblättern, die man kurz zuvor im eigenen Garten erntet, hergestellt. Von **Euvegal® Entspannungs- und Einschlafdragees** existiert eine prospektive, offene Beobachtungsstudie mit Kindern unter 12 Jahren, die unter Unruhezuständen und nervös bedingte Einschlafstörungen litten, bei 450 niedergelassenen Kinderärzten [119]. Das zentrale Symptom „Schlafstörung" wurde bei 80,88 % der Kinder deutlich gebessert. Die Dosierung betrug 2 × tägl. 2 Euvegal®-Dragees.

Für **Lavendelblüten** sind folgende Indikationen ausgewiesen: „Befindensstörungen wie Unruhezustände, Einschlafstörungen, funktionelle Oberbauchbeschwerden, nervöser Reizmagen, nervöse Darmbeschwerden".

Dosierung: 1 Teelöffel Lavendelblüten mit 150 ml kochendem Wasser übergießen und bedeckt 10 Minuten ziehen lassen. Experimentelle und klinische Untersuchungsergebnisse [106, 107] bestätigen die sedative bzw. einschlaffördernde Wirksamkeit des ätherischen Lavendelblütenöles sowie von Linalylacetat und Linalool [106].

Für **Passionsblumenkraut** gelten folgende Anwendungsgebiete: „Nervöse Unruhezustände".

Dosierung: 1 Esslöffel geschnittenes Passionsblumenkraut mit 150–200 ml kochendem Wasser übergießen und 5 Minuten auf kleiner Flamme ziehen lassen. Kleinkinder nehmen 1 Tasse täglich und ab 3 Jahre bis zu 3 Tassen täglich. Als Fertigarzneimittel ist das Präparat Moradorm®-S-Filmtabletten zu empfehlen.

Die Wirksamkeit als **Sedativa** ist für die vier oben genannten Drogen ausreichend bis befriedigend [104] und insbesondere durch die Erfahrungsheilkunde belegt. Dies gilt selbstverständlich auch für den Einsatz in der Pädiatrie. Gegenüber der allgemeinen Anwendung existieren in der Kinderheilkunde lediglich gewisse Schwerpunkte, basierend auf organoleptischen Gründen. Hinzukommen andere bzw. zusätzliche Anwendungsformen.

So ist ein Teeaufguss, nur aus **Hopfenzapfen** hergestellt, bei Kindern nicht sehr beliebt, insbesondere wenn dieser aus gelagertem „Pharmahopfen" aufgebrüht wird. Der „Pharmahopfen" unterscheidet sich durch seinen Geruch nach Isovaleriansäure und seinem Gehalt an 2-Methyl-3-buten-2-ol deutlich vom frischen „Bierhopfen", welcher einen würzig-aromatischen und leicht balsamischen Geruch aufweist. Der C_5-Alkohol, 2-Methyl-3-buten-2-ol, ist ein „Kunstprodukt", das sich bei der Lagerung des Hopfens durch autoxidative Zersetzung aus den Hopfenbitterstoffen bildet. Das Methylbutenol ist eine leicht flüchtige Verbindung und dürfte für die therapeutische Wirksamkeit so

Psychosomatische Störungen

genannter **„Hopfenkissen"** wesentlich **mit**verantwortlich sein. Die **Hopfenkissen** sind ein altbewährtes Hausmittel bei unruhigen **Säuglingen** und **Kleinkindern**. Zu diesem Zwecke werden rund 500 g Hopfenzapfen in ein Baumwoll- oder Leinenkissen abgefüllt und als Kopfunterlage verwendet. Die „Kissenfüllung" kann etwa eine Woche lang verwendet werden.

In Tierversuchen konnte festgestellt werden, dass das Methylbutenol eine ausgeprägte sedative-hypnotische Wirkung besitzt [66], und zwar dosisabhängig. Die tierexperimentellen Studien wurden im Vergleich zu Allotropal® (3-Methyl-1-pentin-3-ol) durchgeführt und sie bestätigten die längst bekannte nützliche Anwendung von gelagertem Pharmahopfen zur Dufttherapie (*Aromatherapie*).

Eine ähnliche Form der Aromatherapie wird bei Säuglingen und Kleinkindern in Südfrankreich mit gebundenen **Lavendelsträußchen** oder **Lavendelblüten-Duftsäckchen** bzw. **Kräuterkissen** durchgeführt. In tierexperimentellen und auch in Probanden-Studien wurde eine eindeutige **olfaktorisch-sedierende** Wirksamkeit nachgewiesen, insbesondere von den Hauptinhaltsstoffen Linalylacetat und Linalool [106]. Das „echte" Lavendelöl war wirksamer als das billigere Lavandinöl, von Lavandula hybrida [106]. Das gebundene, blühende Lavendelkraut wird dabei in der Nähe des Kinderbettes aufgehängt. Bewährt haben sich auch **Lavendelbäder** (Fertigarzneimittel siehe S. 76), die entweder mithilfe eines Aufgusses aus Lavandulae flos oder durch Zusatz eines Lavendel-Fertigarzneimittels bzw. durch den Zusatz von 5–10 Tropfen ätherischem Lavendelöl pro Vollbad hergestellt werden. Zur Herstellung eines Lavendelbades werden 50–100 g Lavendelblüten mit 1–2 Liter kochendem Wasser übergossen und 10 Minuten lang ziehen gelassen. Die gesamte Menge des Aufgusses wird für 1 Vollbad verwendet, Badedauer bis zu 15 Minuten, je nach Alter. Das Lavendelöl emulgiert man in wenig Milch oder Sahne.

Melissenblätter werden entweder in Form des **Melissentees,** den Kinder sehr gerne trinken, oder in Form von wässrigen, alkoholischen bzw. öligen Extrakten zur Zubereitung von Bädern angewendet. Ölige Auszüge erfüllen dabei die höchsten Qualitätsansprüche. Die diversen **Melissengeister** des Handels sind aufgrund der hohen Alkoholgehalte (meist >70 Vol.%) zur inneren Anwendung in der Kinderheilkunde **ungeeignet.** Nichts einzuwenden ist, wenn zur Herstellung eines Melissen-Vollbades 5–15 Tropfen eines Melissengeistes dem Badewasser zugefügt werden. Von Kindern akzeptiert wird auch der alkoholfreie **Melissenfrischpflanzenpresssaft**, insbesondere wenn dieser mit Fruchtsäften geschmacklich verbessert wird. Das für die Pädiatrie geeignetste Melissenpräparat ist der florabio Frischpflanzenpresssaft.

Ein **pflanzliches Sedativum,** das aufgrund jüngerer klinischer und experimenteller Prüfungen in letzter Zeit besonders auf sich aufmerksam gemacht hat, ist das **Johanniskraut, Hyperici herba** (Stammpflanze: Hypericum perforatum Linné). In mehreren kontrollierten bzw. in Doppelblindstudien konnten bei Erwachsenen Wirkungen beobachtet werden, die mit Diazepam bzw. Imipramin oder Amitriptylin vergleichbar waren. Gefolgert wird aus den Studien, dass Johanniskrautzubereitungen bei leichten bis mittelschweren Depressionsformen eine verlässliche Alternative zu den gängigen synthetischen Antidepressiva darstellen können. Bei den Prüfungen wurden auch Besserungen von nervöser Unruhe und Schlafstörungen beobachtet. Über die gute antibakterielle und antiphlogistische Wirkung des Johanniskrautöles wurde bereits auf Seite 15 und 20ff. berichtet. Für die sedierende Wirkung sind neben den Hypericinen und Hyperforin die Biflavonoide aus der Gruppe der Apigenine, insbesondere das Amentoflavon, verantwortlich, da diese Naturstoffe eine bemerkenswerte Bindung am Diazepamrezeptor aufweisen. Vieles spricht dafür, Hypericum perforatum auch in der Kinderheilkunde einzusetzen [89].

Für die Herstellung eines Johanniskraut-Tees wird 1 Teelöffel geschnittenes Johanniskraut (mit einem möglichst geringen Stängelanteil) mit ca. 200 ml kochendem Wasser übergossen und 10 Minuten lang ziehen gelassen. Kleinkinder trinken 1 Tasse, und ab dem 3. Lebensalter können 2 bis 3 Tassen am Tag getrunken werden. Wegen der photosensibilisierenden Wirkung der Hypericine, die in wässrigen Auszügen nur in geringen Mengen vorhanden sind, sollte unmittelbar nach der Teeaufnahme eine Sonnenbestrahlung vermieden werden.

Empfehlenswert ist auch ein Johanniskrautfluidextrakt (Extractum Hyperici fluidum): Dosierung für Kleinkinder 2 × tägl. 5 Tropfen, Schulkinder bis 3 × tägl. 10 Tropfen oder standardisierte Fertigarzneimittel (siehe S. 76).

Bei Kindern und Jugendlichen mit eindeutigen leichten bis mittelschweren Depressionen müssen/sollen höher dosierte Johanniskrautpräparate (mindestens 600 mg Trockenextrakt pro Tag) verabreicht werden.

Beruhigungstee für Kinder:
(species nervinae pro infantibus)

Melissae folium conc.	30,0 g
Lavandulae flos tot.	30,0 g
Passiflorae herba conc.	30,0 g
Hyperici herba conc.	10,0 g

Dosierung: Je nach Alter 1 bis 3 Tassen voll pro Tag trinken, hergestellt aus 1 Esslöffel Teemischung durch Aufbrühen mit ca. 200 ml kochendem Wasser.

Beruhigender und blähungstreibender Kindertee:

Melissae folium conc.	20,0 g
Lavandulae flos tot.	20,0 g
Foeniculi fructus cont.	20,0 g
Cynosbati fructus conc.	20,0 g
Aurantii flos tot.	10,0 g

Dosierung: Bis 3 Tassen täglich, hergestellt aus einem Teelöffel Teemischung, als Infus.

Beruhigungstee – Fixe Kombination der Kommission E

Valerianae radix conc.	40,0 g
Passiflorae herba conc.	30,0 g
Melissae folium conc.	30,0 g

Dosierung: Bis zu 4 Tassen „Beruhigungstee" täglich, hergestellt aus einem Teelöffel Teemischung. Für Schulkinder verwendet man einen gehäuften Teelöffel.

Frischpflanzenpresssäfte:

Frischpflanzenpresssäfte wären in der Pädiatrie die optimale Darreichungsform, weil sie 1. gut individuell zu dosieren – 2. durch Zumischen von geschmacklich guten Fruchtsäften „kinderfreundlich" – 3. ethanolfrei sind und keine Konservierungsstoffe enthalten und 4. nicht nur polare, sondern auch apolare Wirkstoffe enthalten.

Zu empfehlen sind: **Baldrianwurzel-, Melissenblätter-** und **Johanniskraut**presssäfte, gemischt z. B. mit rotem Traubensaft.

Am Ende des Kapitels 3.5 soll noch auf eine Arzneipflanze aufmerksam gemacht werden, von der seitens der Kommission E (– mangels gut dokumentierter klinischer Berichte –) zwar eine negative Stoffcharakteristik veröffentlicht wurde, die aber in einigen Kinderarztpraxen eine große Rolle als „Kinder-Beruhigungsmittel" spielt. Es handelt sich um **Eschscholtzia californica** CHAMISSO, den Kalifornischen Goldmohn. In Nordamerika ist diese Droge zur Anwendung in der Kinderheilkunde weit mehr bekannt als in Europa. Angewendet wird sie in erster Linie in Form der homöopathischen Urtinktur, die aus pharmazeutischer Sicht eher als allopathische Zubereitung anzusehen ist, sowie des Fertigarzneimittels Phytonoxon-N-Tinktur. Pharmakologische Prüfungen wässriger Extrakte aus den oberirdischen Teilen von Eschscholtzia californica zeigten bei Mäusen signifikante *sedative* und *anxiolytische* Effekte [94], und machen den Kalifornischen Goldmohn, der zu den traditionell angewendeten Arzneipflanzen Nordamerikas zählt, auch aus pharmakologischer Sicht interessant.

Standardisierte Zubereitungen aus der **Kava-Kava-Wurzel** (Stammpflanze: Piper methysticum FORSTER), die sich als wirksame **Anxiolytika** bewährt haben [108], und worüber auch eine Positiv-Monographie der Kommission E existiert, waren eine gute Alternative für ängstliche Jugendliche gewesen. Leider erhielten die bis Juni 2002 fiktiv zugelassenen Kava-Kava-Präparate aus äußerst kontrovers diskutierten Gründen im Jahre 2002 eine Rücknahme der Zulassung, die allerdings 2005 in ein momentanes Ruhen der Zulassung umgewandelt wurde.

3.5.2 Fertigarzneimittel

- a) **Baldrian-Monopräparate ohne Valepotriate:**
  Baldorm®-Tabletten, Baldrian-Phyton®-Dragees, Florabio Baldrian-Frischpflanzenpresssaft, Ivel®-Schlaf-Dragees, Sedalint® Baldrian-Tabletten, Sedonium Dragees, Recvalysat®-Bürger-Tropfen, Valdispert®-125-Dragees.
- b) **Baldrian-Kombinationspräparate ohne Valepotriate:**
  Alluna®-Einschlaf-Dragees, Euvegal® forte-Dragees und Euvegal-Tropfen N, Hova®-Kindersuppositorien, Hovaletten-Dragees, Luvased-Dragees, Moradorm-S Filmtabletten, Plantival®-Tropfen, Valdispert® comp.-Dragees, Vivinox-Day® Beruhigungsdragees, Pascosedon® Filmtabletten (Anwendungsbeobachtung).
- c) **Lavendel-Präparate:**
  Kneipp®-Lavendelbad, Salus Nerven-Bad, Weleda®-Lavendel-Bademilch, Oleum aetheroleum Lavandulae Weleda-Einreibung.
- d) **Johanniskraut-Mono- und Kombinationspräparate:**
  Esbericum® forte Kapseln, Helarium® Hypericum-Dragees, Hyperforat®-Tropfen und Dragees, Jarsin® 300-Dragees, Kneipp®- oder Florabio®-Johanniskraut-Pflanzensaft, Neuroplant 300-Tabletten, Psychotonin® M-Tropfen und Psychotonin® forte Kapseln N, Psychatrin® Jossa-Dragees, Sedariston®-Tropfen und -Kapseln, Neuropas® balance-Filmtabletten (Anwendungsbeobachtung).
- e) **Sonstige pflanzliche Beruhigungs- und Schlafmittel:**
  Requiesan® Tropfen (Extrakt aus Eschscholtzia californica = Kalifornischer Goldmohn), Eschscholtzia Urtinktur DHU, Passiflora Curarina® Tropfen.
- f) **Kava-Kava-Monopräparate:**
  Mussten aufgrund einer kontrovers zu diskutierenden Risikobewertung Mitte 2003 aus dem Verkehr gezogen werden, was seitens der Buchautoren aufgrund des vorhandenen wissenschaftlichen Erkenntnismaterials bedauert wird.

3.6 Schmerzbekämpfung

Allzu schnell wird Kindern und Jugendlichen ein Schmerzmittel verabreicht und so bereits im Kindesalter die Basis zum Medikamentenmissbrauch und zur Schmerzmittelabhängigkeit gelegt. Die pflanzlichen Schmerzmittel sind nicht vergleichbar mit den „klassischen" Analgetika wie Acetylsalicylsäure, Paracetamol, Mefenaminsäure, Flufenaminsäure, Metamizol, Propyphenazon, Ibuprofen u. a. und sie sind auch nicht in der Lage, die Schmerzzentren im Gehirn zu blockieren.

Die Phytotherapie bietet jedoch einige Naturstoffe oder Zubereitungen, die bei folgenden Schmerzzuständen eine Linderung oder gar eine Beseitigung verschaffen können:

- Spannungskopfschmerz, so genannter Hartspann
- akuter Zahn- oder Wundschmerz

Schmerzbekämpfung

- Gliederschmerzen während Erkältungskrankheiten
- psychisch bedingte Kopfschmerzen
- Migräneattacken.

3.6.1 Spannungskopfschmerz

Beim **Spannungskopfschmerz** (vegetativ vasomotorischer Kopfschmerz) handelt es sich im Allgemeinen um eine Dysregulation des Gefäßtonus im Bereich des Kopfes. Die ersten Therapiemaßnahmen sollten Entspannungsübungen und Lockerungsmassagen im Bereich der Nacken- und Schultermuskeln sein. Eine gewisse Erleichterung kann durch die Blockierung der Erregungsbildung in den peripheren Schmerzrezeptoren durch eine Art „Oberflächen- oder Infiltrationsanästhesie" verschafft werden.
Dies gelingt zum Teil durch eine Einreibung mit wenigen Tropfen Pfefferminz- oder Minzöl. Auch einige ätherischölhaltige Fertigarzneimittel (Fertigarzneimittel siehe S. 79) haben sich bei rein **funktioneller** Vasokonstriktion bewährt.
In zwei Probandenstudien sowie in einer plazebokontrollierten Doppelblindstudie erwies sich eine 10%ige ethanolische Pfefferminzöllösung gleich wirksam wie 2 oral eingenommene Paracetamol-Kapseln (à 500 mg). Ein Vergleich mit Acetylsalicylsäure kam bei 176 Kopfschmerzanfällen zu einem ähnlichen Ergebnis [119]. Ein Einmassieren auf der Stirn lindert auch **Migränekopfschmerzen**!

3.6.2 Wundschmerz

Beim **Wundschmerz, insbesondere bei unblutigen, stumpfen Traumen** (Quetschungen, Prellungen etc.), schafft die Einreibung mit *wenigen* Tropfen Pfefferminz- oder Minzöl ebenfalls eine Erleichterung. Bei der Anwendung von mentholhaltigen Sprays ist darauf zu achten, dass der Mentholgehalt nicht über 5% liegen darf. Bei zu hohem Gehalt an Menthol im Arzneimittel kommt es nämlich eher zu einer Sensibilisierung der peripheren Schmerzrezeptoren. Der Druckschmerz kann somit zunehmen!
Aus diesem Grunde empfiehlt sich bei Kindern weniger eine Einreibung mit reinem Pfefferminz- bzw. Minzöl, wie sie klinisch bei Erwachsenen erprobt wurde [32, 36], sondern besser eine 20%ige ölige Lösung. Zur „Verdünnung" eignen sich besonders Miglyol® oder Freiöl®.

3.6.3 Zahnschmerzen und Zahnungshilfe

Beim **akuten Zahnschmerz,** beispielsweise verursacht durch einen kariösen Herd am Zahn, ist die Anwendung von 2–4 Tropfen **Nelkenöl** (Caryophylli aetheroleum DAB 1996) ein erprobtes „Hausmittel". Die Applikation erfolgt mithilfe eines mit Nelkenöl getränkten Wattebausches oder eines Baumwollfadens. Es versteht sich von selbst, dass die Anwendung nur zeitweilig erfolgen darf und alsbald ein Zahnarzt aufgesucht werden muss! Caryophylli aetheroleum besitzt sowohl eine lokalanästhesierende als auch eine desinfizierende Wirkung.

Die „Hausmittel-Anwendung" ist zwischenzeitlich auch klinisch überprüft worden. Das Untersuchungsergebnis bestätigt die aus der Volksmedizin bekannten Wirkungen (– siehe auch Monographie –).

Zahnungshilfen:
Auch wenn in der Volksmedizin die **Veilchenwurzel (Iridis rhizoma** von Iris florentina L. oder Iris pallida LAMARCK) eine sehr beliebte Alternative zum Beißring ist, muss darauf aufmerksam gemacht werden, dass die Kommission E nicht ohne Grund eine **Negativ-Monographie** verabschiedet hat. Der Grund waren und sind weiterhin mikrobiologische Bedenken, weil die Veilchenwurzeln ein guter Nährboden für Keime sind und damit entzündungsverursachende Mikroorganismen auf das in der Regel geschwollene und angeraute Zahnfleisch aufgebracht werden. Empfohlen werden kann dagegen das Betupfen des entzündeten Zahnfleisches mit einem kräftigen (!) Kamillentee (1 Esslöffel DAB-Kamillenblüten mit 150 ml kochendem Wasser überbrühen und 10 Minuten ziehen lassen) mittels eines aseptischen Wattestäbchens. Eine weitere Möglichkeit ist das vorsichtige Einreiben mit verdünnter (1:5 mit Kamillentee) Myrrhetinktur.

Seit Jahrzehnten bewährt haben sich Dentinox®-Gel-N-Zahnungshilfe und Dentinox®N-Zahnungshilfe flüssig (=Kamillentinktur plus Lidocain-HCl). Mit der Indikation: „Traditionell angewendet als mild wirkendes Arzneimittel zur kurzzeitigen Linderung der Beschwerden bei der ersten Zahnung" sind beide Arzneimittel als traditionell angewendete Arzneimittel nach § 109a AMG76 zugelassen.

3.6.4 Gliederschmerzen

Bei **Gliederschmerzen während Erkältungskrankheiten** eignen sich salicinhaltige Zubereitungen aus **Weidenrinde,** Zitterpappelblättern oder Mädesüßblüten bzw. standardisierte Fertigarzneimittel (Fertigarzneimittel siehe S. 79) aus diesen Drogen. Näheres darüber kann im Kapitel „Erkältungskrankheiten" (siehe S. 42ff., Kapitel 3.2) nachgelesen werden. Die Wirksamkeit – bekannt aus der Erfahrungsheilkunde und zum Teil klinisch und experimentell belegt – beruht offensichtlich auf einer Hemmung der Prostaglandinsynthese durch die Salicin-Derivate. In der Folge kommt es zu einer Art Verhinderung der Sensibilisierung der peripheren Schmerzrezeptoren [97].

Auf eine wirksame Dosis an Gesamtsalicin (15–20 mg Gesamtsalicin für Kinder von 4–10 Jahre und 20–40 mg Salicin für Kinder über 10 Jahre) muss geachtet werden. Dies ist nur mithilfe standardisierter Weidenrindenextrakte möglich.

3.6.5 Psychisch bedingte Kopfschmerzen

Psychisch bedingte Kopfschmerzen können u.a. [96] mit den in Kapitel 3.5 „Psychosomatische Störungen" genannten Phytopharmaka adjuvant behandelt werden. Bewährt haben sich insbesondere Johanniskrautpräparate (Fertigarzneimittel siehe S. 76) sowie der Species nervinae pro infantibus (siehe S. 74).

Schmerzbekämpfung

3.6.6 Migräne-Anfälle

Bei Migräne-Anfällen, insbesondere bei der Migräne-Prophylaxe, liegen bei Erwachsenen mehrere positive klinische Untersuchungsergebnisse mit **zwei** standardisierten Extrakten (Fertigarzneimittel siehe 3.6.7) vor, nämlich mit Trockenextrakten aus dem **Fieberkraut,** Chrysanthemum parthenium (L.) Bernhard sowie mit CO_2-Trockenextrakten aus dem **Pestwurzwurzelstock,** Petasites hybridus [75, 76]. Nach Schätzungen der Deutschen Migräne- und Kopfschmerzgesellschaft leiden 3–4 % aller Kinder unter Migräne. Im Alter von 7–15 Jahren haben rund 7 % häufige Migränekopfschmerzen. In der Kinderheilkunde ist erstere Droge nur ansatzweise in England erprobt worden. Der Hinweis in den sechs klinischen Studien (1981–1988), dass keine unerwünschten Wirkungen beobachtet werden konnten, dürfte die Anwendung auch in der Kinderheilkunde, mit gewissen Einschränkungen, rechtfertigen. Die Wirksamkeit beruht vermutlich auf einer Hemmung der Freisetzung von Serotonin.

Einen höheren wissenschaftlichen Level dürften die klinischen Studien mit dem standardisierten Pestwurzwurzelstockextrakt Petadolex® besitzen. In zwei Doppelblindstudien [119], darunter eine dreiarmige Studie, konnte nachgewiesen werden, dass die Migräneattacken um 60 % gesenkt werden können. In einer offenen prospektiven Studie (Monitoring gemäß GCP-Studien) wurde die Wirksamkeit und gute Verträglichkeit an 108 Kindern und Jugendlichen im Alter von 6–17 Jahren in 13 pädiatrischen Praxen nachgewiesen. Die 6- bis 9-Jährigen erhielten 2 × 1 Kapsel Petadolex® und ab 10 Jahren wurden 2 × 2 Kapseln Petadolex® verabreicht [137].

Außer den nur bei Erwachsenen eingesetzten **Mutterkorn-Alkaloiden** kennt die Phytotherapie keine weiteren geeigneten Arzneipflanzen oder Naturstoffe. Interessanterweise nennt auch M. Wiesenauer [98] in seiner „Pädiatrischen Praxis der Homöopathie" kein Migränemittel für die Kinderheilkunde.

Phytopharmaka können auf alle Fälle die *physikalischen* (Ruhe, Kühle, Kneipptherapie etc.) und *psychotherapeutischen* Maßnahmen (Entspannungsverfahren, Verhaltenstherapie, Schlafhygiene) nützlich ergänzen und Schmerzmittel wie Ibuprofen und Paracetamol reduzieren. Bei Jugendlichen ab dem 12. Lebensjahr können auch Triptone eingesetzt werden.

3.6.7 Fertigarzneimittel

a) **Gegen Verspannungskopfschmerz:**
   Diverse Pfefferminz- und Minzöle als Fertigarzneimittel, Mentholstifte, Kopfwehheil-Lösung, Grünlich® Hingfong-Lösung, Olbas-Tropfen.
b) **Gegen Gliederschmerzen:**
   Phytodolor® N-Tropfen, Salix Bürger®-Lösung, Rheumatab Salicis Tabletten, Rheumakaps Kapseln, Assalix®-Drag., Assplant®-Drag.
c) **Bei Migränekopfschmerzen:**
   Partenelle®-Kapseln (zugelassen in der Schweiz) – Feverfew-Tabletten (in England im Verkehr) – Pfefferminzöl – Petadolex®-Kapseln.

3.7 Phytotherapeutische Möglichkeiten bei Vergiftungen

Kinder nehmen pro Jahr in der Bundesrepublik Deutschland rund 100 000-mal etwas ein, „was ihnen nicht bekommt" [67]. Bei 10 Prozent dieser Fälle handelt es sich um „echte", schwere Vergiftungen, wobei leider rund 90 % tödlich verlaufen. Nicht selten wird der Zustand des Kindes durch eine unsachgemäße Behandlung verschlimmert [115].

3.7.1 Brechmittel

Eine der unsachgemäßen Maßnahmen ist die Gabe von **Kochsalz** als Brechmittel. Wenn das gewünschte Erbrechen ausbleibt, kann es zu einer lebensbedrohlichen **Hypernatriämie** kommen! Für einen Säugling kann bereits ein Teelöffel, für ein dreijähriges Kind ein Esslöffel Kochsalz tödlich sein.

Eine weit ungefährlichere Alternative ist **Sirupus ipecacuanhae,** bestehend aus:

Ipecacuanhae tinctura DAB	1 Teil
Sirupus simplex	9 Teile

(*Anmerkung:* Es handelt sich um die „alte" DAB 6-Rezeptur, bei der nun die Ipecacuanhatinktur nach DAB verwendet wird.)

Eine zweite Rezeptur [70] lautet wie folgt:

Extr. Ipecacuanhae fluidum	7,0
Glycerinum	10,0
Sirupus simplex	ad 100,0

Toxikologen empfehlen vom **Brechwurzsirup** folgende Dosierungen:

10 ml: im Alter von 1–1½ Jahren
15 ml: im Alter von 1½–2 Jahren
20 ml: im Alter von 2–3 Jahren
30 ml: im Alter über 3 Jahre

In einem Kinderhaushalt sollte der Brechwurzsirup in der „Hausapotheke", wie in den USA, vorrätig sein, wobei allerdings zu beachten ist, dass nur bei kühler Lagerung (nicht über 5°C) der Brechwurzsirup ca. 1 Jahr lang haltbar ist. In den meisten Ländern – nicht in den USA! – ist der Brechwurzsirup allerdings verschreibungspflichtig.

Durch zusätzliches Trinken von viel Wasser kann sich der Magen besser entleeren. Etwa 15 Minuten später gibt man **Kohle,** z. B. als **Coffeae carbo** oder Kaolin (z. B. Kaoprompt-H®-Suspension), und weitere 30 Minuten später – sofern noch kein Arzt anwesend sein sollte – vorsichtig Glaubersalz (Natriumsulfat).

Bei Bewusstlosen sowie nach dem Verschlucken von Tensiden ist das Auslösen von Erbrechen wegen der Erstickungsgefahr kontraindiziert. Auch bei ätzenden Substanzen darf aus anderen Gründen kein Erbrechen herbeigeführt werden. In letzterem Falle bietet sich das Spülen und Trinken von **Leinsamenschleim** an. Zu diesem Zwecke werden ca. 3 Esslöffel zerkleinerter (geschroteter) Leinsamen mit 1 Liter Wasser kalt angesetzt und rund 10 Minuten unter Umrühren auf „kleiner Flamme" gekocht. Nach dem Abkühlen auf rund 30°C seiht man den Schleim durch ein Mulltuch (z. B. Verbandmull) ab.

Im Übrigen sei noch auf die außerklinischen Erstversorgungsmaßnahmen laut *Stopfkuchen,* H. [99] verwiesen.

3.7.2   Informationsstellen für Vergiftungsfälle

Berlin
Beratungsstelle für Vergiftungserscheinungen und Embryonaltoxikologie Berlin, Spandauer Damm 130, 14050 Berlin, Tel. (030) 1 92 40, Fax (030) 30 68 67 21, berlintox@giftnotruf.de, www.giftnotruf.de

Giftberatung Virchow-Klinikum, Med. Fakultät der Humboldt-Universität zu Berlin, Abt. Innere Medizin mit dem Schwerpunkt Nephrologie und Intensivmedizin, Augustenburger Platz 1, 13353 Berlin, Tel. (030) 450-5 35 55, Fax (030) 450-5 39 15, giftinfo@charite.de

Bonn
Informationszentrale gegen Vergiftungen, Zentrum für Kinderheilkunde der Rheinischen Friedrich-Wilhelm-Univ. Bonn, Adenauerallee 119, 53113 Bonn, Tel. (0228) 1 92 40, Fax (0228) 2 87 33 14, gizbn@mailer.meb.uni-bonn.de, www.meb.uni-bonn.de/giftzentrale/

Erfurt
Gemeinsames Giftinformationszentrum der Länder Mecklenburg-Vorpommern, Sachsen, Sachsen-Anhalt und Thüringen, Nordhäuser Str. 74, 99089 Erfurt, Tel. (0361) 73 07 30, Fax (0361) 7 30 73 17, shared.ggiz@t-online.de, www.thueringen.de/wegweis/89_19.htm

Freiburg
Universitätskinderklinik Freiburg, Informationszentrale für Vergiftungen, Mathildenstr. 1, 79106 Freiburg, Tel. (0761) 1 92 40, Fax (0761) 2 70 44 57, giftinfo@kikli.uni-freiburg.de, www.ukl.uni-freiburg.de/kinderkl/viz/, www.giftberatung.de/

Göttingen
Giftinformationszentrum-Nord der Länder Bremen, Hamburg, Niedersachsen und Schleswig-Holstein (GIZ-Nord), Zentrum Pharmakologie und Toxikologie der Universität Göttingen, Robert-Koch-Str. 40, 37075 Göttingen, Tel. (0551) 1 92 40, (f. med. Fachpersonal (0551) 38 31 80), Fax (0551) 3 83 18 81, Anfragen@giz-nord.de, www.giz-nord.de/

Homburg
Informations- und Beratungszentrum für Vergiftungsfälle, Klinik für Kinder und Jugendmedizin, 66421 Homburg/Saar, Tel. (06841) 1 92 40, (06841) 16 28 3 15, Fax (06841) 1 62 84 38, kiszab@med-rz.uni-sb.de, www.uniklinik-saarland.de/kinderklinik/Vergiftungszentrale/vergiftungszentrale.html

Mainz
Klinische Toxikologie und Beratungsstelle bei Vergiftungen der Länder Rheinland-Pfalz und Hessen, Universitätsklinikum, Langenbeckstr. 1, 55131 Mainz, Tel. (06131) 19240, (06131) 232466, Fax (06131) 232468, -69, giftinfo@giftinfo.uni-mainz.de, www.giftinfo.uni-mainz.de/

München
Giftnotruf München, Toxikologische Abteilung der II. Med. Klinik und Poliklinik, rechts der Isar der Technischen Universität München, Ismaninger Str. 22, 81675 München, Tel. (089) 19240, (089) 41402241, Fax (089) 41402467, tox@lrz.tum.de, www.toxinfo.org/

Nürnberg
Med. Klinik 2, Klinikum Nürnberg, Lehrstuhl Innere Medizin-Gerontologie, Universität Nürnberg, Prof.-Ernst-Nathan-Str. 1, 90419 Nürnberg, Tel. (0911) 3983478, Giftnotruf: Tel. (0911) 3982451 oder (0911) 3982665, Fax (0911) 3982192, muehlberg@klinikum-nuernberg.de, www.giftinformation.de/

4 Literaturverzeichnis

[1] Weiss, R. F.: „Lehrbuch der Phytotherapie". 10. Auflage, Hippokrates Verlag, Stuttgart (2002)
[2] Braun, H. und Frohne, D.: „Heilpflanzen-Lexikon für Ärzte und Apotheker". 5. Auflage, Gustav Fischer Verlag, Stuttgart (1987)
[3] Hänsel, R. und Haas, H.: „Therapie mit Phytopharmaka". Springer-Verlag, Berlin–Heidelberg--New York (1983)
[4] Reuter, H. D., Deininger, R. und Schulz, V.: „Phytotherapie-Grundlagen, Klinik, Praxis". Hippokrates Verlag, Stuttgart (1987)
[5] Schimmel, K. Ch.: „Lehrbuch der Naturheilverfahren". Hippokrates Verlag, Stuttgart, Band I (1990) und Band II (1987)
[6] Rothschuh, K. E.: „Naturheilbewegung, Reformbewegung, Alternativbewegung". Hippokrates Verlag, Stuttgart (1983)
[7] Liebau, K. F.: „Handbuch für die Naturheilkunde". Pflaum Verlag, München (1988)
[8] Zeitschrift für Phytotherapie, Hippokrates Verlag, Stuttgart
[9] Planta medica, Thieme Verlag, Stuttgart
[10] Ärztezeitschrift für Naturheilverfahren, Medizinisch Literarische Verlagsgesellschaft mbH, Uelzen
[11] Natura – med. Ärztezeitschrift mit biologischen Therapien, Natura – med Verlagsgesellschaft mbH, Mainz
[12] Phytotherapy Research, Verlag Heyden & Sohn, London
[13] Fintelmann, V.: „Zukunftsaspekte der Phytotherapie". Ztsch. für Phytotherapie **8**, 97–101 (1987)
[14] Hänsel, R.: „Möglichkeiten und Grenzen pflanzlicher Arzneimittel (Phytotherapie)". Dtsch. Apoth. Ztg. **127**, 2–6 (1987)
[15] Schilcher, H.: „Grundlagen, Möglichkeiten und Grenzen der Naturheilverfahren – Phytotherapie". Ärztezeitschrift f. Naturheilverfahren **29**, 767–776 (1988)
[16] Vogel, G.: „Rationale Therapie – Keine Chance für Heilpflanzen?". Bild der Wissenschaft Heft **5**, 76–88 (1981)
[17] Weiss, R. F.: „Ideologische und praktische Grundlagen der Naturheilkunde". Ärztezeitschrift f. Naturheilverfahren **22**, 85–93 (1981)
[18] Referiert in Apotheker Zeitung **5**, Heft 19, 2 (1989)
[19] Treben, M.: „Gesundheit aus der Apotheke Gottes". Verlag Wilhelm Ennsthaler, Steyr (1986)
[20] Buchborn, E.: „Ärztliche Erfahrung und Theorie der Heilkunde" in: „Beobachtung, Experiment und Theorie in Naturwissenschaft und Medizin". Verhandlungen der Ges. Dt. Naturforscher und Ärzte, 114. Versammlung, Stuttgart (1987)
[21] Bundesminister für Forschung und Technologie (Hrsg.): „Forschung und Entwicklung im Dienste der Gesundheit". Bonn 1988, S. 35
[22] Steinegger, E. und Hänsel, R.: „Lehrbuch der Pharmakognosie und Phytopharmazie". 4. Aufl., Hrsg. R. Hänsel, Springer-Verlag, Berlin–Heidelberg–New York (1988)
[23] Wichtl, M. (Hrsg.): „Teedrogen". 3. Auflage, Wissenschaftliche Verlagsgesellschaft mbH, Stuttgart (1997)
[24] Schilcher, H.: „Möglichkeiten und Grenzen der Phytotherapie". Ärztezeitschrift f. Naturheilverfahren **28**, 942–960 (1987)
[25] Keil, G.: „Phytotherapie und Medizingeschichte". Hippokrates Verlag, Stuttgart, 24 Seiten (1985)

Literaturverzeichnis

[26] Hänsel, R.: „Möglichkeiten und Grenzen pflanzlicher Arzneimittel" in „Rationale und realistische Medizin", Hrsg. Graul, E. H., Pütter, S. und Loew, D., Medicenale XVI, Iserlohn 1986, 281–291

[27] Werning, C. (Hrsg.): „Medizin für Apotheker". Wissenschaftl. Verlagsgesellschaft mbH, Stuttgart (1987)

[28] Miething, H. und Holz, W.: „Menthol und Menthon in Pfefferminztees – Ermittlung der Freisetzungskinetiken". Pharm. Ztg. **133**, 16–17 (1988)

[29] Hausen, B. M.: „Arnikaallergie". Hautarzt **31**, 10 (1980)

[30] Willuhn, G., Röttger, P. M. und Matthiesen, U.: „Helenalin- und 11 α, 13-Dihydrohelenalinester aus Blüten von Arnica montana L". Planta medica **47**, 157 (1983)

[31] Willuhn, G.: „Arnika-Kontaktdermatitis und die sie verursachenden Kontaktallergene". Dtsch. Apoth. Ztg. **126**, 2038–2044 (1986)

[32] Borneff, J. und Graf, Z.: „Gutachten über die Wirkung des Minzöles (IHP-Rödler) auf die Wundbehandlung". (1971), Hygiene Institut der Johannes Gutenberg Universität Mainz

[33] Hausen, B. M.: „Die Kamille im Spektrum der kontaktsensibilisierenden Pflanzen" in Klaschka, F., Maiwald, L. und Patzelt-Wencler, R. (Hrsg.): „Wirkungsweise und Anwendungsformen der Kamille", Grosse Verlag Berlin (1988), Seite 71–73

[34] Hausen, B. M., Busker, E. und Carle, R.: „Über das Sensibilisierungsvermögen von Compositenarten. Teil VII. Experimentelle Untersuchungen mit Auszügen und Inhaltsstoffen von Chamomilla recutita (L.) Rauschert und Anthemis cotula (L.)." Planta medica **50**, 229–234 (1984)

[35] Weidner-Strahl, S. K. und Palasser, H.: „Klinische Prüfung von Wick Vaporub® beim banalen Schnupfen von Säuglingen". Wiener med. Wschr. **129**, 27 (1979)

[36] Schilcher, H.: „Ätherische Öle – Wirkungen und Nebenwirkungen". Dtsch. Apoth. Ztg. **124**, 1433–1442 (1984)

[37] Hamann, K. E. und Bonkowsky, V.: „Minzöl-Wirkung auf die Nasenschleimhaut von Gesunden". Dtsch. Apoth. Ztg. **127**, 855–858 (1987)

[38] Weyers, W. und Brodbeck, R.: „Hautdurchdringung ätherischer Öle". Pharmazie in unserer Zeit **18**, 82–86 (1989)

[39] Schilcher, H.: „Pharmakologie und Toxikologie ätherischer Öle". Therapiewoche **36**, 1100–1112 (1986)

[40] Hauschild, F. in Gildemeister, E. und Hoffmann, Fr.: „Die Ätherischen Öle". Akademie Verlag Berlin (1956), Bd. 1, S. 112 ff. und folgende Bände (1961)

[41] Goodman and Gilman's: „The Pharmacological Basis of Therapeutics". 6. Ausg., Macmillian Publishing Co. Inc., New York–Toronto–London (1980)

[42] Schäfer, D. und Schäfer, W.: „Nachweis der sekretolytisch-expektorierenden Wirkung von Pinimenthol bei perkutaner Anwendung". Arzneimittel-Forsch. **31**, 82 (1981)

[43] Ammon, H. P. T. in: „Arzneimittelneben- und Wechselwirkungen". Wissenschaftl. Verlagsgesellschaft, 3. Aufl., Stuttgart (1991)

[44] Holz, W.: „Aucubin und andere analytische Leitstoffe zur Prüfung der pharmazeutischen Qualität von Plantago-Arten und deren Zubereitungen". Dissertation Freie Universität Berlin (1987)

[45] Müller-Limmroth, W. und Fröhlich, H. H.: „Wirkungsnachweis einiger phytotherapeutischer Expektorantien auf den mukoziliaren Transport". Fortschritte der Medizin **98**, 95–101 (1980)

[46] „Husten – Hintergrundinformationen für die Empfehlung des Apothekers". Supplement 5 zu Nr. 3 der Dtsch. Apoth. Ztg., Januar (1987)

[47] Body, E. M. und Knight, L. M.: L Pharm. Pharmacol. **16**, 118 (1964)

[48] Schilcher, H.: „Anwendungsmöglichkeiten des TAS-Verfahrens bei Herba Droserae, Cumarindrogen und Arzneispezialität mit ätherischem Öl". Dtsch. Apoth. Ztg. **114**, 181–184 (1974)

[49] Fischer, E.: „Über Pertussin". Therapeutische Beilage Nr. 7, S. 49 in Dtsch. med. Wschr. Juli (1898)

[50] Saller, R., Briemann, L., Travers, S. und Bühring, M.: „Häusliche Inhalation mit Lindenblüten oder heißem Wasser bei akuter Erkältungskrankheit". Poster bei der 2. Wissenschaftl. Tagung der Gesellschaft für Phytotherapie, Münster, Oktober 1988

[51] Schilcher, H.: „Probleme bei der Beschaffung von Drogen mit Arzneibuchqualität". Pharm. Ztg. **126**, 2119–2128 (1981)
[52] Hänsel, R.: „Steigerung körpereigener Abwehr: Slogan oder Realität?". Apotheker Journal Heft **9**, 64–71 (1986)
[53] Bauer, R. und Wagner, H.: „Echinacea – Der Sonnenhut – Stand der Forschung". Zeitschr. f. Phytotherapie **9**, 151–159 (1988)
[54] Bauer, R., Remiger, P., Jurcic, K. und Wagner, H.: „Beeinflussung der Phagozytose-Aktivität durch Echinacea-Extrakte". Zeitschr. f. Phytotherapie **10**, 43–48 (1989)
[55] Rösch, W.: „Reizmagen – Reizdarm – Plädoyer für eine differenzierte Therapie". Medizinische Klinik **81**, 316–319 (1986)
[56] Schilcher, H.: „Diuretika und Harnwegsdesinfizientia". Urologe [B] **27**, 368–370 (1987)
[57] Schilcher, H.: „Pflanzliche Diuretika". Urologe [B] **27**, 215–222 (1987)
[58] Janssen, H., Patz, B. und Wackerle, L.: „Untersuchungen zur Wirksamkeit und Verträglichkeit von Uro-Fink®". Therapiewoche **37**, 709–714 (1987)
[59] BGA-Pressedienst Nr. 4/1985 vom 25. 4. 1985
[60] Nitsch-Fritz, R., Egger, H., Wutzel, H. und Maruna, H.: „Ergebnisse einer Praxisstudie über das Kürbiskern-Diätetikum Kürbis Granufink® bei Patienten mit Miktionsbeschwerden verschiedener Genese". Ztschr. Dr. Med. Nr. 5 (1979)
[61] Schilcher, H.: „Cucurbita-Species". Ztschr. für Phytotherapie **7**, 19–23 (1986)
[62] Lenau, H., Höxter, G., Müller, A. und Maier-Lenz, H.: „Wirksamkeit und Verträglichkeit von Cysto-Fink bei Patienten mit Reizblase und/oder Harninkontinenz". Therapiewoche **34**, 6054–6059 (1984)
[63] Braun, R., Dittmar, W., Machut, M. und Weickmann, S.: „Valepotriate mit Epoxidstruktur – beachtliche Alkylantien". Dtsch. Apoth. Ztg. **122**, 1109–1112 (1982)
[64] Dittmar, W., Braun, R., Bentien, C. und Roll, R.: „Activity of Valepotriates in the NBP- und Ames-Test". Naunyn-Schmiedberg's Arch. Pharm. **316**, R 14 Abst. 56 (1981)
[65] Dieckmann, H.: „Untersuchungen zur Pharmakokinetik, Metabolismus und Toxikologie von Baldrinalen". Dissertation an der Freien Universität Berlin, März (1989), Pharm. Biologie
[66] Wohlfart, R.: „Hopfen-Mite-Sedativum oder Placebo?". Dtsch. Apoth. Ztg. **123**, 1637–1638 (1983)
[67] Müller-Plettenberg, D.: „Vergiftungen bei Kindern". Fortschr. Med. I., 19 (1989), ref. in Apoth. Ztg. **5**, 24. April (1989), S. 4
[68] Schwenk, H. U. und Horbach, L.: „Vergleichende klinische Untersuchung über die Wirksamkeit von Carminativum-Hetterich® bei Kindern mittels wiederholter Sonographie des Abdomens". Therapie-Woche **28**, 2610–2615 (1978)
[69] Schönhöfer, P. S., Schulte-Sasse, H. und Dress, B.: „Naturheilkundliche Arzneimittel: immer wirksam und unbedenklich?". Pädiatrische Praxis **39**, 351–357 (1989)
[70] Schulte, F. J. und Spranger, J.: „Lehrbuch der Kinderheilkunde". 26. Auflage (1988), Gustav Fischer Verlag, Stuttgart–New York
[71] Hockelmann, R. A., Blatman, S., Friedmann, St. B., Nelson, N. M. und Seidel, H. M.: „Primary Pediatric care". The C. V. Mosby Company, St. Louis, Washington, DC. Toronto (1987)
[72] Heubl, G. R. und Bauer, R.: „Echinacea-Arten". Dtsch. Apoth. Ztg. **129**, 2497–2499 (1989)
[73] Bauer, R. und Wagner, H.: „Echinacea-Handbuch für Ärzte, Apotheker und andere Naturwissenschaftler". Wissenschaftl. Verlagsgesellschaft mbH, Stuttgart (1990)
[74] Schönhöfer, P. S. und Schulte-Sasse, H.: „Über die Wirksamkeit und Unbedenklichkeit von pflanzlichen Immunstimulantien". Deutsche Medizinische Wochenschrift **114**, 1804 (1989) und **115**, 317 (1990)
[75] Johnson, E. S., Kadarn, N. P., Hyland, D. M. und Hylands, P. J.: „Die Wirksamkeit von Tanacetum parthenium bei der Prophylaxe von Migräneanfällen". British Med. J. **291**, 569–573 (1985)
[76] Murphy, J. J., Heptinstall, S. und Mitchel, J. R. A.: „Randomisierte Doppelblindstudie mit Tanacetum parthenium zur Migräneprophylaxe". The Lancet 189–192, 23. 7. 1988
[77] Schilcher, H.: „Kombinationspräparate in der Phytotherapie". Ärztezeitschr. f. Naturheilverf. **31**, 88–93 (1990)

Literaturverzeichnis

[78] Schilcher, H.: „Phytotherapie und Ganzheitsmedizin". Natur- und Ganzheits-Medizin **3**, 78–80 (1990)
[79] Haselhuber, A., Kleinschmidt, H. und Knust von Wedel, S.: „Enuresis nocturna – Erfahrungen in einer Kinderkurklinik". Hippokrates **40**, Heft 3, 105–106 (1969)
[80] Schmitz, B.: „Monographie-Uzara". Dokumentation im Auftrag der Kooperation Phytopharmaka des BPI, BHA und VRH, 72 Seiten (1987)
[81] Väsquez, J. L. P.: „Evaluación Clinica de Uzara en Emergencia Pediátrica". Semana médica de Mexico **56**, 333 (1968)
[82] Kurth, W.: „Therapeutische Wirksamkeit und Akzeptanz von Linusit®". Der Kassenarzt **16**, 3546 (1976)
[83] Wölbing, R. H. und Milbradt, R.: „Klinik und Therapie des Herpes simplex". Therapie Woche **34**, 1193–1200 (1984)
[84] Klich, R.: „Verhaltensstörungen im Kindesalter und deren Therapie". Med. Welt **26**, 1251–1254 (1975)
[85] Peltz, H. D.: „Sedativa und Roborantia in der Behandlung von Heimkindern aus einem Großstadtmilieu". Hippokrates **34**, 446–450 (1963)
[86] Bauer, G.: „Ergebnisse einer Behandlung sogenannter ‚schwieriger Kinder'". Hippokrates **32**, 454–456 (1961)
[87] Wurst, F.: „Erfahrungen mit dem Sedativum Valdispert® bei Lernschwierigkeiten von Kindern". Der praktische Arzt **12**, 753–757 (1958)
[88] Kirschninek, H.: „Beitrag zur Frage der Wirkung von Baldrian-Dispert". Hippokrates **31**, 90–92 (1960)
[89] Daniel, K. W. O.: „Über die Behandlung psychosomatischer Fehlhaltungen bzw. Störungen bei Kindern im Alter zwischen 6 und 12 Jahren mit einem Vollextrakt aus Hypericum perforatum". Physik. Med. und Rehab. **15**, Heft 3 (1974)
[90] Schulz, V. und Hänsel, R.: „Rationale Phytotherapie", 5. Auflage, Springer-Verlag, 2004
[91] Swoboda, M. und Meurer, J.: „Therapie von Neurodermitis mit Hamamelis-virginiana-Extrakt in Salbenform". Zeitschr. f. Phytotherapie **12**, 114–117 (1991)
[92] Schütz, E.: „Akute Diarrhö – Selbstmedikation mit Loperamid". Dtsch. Apoth. Ztg. **131**, 901–902 (1991)
[93] Bunjes, R., Mühlendahl, K. E. und Krienka, E. G.: „Gefahr des Ileus durch das Antidiarrhoikum Loperamid". Pädiatrische Praxis **20**, (2) 217–218 (1978)
[94] Allain, R., Fleurentin, J., Lanhers, M. C., Younos, Ch., Misslin, R., Mortier, F. und Pelt, L. M.: „Behavioural Effects of the American Traditional Plant Eschscholzia californica: Sedative and Anxiolytic Properties". Planta med., **57**, 212–216 (1991)
[95] Römmelt, H., Schnizer, W., Swoboda, M. und Senn, E.: „Pharmakokinetik ätherischer Öle nach Inhalation mit einer terpenhaltigen Salbe". Zeitschr. f. Phytotherapie **9**, 14–16 (1988)
[96] Dorsch, Walter, Kinderklinik und Kinder-Poliklinik der Johannes-Gutenberg-Universität Mainz – Persönliche Mitteilung.
[97] Meier, B. und Liebi, M.: „Salicinhaltige pflanzliche Arzneimittel-Überlegungen zu Wirksamkeit und Unbedenklichkeit". Zeitschr. f. Phytotherapie **11**, 50–58 (1990)
[98] Wiesenauer, M.: „Pädiatrische Praxis der Homöopathie". Hippokrates Verlag Stuttgart (1989)
[99] Stopfkuchen, H.: „Notfälle im Kindesalter – Außerklinische Erstversorgungsmaßnahmen". Wissenschaftliche Verlagsgesellschaft mbH Stuttgart (1992)
[100] Von Harnack, G. A. und Jansen, F.: „Pädiatrische Dosistabellen". Wissenschaftliche Verlagsgesellschaft mbH Stuttgart (1992)
[101] Schimmel, K. Ch.: „Phytotherapie im Kindesalter". Ärztezeitschr. f. Naturheilverf. **32**, 137–142 (1991)
[102] McFarland, L. V. und Bernasconi, P.: „Saccharomyces boulardii – A Review of an Innovative Biotherapeutic Agent". Microbial Ecology in Health and Disease **6**, 157–171 (1993)
[103] Chapoy, P.: „Traitement des diarrhées aigues infantiles. Essai controlé de Saccharomyces boulardii". Annales de Pédiatrie **32**, 61–63 (1985)

Literaturverzeichnis

[104] Schilcher, H.: „Plant alternatives to benzodiazepines and other chemoagents". 54th International Congress of Federation International Pharmaceutique (FIP) Lisbon, Portugal, September 1994, ref. in Dtsch. Apoth. Ztg. **135**, 1811–1822 (1995)
[105] Dorsch, W., Loew, D., Meyer, E. und Schilcher, H.: „Empfehlungen zu Kinderdosierungen von monographierten Arzneidrogen und ihren Zubereitungen" – Kooperation Phytopharmaka, Bonn, 4. Auflage (2006)
[106] Buchbauer, G., Jäger, W., Jirovitz, L., Ilmberger, J. und Dietrich, H.: „Aromatherapy: Evidence for Sedative Effects of the Essential Oil of Lavender after Inhalation". Z. Naturforsch. **46c**, 1067–1072 (1991) und ACS-Symposium, Series Nr. 525, Washington DC (1993)
[107] Guillemain, J., Rousseau, A. und Delaveau, P.: „Effects neurodepresseurs de l'huile essentielle de Lavandula angustifolia Mill.". Ann. Pharmaceutiques Francaises **47**, 337–343 (1989)
[108] Schulz, V. und Hänsel, R.: „Rationale Phytotherapie – Ratgeber für die ärztliche Praxis", S. 41–94, Springer-Verlag Berlin–Heidelberg–New York (1996)
[109] Schilcher, H. und Habericht, M.: „A new method for the determination of organochlorine pesticides in essential oils with results of analysis of 110 essential oil samples and of 10 medicinal products". Pharm. Ind. **60**, 249–252 (1998)
[110] Loew, D., Schrödter, A. und Schilcher, H.: „Phytopharmaka bei katarrhalischen Erkrankungen der oberen und unteren Atemwege" in „Phytopharmaka III-Forschung und klinische Anwendung". Hrsg. D. Loew und N. Rietbrock, Steinkopff-Verlag Darmstadt (1997)
[111] Dost, F. H. und Leiber, B., Hrsg.: „Menthol and Menthol-containing External Remedies". Georg Thieme Verlag Stuttgart (1967)
[112] Neuenaber, E.: „Zur Phytochemie, Pharmakologie und Toxikologie von Propolis". Dissertation im Arbeitskreis H. Schilcher, Freie Universität Berlin (1995) und DAZ, **139**, 3447–3458 (1999)
[113] Bachmann, R. M. und Schleinkofer, G. M.: „Die Kneipp-Wassertherapie". Thieme-Hippokrates-Enke Verlag (1992)
[114] Diefenbach, M.: „Wie gefährlich ist Alkohol in Arzneimitteln für Kinder wirklich?". naturamed **11**, 34–37 (1996)
[115] Frohne, D. und Pfänder, H. J.: „Giftpflanzen – Ein Handbuch für Apotheker, Ärzte, Toxikologen und Biologen". 4. Auflage, Wissenschaftl. Verlagsgesellschaft Stuttgart mbH (1997)
[116] Blumenthal, M., Busse, W. R., Goldberg, A., Gruenwald, J., Riggins, Ch. W. and Rister, R. S.: „The complete German Commission E Monographs – Therapeutic guide to Herbal Medicines". American Botanical Council, Austin, Texas (1998)
[117] Schilcher, H.: „Sinnvolle Darreichungsformen von Phytopharmaka in der Kinderärztlichen Praxis sowie in der Selbstmedikation bei Kindern" in „Phytopharmaka IV – Forschung und klinische Anwendung", S. 73, 80. Hrsg. D. Loew und N. Rietbrock, Steinkopff-Verlag Darmstadt (1998)
[118] Köhler, G., Elosge, M., Hasenfuß, J. und Wüstenberg, P.: „Kinderdosierung von Phytopharmaka. Repräsentative alterstratifizierte Dosierungspraxis für Esberitox® N". Ztschr. f. Phytotherapie **19**, 318–322 (1998)
[119] Schilcher, H. und Kammerer, S.: „Leitfaden Phytotherapie", 2. Aufl., 2003, Urban & Fischer Verlag, München
[120] Schellenberg, R., Sauer, S., Abourashed, E. A., Koetter, U. und Blattström, A.: „The Fixed Combination of Valerian and Hops (Ze 91019) acts via a Central Adenosine Mechanism". Planta Med. **70**, 1–5 (2004)
[121] Hintelmann, C.: „Einschlafstörungen bei Kindern unter 12 Jahren – Anwendungsbeobachtung mit hochdosiertem Baldrianextrakt". Ztschr. f. Phytotherapie **23**, 60–61 (2002)
[122] Schumacher, B., Scholle, S., Hölzl, J., Khudeir, N., Hess, S. und Müller, Ch. E.: „Lignans Isolated from Valerian: Identification and Characterization of a New Olivil-Derivate with Partial Agonistic Activity at A-1-Adenosin Receptors". J. Nat. Prod. **65**, 1479–1485 (2002)
[123] Dorsch, W. und Sitzmann, F. K.: „Naturheilverfahren in der Kinderheilkunde", 2. Aufl., 2003. Hippokrates-Verlag, Stuttgart
[124] Dorsch, W. und Loibl, M.: „Hausmittel für Kinder", 2000, Gräfe und Unzer Verlag München

Literaturverzeichnis

[125] Taylor, J. A. et al.: „Efficacy and safety of echinacea in treating upper respiratory tract infections in children". JAMA **290**, 2824–2830 (2003)

[126] Kauert, G.: „Sind ethanolhaltige Phytopharmakazubereitungen in der Pädiatrie toxikologisch bedenklich" in Phytopharmaka IV, Forschung und klinische Anwendung, Herausgeber D. Loew und N. Rietbrock, Steinkopff-Verlag, Darmstadt, 1998, 94–100

[127] Lockemann, U. und Püschel, K.: „Alkoholintoxikation im Kindesalter". pädiatrie **2**, 92–98 (1996)

[128] Diefenbach, M.: „Wie gefährlich ist Alkohol in Arzneimitteln für Kinder wirklich?". naturamed **11**, 34–41 (1996)

[129] Buchbauer, G.: „Über biologische Wirkungen von Duftstoffen und ätherischen Ölen". Wien. Med. Wochenschr. **154/21–22**, 539–547 (2004)

[130] Franke, R. und Schilcher, H.: „Chamomile-Industrial Profiles". Taylor & Francis Group, Boca Raton, USA 2005-11-03

[131] Schilcher, H.: „Wirkungsweise und Anwendungsformen der Kamillenblüten". Berliner Medizinische Verlagsanstalt GmbH, Berlin 2004

[132] Kucera, M., Barna, M., Horacek, O. et al.: „Efficiacy and safety of topical applied Symphytumextract-cream in the treatment of ankle distorsion. Results of a randomized controlled clinical double-blind study". Wien. Med. Wochenschr. **154**, 498–507 (2004)

[133] Kolodziej, H. und Schulz, V.: „Umckaloabo – von der traditionellen Anwendung zum modernen Phytopharmakon". Dtsch Apoth. Ztg. **143**, 1303–1312 (2003)

[134] Krenn, L. und Karting, Th.: „Sonnentau – Aktuelles über medizinisch genutzte Drosera-Arten". Ztschr. F. Phytoth. **26**, 197–202 (2005)

[135] Gundermann, K.-J., Vinson, B. und Hänicke, S.: „Die funktionelle Dyspepsie bei Kindern – eine retrospektive Studie mit einem Phytopharmakon". Päd. **10**, 408–411 (2005)

[136] Götte, K. und Roschke, I.: „Unterstützende Behandlung von akuten Atemwegsinfekten bei Kindern mit rezidivierenden Infekten im Bereich der oberen Atemwege". päd. **7**, 95–98 (2001)

[137] Pothmann, R.:„Migraine prophylaxis for children by the phytotherapeutical butterbur root extract Petadolox®". J. Headache Pain **5**, 79 (2004) und Headache **45**, 196–206 (2005)

[138] Linde, K., Barrett, B., Wölkert, R., Bauer, R. und Melchart, D.: „Echinacea bei Erkältungen – eine systematische Übersicht der randomisierten klinischen Studien". Ztschr. F. Phytoth., Kongressband 2005, **26**, 13 (2005)

5 Monographien der Kommission E

(Zulassungs- und Aufbereitungskommission für den humanmedizinischen Bereich, phytotherapeutische Therapierichtung und Stoffgruppe, am früheren BGA bzw. seit 1994 am Bundesinstitut für Arzneimittel und Medizinprodukte – BfArM)
Das BfArM wird ab 2006 in die **Deutsche Arzneimittelagentur (DAMA)** umgewandelt, mit gleichen Aufgabengebieten, aber anderer organisatorischer Struktur

5.1 Einführung zu den Monographien und Ausführungen zur Kinderdosierung

In diesem Kapitel werden in alphabetischer Reihenfolge sämtliche Drogen aufgelistet, die in diesem Buch erwähnt sind und von denen bis zum August 1994 **Monographien der Kommission E** entweder im Bundesanzeiger als endgültige Monographien verabschiedet oder als Entwürfe zur öffentlichen Diskussion in Fachzeitschriften veröffentlicht worden sind. Arzneitmittelrechtlich besitzen diese Monographien nach wie vor auch 2006 ihre Gültigkeit. Im Rahmen des Nachzulassungsverfahrens wurden bei mehreren Monographien Korrekturen bzw. Ergänzungen vorgenommen. Die später veröffentlichten ESCOP-Monographien (s. S. 225–243) unterscheiden sich in den Punkten: „Anwendungsgebiete, Dosierung, Gegenanzeigen und Nebenwirkungen" nicht wesentlich von den Kommission-E-Monographien und unterstreichen damit den wissenschaftlichen Anspruch der Kommission-E-Monographien. Aus didaktischen Gründen wurden auch einige **Negativ-Monographien** aufgelistet, weil diese Drogen eine Rolle in der *Volksmedizin* spielen. Bei der Kommission E handelt es sich um eine vom Ministerium für Jugend, Familie und Gesundheit eingesetzten Sachverständigenkommission beim Bundesgesundheitsamt, welche als Zulassungs- und Aufbereitungskommission für den humanmedizinischen Bereich (phytotherapeutische Therapierichtung und Stoffgruppe) das weltweite wissenschaftliche Erkenntnismaterial über Arzneipflanzen und Arzneipflanzenzubereitungen in Monographien aufzubereiten hatte.

Bezüglich der in den Monographien **ausgewiesenen Anwendungsgebiete** muss darauf aufmerksam gemacht werden, dass aus dem breiten Indikationsspektrum der Erfahrungsheilkunde in den meisten Fällen jeweils nur einige wenige Indikationen sauber dokumentiert und damit wissenschaftlich vertretbar sind. Aus diesem Grunde finden sich aus der *„Indikationslyrik"* der Volksmedizin in den Monographien der Kommission E nur wenige Anwendungsgebiete wieder. Die **Dosierungen** in den Monographien beziehen sich auf die Anwendung bei **Erwachsenen**. Die in der Kinderheilkunde üblichen Dosisangaben: Dosis pro Körperoberfläche (m^2) bzw. Dosis pro Körpergewicht (kg) bzw. nach **Lebensalter** sind in den Monographien nicht zu finden.

Als **grobe Orientierung** gilt bei Phytopharmaka für Kleinst- und Kleinkinder ⅓ der in den Monographien angegebenen Dosen und für Schulkinder etwa die **Hälfte**. Bei Jugendlichen gelten die **gleichen Dosierungen** wie bei Erwachsenen.

Diese „Faustregel-Dosierung" stimmt in vielen Fällen mit den theoretisch ermittelten Kinderdosierungen überein und entspricht vor allem den Erfahrungswerten, wie sie in den Kapiteln 2 und 3 ausgewiesen werden. Für *Fertigarzneimittel* müssen allerdings nach der EU-Arzneimittel-Richtlinie sowie laut 5. AMG-Novelle zu § 11 gezielte Beobachtungsstudien zu den Kinderdosierungen für die einzelnen Altersgruppen vorliegen. Liegen solche Beobachtungsstudien – es müssen keine klinischen Doppelblindstudien sein (!) – **nicht** vor, dann muss das betreffende Phytopharmakon sinngemäß den folgenden Vermerk tragen: „Bei Kindern unter 12 Jahre **soll** das betreffende Phytopharmakon nicht angewendet werden, da keine Beobachtungsstudien zur Kinderdosierung vorliegen." Die geforderten Beobachtungsstudien sollen in erster Linie die *Unbedenklichkeit* und weniger die Wirksamkeit der jeweiligen Kinderdosierung dokumentieren.

Eine „Pädiatrische Dosistabelle", wie es sie für synthetische Arzneimittel gibt [100], existiert zurzeit nur für rund 75 Drogen [105].

Die oben genannte orientierende **„Kinderdosierungs-Faustregel"** sowie die theoretisch ermittelten Dosierungen [105] sind für **sieben Drogen** zur **Anwendung bei Erkältungskrankheiten** und für **drei Drogen** sowie **fünf fixe Kombinationen** zur Anwendung bei **Magen-Darm-Erkrankungen** von 110 (!) Pädiatern mittels gut dokumentierter Anwendungsbeobachtungen bestätigt worden [105]. Mittels eines validierten Fragebogens wurden für folgende Drogen zur Anwendung bei **Erkältungskrankheiten** Kinderdosierungen, differenziert nach drei Altersklassen (Säuglinge < 1 Jahr, Kleinkinder 1–4 Jahre und Kinder 4–12 Jahre) gemacht:

> Echinaceae purpureae herba (Purpursonnenhutkraut), Foeniculi fructus (Fenchelfrüchte), Hederae helicis folium (Efeublätter), Lichen islandicus (Isländisch Moos), Matricariae flos (Kamillenblüten), Plantaginis lanceolatae herba (Spitzwegerichkraut) und Thymi herba (Thymiankraut).

Zur Anwendung gegen **Magen-Darm-Erkrankungen** wurden beobachtet: Leinsamen, Indische Flohsamenschalen und Uzarawurzeln sowie die Kombination aus Kamillenblüten, Pfefferminzblättern, Fenchelfrüchten, Kümmelfrüchten und Pomeranzenschalen, ferner die Kombination aus Kamillenblüten, Korianderfrüchten und Fenchelfrüchten oder Kombination aus Schleifenblume, Kamillenblüten, Pfefferminzblättern, Schöllkraut, Mariendistelfrüchten, Melissenblättern, Kümmelfrüchten, Süßholzwurzel und Angelikawurzel (= Fertigarzneimittel Iberogast®), oder Kombination aus Kamillenblüten und Apfelpektin (= Fertigarzneimittel Diarrhoesan®) und um die Kombination aus Angelikawurzel, Enzianwurzel, Kalmuswurzel, Melissenblättern und Wermutkraut.

Die in Abstimmung mit dem Bundesinstitut für Arzneimittel und Medizinprodukte (BfArM) durchgeführten Anwendungsbeobachtungen bei drei Altersklassen erlauben die berechtigte Hypothese, dass die in dem Buch „Kinderdosierung von Phytopharmaka" [105] theoretisch errechneten Kinderdosierungen zumindest für 75 Drogen realistisch sein dürften und im Grunde genommen nicht für jede einzelne Droge eine Anwendungsbeobachtung zur Ermittlung der Kinderdosierung zwingend notwendig ist. Wünschenswert sind klinische Studien zur Ermittlung der exakten Kinderdosierung dennoch, sie sind aber, wenn theoretische Berechnungen, basierend auf wissenschaftlicher Grundlage, vorliegen, **nicht zwingend** notwendig, wenn dadurch die Anwendung bei Kindern ermöglicht wird. Wenn klinische Studien, meist in Form validierter und mit dem BfArM abgesprochener Anwendungsbeobachtungen bei Kindern unter 12 Jahren, existieren, dann wird dies bei dem jeweiligen Fertigarzneimittel vermerkt. Im **Kapitel 6** (ESCOP-Monographien) werden bei mehreren Drogen **altersabgestufte Kinderdosierungen** angegeben!

5.2 Alphabetische Auflistung der Monographien

Alle aufgelisteten Drogen sind in irgendeiner Form in der Pädiatrie von Bedeutung. Mit ■ sind diejenigen Drogen gekennzeichnet, die **häufig (!)** in der Pädiatrie angewendet werden.

- Absinthii herba
- ■ Achillea millefolium
- Adonidis herba
- Agrimoniae herba
- Aloe
- Althaeae folium
- ■ Althaeae radix
- Angelicae fructus/herba
- Angelicae radix
- ■ Anisi fructus
- ■ Arnicae flos
- ■ Aurantii pericarpium
- ■ Avenae herba
- Avenae stramentum
- ■ Balsamum peruvianum
- Balsamum tolutanum
- ■ Betulae folium
- Bursae pastoris herba
- ■ Calendulae flos
- Camphora
- ■ Carvi aetheroleum
- ■ Carvi fructus
- ■ Caryophylli flos
- Centaurii herba
- ■ Cinnamomi cassiae cortex
- ■ Coffeae carbo
- Colchicum autumnale
- ■ Condurango cortex
- ■ Crataegi folium cum flore
- ■ Cucurbitae peponis semen
- ■ Droserae herba
- ■ Echinaceae purpureae herba
- ■ Equiseti herba
- ■ Eschscholtzia californica
- ■ Eucalypti aetheroleum
- Eucalypti folium
- ■ Euphrasiae herba
- ■ Farfarae flos/-herba/-radix
- ■ Farfarae folium
- Filipendula ulmaria
- ■ Foeniculi fructus
- ■ Frangulae cortex

- Galeopsidis herba
- ▨ Gentianae radix
- ▨ Hamamelidis folium et cortex
- ▨ Hederae helicis folium
- Hippocastani semen
- ▨ Hyperici herba
- ▨ Lavandulae flos
- Ledi palustris herba
- ▨ Lichen islandicus
- ▨ Lini semen
- ▨ Liquiritiae radix
- ▨ Lupuli strobulus
- ▨ Lycopi herba
- ▨ Malvae flos
- ■ Malvae folium
- ▨ Manna
- Mate folium
- ▨ Matricariae flos
- ▨ Melissae folium
- ▨ Menthae arvensis aetheroleum
- ▨ Menthae piperitae aetheroleum
- ■ Menthae piperitae folium
- ▨ Myrrha
- ▨ Myrtilli folium
- ▨ Myrtilli fructus
- ▨ Ononidis radix
- Origani vulgaris herba
- ▨ Orthosiphonis folium
- ▨ Passiflorae herba
- ■ Piceae aetheroleum
- Piceae turiones recentes
- ■ Pimpinellae radix
- ▨ Pini aetheroleum
- Pini turiones
- Piperis methystici rhizoma
- ▨ Plantaginis lanceolatae herba
- ▨ Pollen
- Polygalae radix
- ▨ Primulae flos
- ▨ Primulae radix
- ▨ Psyllii semen
- Quercus cortex
- Raphani sativi radix
- Rhei radix
- ▨ Rosmarini folium
- ▨ Salicis cortex
- ▨ Salviae folium
- ▨ Sambuci flos
- Sennae folium
- ▨ Serpylli herba
- ▨ Solidago
- ▨ Symphyti radix
- ■ Syzygii cumini cortex
- ▨ Taraxaci radix cum herba
- ▨ Terebinthinae aetheroleum rectificatum
- Terebinthinae Laricina
- ▨ Thymi herba
- ▨ Tiliae flos
- Tiliae folium
- ▨ Tormentillae rhizoma
- ▨ Trockenhefe aus Saccharomyces boulardii
- ▨ Usnea species
- ▨ Uvae ursi folium
- ▨ Uzarae radix
- ▨ Valerianae radix
- ▨ Verbasci flos
- ▨ Violae tricoloris herba
- Zingiberis rhizoma

5.3 Alphabetische Auflistung der Indikationen laut Kommission E – Die Indikationen sind nicht spezifisch für Kinder, sondern geben die Anwendungsgebiete der veröffentlichten Kommission-E-Monographien im *Originaltext* wieder.

Bezüglich der **Dosierungen** siehe Seite 94

Indikationen	Monographien
Angstzustände	Hyperici herba
	Lupuli strobulus
Appetitlosigkeit	Absinthii herba
	Achillea millefolium
	Angelicae radix
	Aurantii pericarpium
	Centaurii herba
	Condurango cortex
	Gentianea radix
	Lichen islandicus
	Pollen
	Taraxaci radix cum herba
Augenentzündungen (Konjunktivitis simplex)	Euphrasiae herba
Blähungen	Angelicae radix
	Carvi aetheroleum
	Carvi fructus
	Foeniculi fructus
	Gentianae radix
	Lavandulae flos
	Menthae arvensis aetheroleum
Chronische Bronchialerkrankungen	Hederae helicis folium
	Terebinthinae aetheroleum rectificatum
Colon irritabile	Lini semen
	Menthae piperitae aetheroleum
	Psyllii semen
Darmreinigung vor OP und Röntgen	Sennae folium oder Sennae fructus
Dekubitus	Balsamum peruvianum
Depressive Verstimmungszustände	Hyperici herba
Distorsionen	Arnicae flos

Indikationen	Monographien
Divertikulitis	Lini semen
Druck und Beklemmungsgefühl in der Herzgegend	Crataegus
Durch Abführmittelabusus geschädigtes Kolon	Lini semen
Durchspülung bei entzündlichen Erkrankungen der ableitenden Harnwege, Nierengrieß	Betulae folium Equiseti herba Ononidis radix Orthosiphonis folium Solidaginis herba Taraxaci radix cum herba Uvae ursi folium
Durchfallerkrankungen (leichte, akute, unspezifische)	Agrimoniae herba Myrtilli fructus Quercus cortex Saccharomyces boulardii Tormentillae rhizoma Uzarae radix
Dyskinesien der Gallenwege	Absinthii herba Raphani sativi radix
Dyspeptische Beschwerden	Absinthii herba Achillea millefolium Angelicae radix Anisi fructus Aurantii pericarpium Carvi aetheroleum Carvi fructus Centaurii herba Foeniculi fructus Hyperici herba Salviae folium Taraxaci radix cum herba Zingiberis rhizoma
Einschlafstörungen	Lavandulae flos Melissae folium Valerianae radix
Enteritis	Lini semen

Alphabetische Auflistung der Indikationen

Indikationen	Monographien
Entzündliche Erkrankungen im Magen-Darm-Bereich	Matricariae flos
Entzündliche Erkrankungen der ableitenden Harnwege	Uvae ursi folium
Entzündliche Hauterkrankungen	Avenae stramentum Hamamelidis folium et cortex Matricariae flos Plantaginis lanceolatae herba Syzygii cumini cortex
Entzündungen (lokale)	Lini semen
Entzündungen als Folge von Insektenstichen	Arnicae flos
Entzündungen der Luftwege	Matricariae flos Pimpinellae radix
Entzündungen der Mund- und Rachenschleimhaut	Arnicae flos Calendulae flos Caryophylli flos Coffeae carbo Farfarae folium Matricariae flos Menthae piperitae aetheroleum Myrrha Myrtilli fructus Plantaginis lanceolatae herba Salviae folium Syzygii cumini cortex Tormentillae rhizoma
Erkältungskrankheiten	Echinaceae purpureae herba Filipendula ulmaria Sambuci flos
Erkrankungen, bei denen eine leichte Defäkation mit weichem Stuhl erwünscht ist, z. B. Analfissuren, Hämorrhoiden, nach rektal-analen operativen Eingriffen	Aloe Frangulae cortex Rhei radix Sennae folium oder Sennae fructus
Erkrankungen im Anal-, Genitalbereich	Matricariae flos
Ermüdung (geistige und körperliche)	Mate folium

Indikationen	Monographien
Fieberhafte Erkrankungen	Salicis cortex Filipendula ulmaria
Frakturödeme	Arnicae flos
Frostbeulen	Balsamum peruvianum Quercus cortex
Funktionelle Oberbauchbeschwerden	Lavandulae flos Melissae folium Menthae arvensis aetheroleum
Furunkel	Terebinthinae Laricina
Furunkulose als Folge von Insektenstichen	Arnicae flos
Gallenfluss, Störungen	Taraxaci radix cum herba
Gastritis	Lini semen
Gichtanfall (akuter)	Colchicum autumnale
Hämatome	Arnicae flos
Hämorrhoiden	Balsamum peruvianum Hamamelidis folium et cortex
Hauterkrankungen (bakterielle)	Matricariae flos
Hauterkrankungen (entzündliche und seborrhoische, speziell mit Juckreiz)	Avenae stramentum
Hauterkrankungen (leichte seborrhoische)	Violae tricoloris herba
Hauterkrankungen (entzündliche)	Matricariae flos
Herzbeschwerden	Camphora Crataegi folium cum flore
Herzleistungseinschränkung, besonders bei nervöser Begleitsymptomatik	Adonidis herba
Infekte (rezidivierende) im Bereich der Atemwege und der ableitenden Harnwege	Echinaceae purpureae herba
Katarrhe der Luftwege	Anisi fructus Balsamum tolutanum Camphora Eucalypti aetheroleum Eucalypti folium

Alphabetische Auflistung der Indikationen

Indikationen	Monographien
Katarrhe der Luftwege	Farfarae folium Galeopsidis herba Hederae helicis folium Liquiritiae radix Matricariae flos Menthae arvensis aetheroleum Menthae piperitae aetheroleum Piceae turiones recentes Pimpinellae radix Pini aetheroleum Pini turiones Plantaginis lanceolatae herba Primulae flos Primulae radix Raphani sativi radix Serpylli herba Terebinthinae Laricina Thymi herba Verbasci flos
Keuchhusten	Droserae herba Hederae helicis folium Thymi herba
Kopfschmerzen	Salicis cortex
Krampfaderbeschwerden	Hamamelidis folium et cortex
Krampfartige Beschwerden im Magen-Darm-Bereich	Achillea millefolium Angelicae radix Carvi aetheroleum Carvi fructus Foeniculi fructus Matricariae flos Menthae piperitae aetheroleum Menthae piperitae folium
Krampfhusten	Droserae herba
Kreislaufstörungen	Camphora Lavandulae flos
Magen- und Darmkatarrhe	Rhei radix
Magenschleimhautentzündung (leichte)	Althaeae radix

Indikationen	Monographien
Meteorismus	Lavandulae flos Menthae arvensis artheroleum
Miktionsbeschwerden bei Prostataadenom Stadium I bis II	Cucurbitae peponis semen
Milchschorf der Kinder	Violae tricoloris herba
Mittelmeerfieber (familiäres)	Colchicum autumnale
Muskel- und Nervenschmerzen	Menthae piperitae aetheroleum Piceae turiones recentes Pini turiones
Myalgien	Eucalypti aetheroleum Hyperici herba Menthae arvensis aetheroleum
Nachlassende Leistungsfähigkeit des Herzens (entsprechend Stadium II nach NYHA)	Crataegi folium cum flore
Nasenbluten	Bursae pastoris herba
Nervöse Unruhezustände	Hyperici herba Passiflorae herba
Neuralgiforme Beschwerden	Menthae arvensis aetheroleum
Obstipation	Aloe Frangulae cortex Rhei radix Sennae folium oder Sennae fructus
Obstipation (habituelle)	Lini semen Psyllii semen
Posttraumatisches und statisches Ödem (I)	Equiseti herba
Prellungen	Arnicae flos Hippocastani semen Symphyti radix
Prothesendruckstellen	Balsamum peruvianum
Psychovegetative Störungen	Hyperici herba
Quetschungen	Arnicae flos Hippocastani semen Symphyti radix

Alphabetische Auflistung der Indikationen

Indikationen	Monographien
Reisekrankheit, Verhütung der Symptome	Zingiberis rhizoma
Reizblase	Cucurbitae peponis semen
Reizhusten	Althaeae folium Althaeae radix Droserae herba Lichen islandicus Malvae flos Malvae folium
Reizzustände der Luftwege	Matricariae flos Usnea species
Rheumatische Beschwerden	Arnicae flos Betulae folium Camphora Eucalypti aetheroleum Salicis cortex
Rheumatische und neuralgische Beschwerden	Pini aetheroleum Terebinthinae aetheroleum rectificatum Terebinthinae Laricina
Roborans bei Schwächezuständen	Pollen
Schlafstörungen	Lupuli strobulus Valerianae radix
Schweißsekretion (vermehrte)	Salviae folium
Symptome der chronisch venösen Insuffizienz, wie Ödeme, Wadenkrämpfe, Juckreiz, Schmerzen und Schweregefühl in den Beinen, Varikosis, postthrombotisches Syndrom	Hippocastani semen
Ulcus cruris	Balsamum peruvianum Calendulae flos Hippocastani semen Matricariae flos
Ulcus ventriculi, Ulcus duodeni	Lini semen Liquiritiae radix

Indikationen	Monographien
Unruhezustände	Lavandulae flos Lupuli strobulus Passiflorae herba Valerianae radix
Verbrennungen	Balsamum peruvianum Hyperici herba
Verstauchungen	Hippocastani semen Symphyti radix
Völlegefühl	Angelicae radix Carvi aetheroleum Carvi fructus Foeniculi fructus Gentianae radix
Wunden (Wundheilung)	Balsamum peruvianum Bursae pastoris herba Calendulae flos Echinaceae purpureae herba Equiseti herba Hamamelidis folium et cortex Hyperici herba
Zahnheilkunde (lokale Schmerzstillung)	Caryophylli flos
Zerrungen	Hippocastani semen Symphyti radix

5.4 Alphabetische Auflistung der Wirkungen laut Monographien der Kommission E

Wirkungen	Monographien
Adsorbierend	Coffeae carbo
Adstringierend	Achillea millefolium Agrimoniae herba Coffeae carbo Galeopsidis herba Hamamelidis folium et cortex Myrrha Myrtilli fructus Plantaginis lanceolatae herba Quercus cortex Salviae folium Tormentillae rhizoma
Aktivierung der Phagozytoseleistung menschlicher Granulozyten	Echinaceae purpureae herba
Analeptisch	Mate folium
Analgetisch	Salicis cortex
Anregung der Peristaltik über Stimulierung der propulsiven Kontraktion	Aloe und übrige Anthranoid-Drogen
Anregung des Hautstoffwechsels	Matricariae flos
Antibakteriell	Achillea millefolium Anisi fructus Balsamum peruvianum Matricariae flos Menthae arvensis aetheroleum Menthae piperitae aetheroleum Plantaginis lanceolatae herba Salviae folium Thymi herba Uvae ursi folium
Antichemotaktisch	Colchicum autumnale
Antidepressiv	Hyperici herba
Antiemetisch	Zingiberis rhizoma
Antiexsudativ	Hippocastani semen

Wirkungen	Monographien
Antimikrobiell	Carvi aetheroleum Carvi fructus Lichen islandicus Matricariae flos Raphani sativi radix Serpylli herba Usnea species
Antimitotisch	Symphyti radix
Antiparasitär (besonders gegen Krätzmilbe)	Balsamum peruvianum
Antiphlogistisch	Arnicae flos Colchicum autumnale Ledi palustris herba Matricariae flos Salicis cortex Solidago Hyperici herba Calendulae flos Hamamelidis folium et cortex Symphyti radix Violae tricoloris herba
Antipyretisch	Filipendula ulmaria Salicis cortex
Antiseptisch	Arnicae flos Balsamum peruvianum Matricariae flos Terebinthinae aetheroleum rectificatum Terebinthinae Laricina Piceae turiones recentes Pini aetheroleum Pini turiones
Antitussiv	Droserae herba Ledi palustris herba
Appetitanregend	Aurantii pericarpium Condurango cortex Gentianae radix Lichen islandicus Pollen Taraxaci radix cum herba

Alphabetische Auflistung der Wirkungen

Wirkungen	Monographien
Atemanaleptisch	Camphora
Bakterientoxinhemmend	Matricariae flos
Bakteriostatisch (in alkalischem [pH 8] Harn)	Uvae ursi folium
Bathmotrop, negativ	Crataegi folium cum flore
Beruhigend	Eschscholtzia californica, oberirdische Teile Lavandulae flos Lupuli strobulus Melissae folium Passiflorae herba Valerianae radix
Beschleunigen nach kontrollierten klinischen Studien die Abheilung von Magenulzera	Liquiritiae radix
Bronchosekretolytisch	Camphora
Bronchospasmolytisch	Camphora Droserae herba Thymi herba
Carminativ	Foeniculi fructus Melissae folium Menthae arvensis aetheroleum Menthae piperitae aetheroleum Menthae piperitae folium
Cholagog	Menthae arvensis aetheroleum Menthae piperitae aetheroleum Zingiberis rhizoma
Choleretisch	Achillea millefolium Menthae piperitae folium Taraxaci radix cum herba
Chronotrop, negativ	Crataegus
Desodorierend	Matricariae flos
Die Schlafbereitschaft fördernd	Valerianae radix

Wirkungen	Monographien
Diuretisch	Betulae folium Equiseti herba Mate folium Orthosiphonis folium Solidago Taraxaci radix cum herba
Dromotrop, negativ	Crataegus
Durchblutungsfördernd	siehe: hyperämisierend
Entblähend	Lavandulae flos
Entzündungshemmend	siehe: antiphlogistisch
Erhöhung der anaeroben Schwelle	Crataegi folium cum flore
Expektorierend	Anisi fructus Eucalypti aetheroleum Eucalypti folium Foeniculi fructus Hederae helicis folium Liquiritiae radix Polygalae radix Primulae flos Primulae radix Thymi herba Verbasci flos
Fiebererzeugend	Echinaceae purpureae herba
Förderung der Kallusbildung	Symphyti radix
Förderung der Magen-Darm-Motilität	Foeniculi fructus Gentianae radix
Förderung der Speichel- und Magensaftsekretion	Zingiberis rhizoma
Fungistatisch	Salviae folium
Gefäßabdichtend	Hippocastani semen
Glykogenolytisch	Mate folium
Granulationsfördernd	Balsamum peruvianum
Haut- und Schleimhautreizend	Hederae helicis folium
Hemmung der mukoziliaren Aktivität	Althaeae radix

Alphabetische Auflistung der Wirkungen

Wirkungen	Monographien
Hyperämisierend	Camphora Pini aetheroleum Terebinthinae aetheroleum rectificatum Terebinthinae Laricina Piceae turiones recentes Eucalypti aetheroleum
Immunbiologische Wirkung beim Menschen und im Tierversuch	Echinaceae purpureae herba
Induktion einer aktiven Sekretion von Elektrolyten und Wasser in das Darmlumen und Hemmung der Rückresorption aus dem Dickdarm	Aloe Frangulae cortex Rhei radix Sennae folium
Inotrop, positiv	Crataegi folium cum flore Zingiberis rhizoma
Koronar- und Myokarddurchblutung, Zunahme	Crataegi folium cum flore
Kreislauftonisierend	Camphora
Kühlend	Menthae arvensis aetheroleum Menthae piperitae aetheroleum
Laxierend	Aloe u. a. Anthranoiddrogen
Laxierend infolge Volumenzunahme und der damit verbundenen Auslösung der Darmperistaltik durch den Dehnungsreflex	Lini semen Psyllii semen
Lipolytisch	Mate folium
Lokal hämostyptisch	Hamamelidis folium et cortex
Magensaftsekretionssteigernd	Centaurii herba Condurango cortex Gentianae radix
MAO-hemmend	Hyperici herba
Mitosehemmend	Colchicum autumnale
Motilitätsfördernd	Raphani sativi radix
Motilitätshemmend	Passiflorae herba Ledi palustris herba

Wirkungen	Monographien
Muskarinartige Wirkungen mit dosisabhängiger Blutdrucksenkung/-steigerung (nur parenteral)	Bursae pastoris herba
Positiv chronotrop	Mate folium
Positiv dromotrop	Crataegi folium cum flore
Positiv inotrop	Adonidis herba Bursae pastoris herba Crataegi folium cum flore Mate folium
Reflektorische Anregung der Speichel- und Magensaftsekretion	Gentianae radix
Reizlindernd	Althaeae folium Altheae radix Lichen islandicus Malvae flos Malvae folium Verbasci flos
Reizmildernd	Plantaginis lanceolatae herba
Reizung von Haut und Schleimhaut	Ledi palustris herba
Schlaffördernd	Lupuli strobulus Valerianae radix
Schleimhautschützend durch abdeckende Wirkung	Lini semen
Schweißhemmend	Salviae folium
Schweißtreibend	Sambuci flos Tiliae flos
Sedierend	Lupuli strobulus Passiflorae herba Valerianae radix
Sekretionsfördernd	Salviae folium Raphani sativi radix

Wirkungen	Monographien
Sekretolytisch	Liquiritiae radix Menthae arvensis aetheroleum Menthae piperitae aetheroleum Piceae turiones recentes Pimpinellae radix Pini aetheroleum Pini turiones Polygalae radix Primulae flos Primulae radix
Sekretomotorisch	Eucalypti aetheroleum Eucalypti folium
Spasmolytisch	Achillea millefolium Anisi fructus Carvi aetheroleum Carvi fructus Eucalypti aetheroleum Eucalypti folium Foeniculi fructus Hederae helicis folium Matricariae flos Menthae arvensis aetheroleum Menthae piperitae aetheroleum Orthosiphonis folium Serpylli herba Solidago Zingiberis rhizoma
Speichelsekretionssteigernd	Condurango cortex Gentianae radix
Steigerung der Phagozytose	Althaeae radix Echinaceae purpureae herba
Steigerung von Tonus und Peristaltik des Darms	Zingiberis rhizoma
Steigerung der Uteruskontraktion	Bursae pastoris herba
Steigerung der Zahl der weißen Blutkörperchen und der Milzzellen	Echinaceae purpureae herba
Venentonisierend	Hippocastani semen Adonidis herba

Wirkungen	Monographien
Verlängerung der Schlafzeit nach Barbiturat- und Ethanolgabe	Ledi palustris herba
Vermehrt die Bronchialsekretion	Sambuci flos
Vermindert die Bronchialsekretion	Terebinthinae aetheroleum rectificatum
Vermindert erhöhte Aktivität lysosomaler Enzyme	Hippocastani semen
Virostatisch	Salviae folium
Wachstumshemmung von Darmkeimen	Trockenhefe aus Saccharomyces boulardii
Wundheilungsfördernd	Calendulae flos Matricariae flos

5.5 Verabschiedete Original-Monographien der Kommission E in alphabetischer Reihenfolge

Bis September 1994 sind insgesamt 378 Arzneipflanzen und Arzneipflanzenzubereitungen bearbeitet worden. Seit 1995 ist eine neue berufene Kommission E nur noch als *Zulassungskommission* tätig. Die ab 1978 erfolgte Aufbereitung des Wissenschaftlichen Erkenntnismaterials durch die Kommission E wurde Ende 1994 eingestellt. Der Anhang enthält 110 Original-Monographien, die bis auf wenige Ausnahmen **auch** zur Anwendung in der Pädiatrie geeignet sind. Bezüglich der Kinderdosierungen siehe Seite 90ff.

Abkürzung *Banz* = Bundesanzeiger

Absinthii herba
(Wermutkraut)

Banz Nr. 228 vom 5. 12. 1984

Bezeichnung des Arzneimittels
Absinthii herba, Wermutkraut

Bestandteile des Arzneimittels
Wermutkraut, bestehend aus den frischen oder getrockneten, zur Blütezeit gesammelten oberen Sproßteilen und Laubblättern oder den frischen oder getrockneten, basalen Laubblättern oder einer Mischung der aufgeführten Pflanzenteile von Artemisia absinthium LINNÉ sowie deren Zubereitungen in wirksamer Dosierung. Die Droge enthält mindestens 0,3 Prozent (V/G) ätherisches Öl und hat einen Bitterwert von mindestens 15 000. Das ätherische Öl ist thujonhaltig; die Droge enthält ferner Sesquiterpenlacton-Bitterstoffe wie Absinthin, Anabsinthin, Artabsin, Anabsin; außerdem Flavone, Ascorbinsäure und Gerbstoffe.

Anwendungsgebiete
Appetitlosigkeit
Dyspeptische Beschwerden
Dyskinesien der Gallenwege

Gegenanzeigen
Keine bekannt.

Nebenwirkungen
Keine bekannt.

Wechselwirkungen
Keine bekannt.

Dosierung
Soweit nichts anderes verordnet:

Mittlere Tagesdosis:
2 bis 3 g Droge als wäßriger Auszug.

Art der Anwendung
Geschnittene Droge für Aufgüsse und Abkochungen, Drogenpulver, ferner Extrakte oder Tinkturen ausschließlich als flüssige oder feste Darreichungsformen zur oralen Anwendung.

Hinweis:
Kombinationen mit anderen Bittermitteln oder Aromatika können sinnvoll sein.
Thujon als wirksamer Bestandteil des Öls wirkt in toxischer Dosierung als Krampfgift. Deshalb sollte isoliertes ätherisches Öl nicht verwendet werden.

Wirkungen
Die Wirkung im Sinne eines Amarum aromaticum wird auf den Gehalt an Bitterstoffen und ätherischen Ölen zurückgeführt.
Verwertbare experimentelle pharmakologische Daten liegen aus neuerer Zeit nicht vor (gilt auch für 2006).

Achillea millefolium
(Schafgarbe)

Banz Nr. 22a vom 1. 2. 1990

Bezeichnung des Arzneimittel
Millefolii herba; Schafgarbenkraut
Millefolii flos; Schafgarbenblüten

Bestandteil des Arzneimittel
Schafgarbenkraut, bestehend aus den frischen oder getrockneten zur Blütezeit geernteten oberirdischen Teilen von Achillea millefolium LINNÉ s. 1. sowie deren Zubereitungen in wirksamer Dosierung.
Schafgarbenblüten, bestehend aus den getrockneten Blütenständen (Doldenrispen) von Achillea millefolium LINNÉ s. 1. sowie deren Zubereitungen in wirksamer Dosierung.
Die Droge enthält ätherisches Öl und Proazulene.

Anwendungsgebiete
Bei Einnahme: Appetitlosigkeit; dyspeptische Beschwerden, wie leichte krampfartige Beschwerden im Magen-Darm-Bereich.

In Sitzbädern: bei Pelvipathia vegetativa (schmerzhafte Krampfzustände psychovegetativen Ursprungs im kleinen Becken der Frau).

Gegenanzeigen
Überempfindlichkeit gegen Schafgarbe und andere Korbblütler.

Nebenwirkungen
Nicht bekannt.

Wechselwirkungen
Nicht bekannt.

Dosierung
Soweit nicht anders verordnet:

Mittlere Tagesdosis:
Bei Einnahme: 4,5 g Schafgarbenkraut, 3 g Schafgarbenblüten; 3 Teelöffel Frischpflanzenpreßsaft; Zubereitungen entsprechend.

Für Sitzbäder: 100 g Schafgarbenkraut auf 20 l Wasser.

Art der Anwendung
Zerkleinerte Droge für Aufgüsse sowie andere galenische Zubereitungen zum Einnehmen und für Sitzbäder, Frischpflanzenpreßsaft zum Einnehmen.

Wirkungen
Choleretisch
Antibakteriell
Adstringierend
Spasmolytisch

Adonidis herba Keine Bedeutung in der Pädiatrie[*]
(Adoniskraut)

Banz Nr. 22a vom 1. 2. 1990

Bezeichnung des Arzneimittels
Adonidis herba, Adoniskraut

Bestandteil des Arzneimittel
Adoniskraut, bestehend aus den während der Blütezeit gesammelten und getrockneten oberirdischen Teilen von Adonis vernalis LINNÉ sowie deren Zubereitungen in wirksamer Dosierung.
Die Droge enthält herzwirksame Glykoside und Flavonoide.

Anwendungsgebiete
Leicht eingeschränkte Herzleistung, besonders bei nervöser Begleitsymptomatik.

Gegenanzeigen
Therapie mit Digitalisglykosiden
Kalium-Mangelzustände

Nebenwirkungen
Keine bekannt.

---

[*] Anmerkung: Weil das Buch **gleichzeitig (!)** auch zum Nachlesen wichtiger Monographien verwendet werden soll, sind auch Monographien enthalten, die in der Pädiatrie *keine* oder nur eine geringe Bedeutung haben.

Wechselwirkungen
Wirkungs- und damit auch Nebenwirkungssteigerung bei gleichzeitiger Gabe von Chinidin, Calcium, Saluretika, Laxantien und bei Langzeittherapie mit Glukokortikoiden.

Dosierung
Soweit nichts anderes verordnet:

Mittlere Tagesdosis: 0,6 g eingestelltes Adonispulver (DAB 1996);

Höchste Einzelgabe: 1,0 g

Höchste Tagesdosis: 3,0 g
Zubereitungen entsprechend.

Art der Anwendung
Zerkleinerte Droge sowie deren Zubereitungen zum Einnehmen.

Hinweis:
Bei Überdosierung Übelkeit, Erbrechen, Herzrhythmusstörungen.

Wirkungen
Positiv inotrop,
im Tierversuch venentonisierend

Agrimoniae herba
(Odermennigkraut)

Banz Nr. 50 vom 13. 3. 1990

Bezeichnung des Arzneimittels
Agrimoniae herba, Odermennigkraut

Bestandteil des Arzneimittels
Odermennigkraut, bestehend aus den getrockneten, kurz vor oder während der Blütezeit geernteten oberirdischen Teilen von Agrimonia eupatoria LINNÉ und/oder Agrimonia procera WALLROTH sowie deren Zubereitungen in wirksamer Dosierung.
Die Droge enthält Gerbstoffe und Flavonoide.

Anwendungsgebiete
Innere Anwendung:
leichte unspezifische, akute Durchfallerkrankungen; Entzündungen der Mund- und Rachenschleimhaut.

Äußere Anwendung:
leichte, oberflächliche Entzündungen der Haut.

Gegenanzeigen
Keine bekannt.

Nebenwirkungen
Keine bekannt.

Wechselwirkungen
mit anderen Mitteln:
Keine bekannt.

Dosierung
Soweit nicht anders verordnet:

Tagesdosis: 3 bis 6 g Droge,
Zubereitungen entsprechend.

Äußere Anwendung:
mehrmals täglich Umschläge mit einem 10 proz. Dekokt.

Art der Anwendung
Kleingeschnittene oder gepulverte Droge für Aufgüsse, andere galenische Zubereitungen zur inneren und lokalen Anwendung

Wirkungen
Adstringierend

Aloe   Keine Bedeutung in der Pädiatrie

Banz Nr. 133 von 21. 7. 1993

Bezeichnung des Arzneimittels
Aloe barbadensis, Curacao-Aloe
Aloe capensis, Kap-Aloe

Wirksame Bestandteile
Curacao-Aloe, bestehend aus dem zur Trockne eingedickten Saft der Blätter von Aloe barbadensis MILLER sowie dessen Zubereitungen in wirksamer Dosierung.
Kap-Aloe, bestehend aus dem zur Trockne eingedickten Saft der Blätter einiger Arten der Gattung Aloe, insbesondere von Aloe ferox MILLER und seiner Hybriden sowie deren Zubereitungen in wirksamer Dosierung.
Die Droge enthält Anthranoide, überwiegend vom Aloe-Emodin-Typ.
Die Drogen müssen dem gültigen Arzneibuch entsprechen.

Pharmakologische Eigenschaften, Pharmakokinetik, Toxikologie
1,8-Dihydroxyanthracenderivate haben einen laxierenden Effekt. Dieser beruht vorwiegend auf einer Beeinflussung der Colonmotilität im Sinne einer Hemmung der stationären und einer Stimulierung der propulsiven Kontraktionen. Daraus resultieren eine beschleunigte Darmpassage und aufgrund der verkürzten Kontaktzeit eine Verminderung der Flüssigkeitsresorption. Zusätzlich werden durch eine Stimulierung der aktiven Chloridsekretion Wasser und Elektrolyte sezerniert.

Systematische Untersuchungen zur Kinetik von Zubereitungen aus Aloe fehlen, jedoch ist davon auszugehen, daß die in der Droge enthaltenen Aglyka bereits im oberen Dünndarm resorbiert werden. Die β-glykosidisch gebundenen Glykoside sind Prodrugs, die im oberen Magen-Darm-Trakt weder gespalten noch resorbiert werden. Sie werden im Dickdarm durch bakterielle Enzyme in Aloe-Emodinanthron abgebaut. Aloe-Emodinanthron ist der laxative Metabolit. Beim Menschen wurde nach Einnahme von 86 bzw. 200 mg Aloepulver im Urin Rhein nachgewiesen.

Aktive Metaboliten, wie Rhein, gehen in geringen Mengen in die Muttermilch über. Eine laxierende Wirkung bei gestillten Säuglingen wurde nicht beobachtet. Tierexperimentell ist die Plazentagängigkeit von Rhein äußerst gering.

Drogenzubereitungen besitzen, vermutlich aufgrund des Gehaltes an Aglyka, eine höhere Allgemeintoxizität als die reinen Glykoside. Ein Aloe-Extrakt mit ca. 23% Aloin und weniger als 0,07% Aloe-Emodin sowie Aloin zeigten in bakteriellen und Säugetiertestsystemen keine mutagene Wirkung. Für Aloe-Emodin, Emodin und Chrysophanol liegen teilweise positive Befunde vor. Zur Kanzerogenität liegen keine Untersuchungen vor.

Anwendungsgebiete
Obstipation.

Gegenanzeigen
Darmverschluß, akut-entzündliche Erkrankungen des Darmes, z. B. Morbus Crohn, Colitis ulcerosa, Appendizitis; abdominale Schmerzen unbekannter Ursache; **Kinder unter 12 Jahren**; Schwangerschaft.

Nebenwirkungen
In Einzelfällen krampfartige Magen-Darm-Beschwerden. In diesen Fällen ist eine Dosisreduktion erforderlich.
Bei chronischem Gebrauch/Mißbrauch:
Elektrolytverluste, insbesondere Kaliumverluste, Albuminurie und Hämaturie; Pigmenteinlagerung in die Darmschleimhaut (Pseudomelanosis coli), die jedoch harmlos ist und sich nach Absetzen der Droge in der Regel zurückbildet. Der Kaliumverlust kann zu Störungen der Herzfunktion und zu Muskelschwäche führen, insbesondere bei gleichzeitiger Einnahme von Herzglykosiden, Diuretika und Nebennierenrindensteroiden.

Besondere Vorsichtshinweise für den Gebrauch
Stimulierende Abführmittel dürfen ohne ärztlichen Rat nicht über längere Zeiträume (mehr als 1–2 Wochen) eingenommen werden.

Verwendung bei Schwangerschaft und Lactation
Aufgrund unzureichender toxikologischer Untersuchungen nicht anzuwenden in Schwangerschaft und Stillzeit.

Wechselwirkungen
Bei chronischem Gebrauch/Mißbrauch ist durch Kaliummangel eine Verstärkung der Herzglykosidwirkung sowie eine Beeinflussung der Wirkung von Antiarrhythmika mög-

lich. Kaliumverluste können durch Kombination mit Thiaziddiuretika, Nebennierenrindensteroiden und Süßholzwurzel verstärkt werden.

Dosierung und Art der Anwendung
Aloepulver, wäßrige, wäßrig-ethanolische Trocken-, Dick- und Fluidextrakte sowie methanolische Trockenextrakte zum Einnehmen.

Soweit nicht anders verordnet:
20–30 mg Hydroxyanthracenderivate/Tag, berechnet als wasserfreies Aloin.
Die individuell richtige Dosierung ist die geringste, die erforderlich ist, um einen weichgeformten Stuhl zu erhalten.
Die Darreichungsform sollte auch eine geringere als die übliche Tagesdosis erlauben.

Überdosierung
Elektrolyt- und flüssigkeitsbilanzierende Maßnahmen.

Besondere Warnungen
Eine über die kurzdauernde Anwendung hinausgehende Einnahme stimulierender Abführmittel kann zu einer Verstärkung der Darmträgheit führen.
Das Präparat sollte nur dann eingesetzt werden, wenn durch eine Ernährungsumstellung oder Quellstoffpräparate kein therapeutischer Effekt zu erzielen ist.

Auswirkungen auf Kraftfahrer und die Bedienung von Maschinen
Keine bekannt.

Hinweis:
Im Laufe der Behandlung kann eine harmlose Rotfärbung des Harns auftreten.

Althaeae folium
(Eibischblätter)

Banz Nr. 43 vom 2. 3. 1989

Bezeichnung des Arzneimittels
Althaeae folium, Eibischblätter.

Bestandteil des Arzneimittels
Eibischblätter, bestehend aus den getrockneten Laubblättern von Althaea officinalis LINNÉ sowie deren Zubereitungen in wirksamer Dosierung.
Die Droge enthält Schleimstoffe.

Anwendungsgebiete
Schleimhautreizungen im Mund- und Rachenraum und damit verbundener trockener Reizhusten.

Gegenanzeigen
Keine bekannt.

Nebenwirkungen
Keine bekannt.

Wechselwirkungen
mit anderen Mitteln:
Keine bekannt.

Dosierung
Soweit nicht anders verordnet:

Tagesdosis: 5 g Droge; Zubereitungen entsprechend.

Art der Anwendung
Zerkleinerte Droge für wäßrige Auszüge sowie andere galenische Zubereitungen zum Einnehmen.

Hinweis:
Die Resorption anderer, gleichzeitig eingenommener Arzneimittel kann verzögert werden.

Wirkungen
Reizlindernd.

Althaeae radix
(Eibischwurzel)
Banz Nr. 43 vom 2. 3. 1989

Bezeichnung des Arzneimittels
Althaeae radix, Eibischwurzel

Bestandteil des Arzneimittels
Eibischwurzel, bestehend aus den getrockneten, ungeschälten oder geschälten Wurzeln von Althaea officinalis LINNÉ sowie deren Zubereitungen in wirksamer Dosierung.
Die Droge enthält Schleimstoffe.

Anwendungsgebiete
a) Schleimhautreizungen im Mund- und Rachenraum und damit verbundener trockener Reizhusten.
b) Leichte Entzündung der Magenschleimhaut.

Gegenanzeigen
Keine bekannt.

Nebenwirkungen
Keine bekannt.

Wechselwirkungen
mit anderen Mitteln:
Keine bekannt.

Hinweis:
Die Resorption anderer, gleichzeitig eingenommener Arzneimittel kann verzögert werden.

Dosierung
Soweit nicht anders verordnet:

Tagesdosis: 6 g Droge; Zubereitungen entsprechend.
Eibischsirup: Einzeldosis 10 g.

Art der Anwendung
Zerkleinerte Droge für wäßrige Auszüge sowie andere galenische Zubereitungen zum Einnehmen.
Als Eibischsirup nur bei Anwendungsgebiet a) anzuwenden.

Hinweis:
Eibischsirup:
Diabetiker müssen den Zuckergehalt von (nach Angabe des Herstellers) ...% (entsprechend ... Broteinheiten) berücksichtigen.

Wirkungen
Reizlindernd,
Hemmung der mukoziliaren Aktivität,
Steigerung der Phagozytose.

Angelicae fructus	**= Negativ-**	Aufgenommen, da relativ häufig in
(Angelikafrüchte)	**Monographie**	der Volksmedizin verwendet!
Angelicae herba		
(Angelikakraut)		
Banz Nr. 101 vom 1. 6. 1990		

Bezeichnung des Arzneimittels
Angelicae fructus; Angelikafrüchte
Angelicae herba; Angelikakraut

Bestandteil des Arzneimittels
Angelikafrüchte, bestehend aus den Früchten von Angelica archangelica LINNÉ sowie deren Zubereitungen.
Angelikakraut, bestehend aus den oberirdischen Teilen von Angelica archangelica LINNÉ sowie deren Zubereitungen.

Anwendungsgebiete
Zubereitungen aus Angelikafrüchten und -kraut werden als Harn- und schweißtreibendes Mittel angewendet.
Die Wirksamkeit bei diesen Anwendungsgebieten ist nicht belegt.

Risiken
Die Drogen enthalten Furocumarine, die die Haut lichtempfindlicher machen.

Beurteilung
Da die Wirksamkeit der Drogen bei den beanspruchten Anwendungsgebieten nicht belegt ist, kann angesichts des Risikos die therapeutische Anwendung nicht vertreten werden.

Angelicae radix
(Angelikawurzel)
Banz Nr. 101 vom 1. 6. 1990

Bezeichnung des Arzneimittels
Angelicae radix, Angelikawurzel

Bestandteil des Arzneimittels
Angelikawurzel, bestehend aus den getrockneten Wurzeln und Wurzelstöcken von Angelica archangelica LINNÉ sowie deren Zubereitungen in wirksamer Dosierung.
Die Droge enthält ätherisches Öl, Cumarin und Cumarinderivate.

Anwendungsgebiete
Appetitlosigkeit;
dyspeptische Beschwerden wie leichte Magen-Darm-Krämpfe, Völlegefühl, Blähungen.

Gegenanzeigen
Nicht bekannt.

Nebenwirkungen
Die in Angelikawurzel enthaltenen Furocumarine machen die Haut lichtempfindlicher und können in Zusammenhang mit UV-Bestrahlung zu Hautentzündungen führen. Für die Dauer der Anwendung von Angelikawurzel oder deren Zubereitungen sollte daher auf längere Sonnenbäder und intensive UV-Bestrahlung verzichtet werden.

Wechselwirkungen
mit anderen Mitteln:
Nicht bekannt.

Dosierung
Soweit nicht anders verordnet:

Tagesdosis:
4,5 g Droge;
1,5–3 g Fluidextrakt (1 : 1)
1,5 g Tinktur (1 : 5); Zubereitungen entsprechend.
10–20 Tropfen ätherisches Öl

Art der Anwendung
Zerkleinerte Droge sowie andere galenische Zubereitungen zum Einnehmen.

Hinweis:
Für die Dauer der Anwendung von Angelikawurzel-Zubereitungen sollte auf längere Sonnenbäder oder intensive UV-Bestrahlung verzichtet werden.

Wirkungen
Spasmolytisch
Cholagog
Förderung der Magensaftsektionen

Anisi fructus
(Anis)
Banz Nr. 122 vom 6. 7. 1988

Bezeichnung des Arzneimittels
Anisi fructus, Anis

Bestandteil des Arzneimittel
Anis, bestehend aus den getrockneten Früchten von Pimpinella anisum LINNÉ sowie deren Zubereitungen in wirksamer Dosierung.
Die Droge enthält ätherisches Öl.

Anwendungsgebiete
Innere Anwendung:
dyspeptische Beschwerden.

Innere und äußere Anwendung:
Katarrhe der Luftwege.

Gegenanzeigen
Allergie gegen Anis und Anethol.

Nebenwirkungen
Gelegentlich allergische Reaktionen der Haut, der Atemwege und des Gastrointestinaltraktes.

Wechselwirkungen
mit anderen Mitteln:
Keine bekannt.

Dosierung
Soweit nicht anders verordnet:

Innere Anwendung:
Mittlere Tagesdosis: 3,0 g Droge; ätherisches Öl 0,3 g; Zubereitungen entsprechend.

Äußere Anwendung: Zubereitungen mit 5–10% ätherischem Öl.

Art der Anwendung
Zerkleinerte Droge für Aufgüsse sowie andere galenische Zubereitungen zum Einnehmen oder zur Inhalation.

Hinweis:
Eine äußere Anwendung von Anis-Zubereitungen muß eine Inhalation des ätherischen Öls zum Ziel haben.

Wirkungen
Expektorierend
Schwach spasmolytisch
Antibakteriell

Arnicae flos
(Arnikablüten)

Banz Nr. 228 vom 5. 12. 1984

Bezeichnung des Arzneimittel
Arnicae flos, Arnikablüten

Bestandteil des Arzneimittel
Arnikablüten, bestehend aus den frischen oder getrockneten Blütenständen von Arnica montana LINNÉ oder Arnica chamissonis LESS. subsp. foliosa (NUTT.) MAGUIERE sowie deren Zubereitungen in wirksamer Dosierung. Sie enthalten Sesquiterpenlactone vom Helenanolid-Typ, und zwar vorwiegend Esterderivate von Helenalin und 11,13-Dihydrohelenalin. Daneben finden sich in der Droge als weitere Inhaltsstoffe Flavonoide (z. B. Isoquercitrin, Luteolin-7-glucosid und Astragalin), ätherisches Öl (mit Thymol und Thymolderivaten), Phenolcarbonsäuren (Chlorogensäure, Cynarin, Kaffeesäure) und Cumarine (Umbelliferon, Scopoletin).

Anwendungsgebiete
Zur äußerlichen Anwendung bei Verletzungs- und Unfallfolgen, z. B. bei Hämatomen, Distorsionen, Prellungen, Quetschungen, Frakturödemen, bei rheumatischen Muskel- und Gelenkbeschwerden, Entzündungen der Schleimhäute von Mund- und Rachenraum, Furunkulose und Entzündungen als Folge von Insektenstichen; Oberflächenphlebitis.

Gegenanzeigen
Arnika-Allergie.

Nebenwirkungen
Längere Anwendung an geschädigter Haut, z. B. bei Verletzungen oder Ulcus cruris, ruft mit **unverdünnter Tinktur** relativ häufig ödematöse Dermatitis mit Bläschenbildung hervor. Ferner können bei **längerer Anwendung** Ekzeme auftreten. Bei hoher Konzentration in der Darreichung sind auch primär toxisch bedingte Hautreaktionen mit Bläschenbildung bis zur Nekrotisierung möglich. Nach jüngsten Studien (2005) ist bei richtiger Anwendung von Arnikazubereitungen (d.h. verdünnte Arnikatinktur und nicht auf offene Wunden) das Allergisierungspotenzial offensichtlich geringer als in der Literatur beschrieben [29, 30, 31]

Wechselwirkungen
Keine bekannt.

Dosierung
Soweit nicht anders verordnet:

Aufguß: 2,0 Droge auf 100 ml Wasser

Tinktur: Für Umschläge: Tinktur 3- bis 10fach mit Wasser verdünnt.
Für Mundspülungen: Tinktur 10fach verdünnt, Salben mit max. 20–25 Prozent Tinktur.
„Arnika-Öl": Auszug aus 1 Teil Droge und 5 Teilen fettem Pflanzenöl.
Salben mit max. 15 Prozent „Arnika-Öl".

Art der Anwendung
Ganze Droge, geschnittene Droge, Drogenpulver für Aufgüsse, flüssige und halbfeste Darreichungsformen zur äußerlichen Anwendung.

Wirkungen
Zubereitungen aus Arnika wirken – vorwiegend bei topischer Applikation – antiphlogistisch, konsekutiv analgetisch bei Entzündungen und antiseptisch.

Aurantii pericarpium
(Pomeranzenschale)

Banz Nr. 50 vom 13. 3. 1990

Bezeichnung des Arzneimittel
Aurantii pericarpium (Pomeranzenschale)

Bestandteil des Arzneimittels
Pomeranzenschale, bestehend aus der von der reifen Frucht von Citrus aurantium LINNÉ subspecies aurantium (synonym Citrus aurantium LINNE subspecies amara ENGLER) durch Abschälen gewonnenen und vom schwammigen, weißen Gewebe befreiten und getrockneten äußeren Schicht der Fruchtwand sowie deren Zubereitung in wirksamer Dosierung. Die Droge enthält ätherisches Öl und Bitterstoffe.

Anwendungsgebiete
Appetitlosigkeit
dyspeptische Beschwerden.

Gegenanzeigen
Keine bekannt.

Nebenwirkungen
Eine Photosensibilisierung ist möglich, insbesondere bei hellhäutigen Personen.

Wechselwirkungen
Keine bekannt.

Dosierung
Tagesdosis:
Droge: 4 bis 6 g;
Tinktur (entsprechend DAB 7): 2 bis 3 g;
Extrakt (entsprechend EB 6): 1 bis 2 g.

Art der Anwendung
Zerkleinerte Droge für Aufgüsse; andere bitterschmeckende galenische Zubereitungen zum Einnehmen.

Avenae herba (Haferkraut)	**= Negativ-Monographie**	Zur innerlichen Anwendung
Banz Nr. 193a vom 15. 10. 1987		

Bezeichnung des Arzneimittels
Avenae herba, Haferkraut

Bestandteil des Arzneimittel
Haferkraut, bestehend aus den frischen oder getrockneten, zur Blütezeit geernteten, oberirdischen Teilen von Avena sativa Linné sowie deren Zubereitungen.

Anwendungsgebiete
Haferkrautzubereitungen werden bei akuten und chronischen Angst-, Spannungs- und Erregungszuständen, neurasthenischem und pseudoneurasthenischem Syndrom, Hauterkrankungen, Bindegewebsschwäche, Blasenschwäche sowie als Aufbau- und Kräftigungsmittel angewendet.
In Kombinationen werden Haferkrautzubereitungen zusätzlich bei Erkrankungen und Beschwerden des Herz-Kreislauf-Systems und der Atemwege, bei Stoffwechselerkrankungen und -störungen, Alterserkrankungen und -beschwerden, verschiedenen Anämieformen, Hyperthyreose, Neuralgien und Neuritiden, ferner bei Blutergüssen, Muskelzerrungen, Sexualstörungen, Tabakabusus, Krämpfen sowie als Laktagogum und leistungssteigerndes Mittel angewendet.
Die Wirksamkeit bei den beanspruchten Anwendungsgebieten ist nicht belegt.

Risiken
Keine bekannt.

Bewertung
Da die Wirksamkeit von Haferkrautzubereitungen nicht belegt ist, kann eine therapeutische Anwendung nicht befürwortet werden.

Avenae stramentum
(Haferstroh)

Zur äußerlichen Anwendung

Banz Nr. 193a vom 15. 10. 1987

Bezeichnung des Arzneimittels
Avenae stramentum, Haferstroh

Bestandteil des Arzneimittel
Haferstroh, bestehend aus den getrockneten, gedroschenen Laubblättern und Stängeln von Avena sativa Linné sowie deren Zubereitungen in wirksamer Dosierung.
Die Droge enthält Kieselsäure.

Anwendungsgebiete
Äußere Anwendung: Entzündliche und seborrhoische Hauterkrankungen, speziell mit Juckreiz.

Gegenanzeigen
Keine bekannt.

Nebenwirkungen
Keine bekannt.

Wechselwirkungen
Keine bekannt.

Dosierung
Soweit nicht anders verordnet:
100 g Droge für 1 Vollbad; Zubereitungen entsprechend.

Art der Anwendung
Zerkleinerte Droge, Abkochungen aus zerkleinerten Droge und andere galenische Zubereitungen als Badezusatz.

Balsamum peruvianum
(Perubalsam)

Banz Nr. 173 vom 18. 9. 1986

Bezeichnung des Arzneimittels
Balsamum peruvianum, Perubalsam

Bestandteil des Arzneimittel

Perubalsam, bestehend aus dem aus geschwelten Stämmen von Myroxylon balsamum (Linné) Harms var. pereira (Royle) Harms erhaltenen Balsam sowie dessen Zubereitungen in wirksamer Dosierung.

Perubalsam enthält 30,0 bis 70,0 Prozent eines Estergemisches, hauptsächlich von Benzylestern der Benzoe- und Zimtsäure.

Anwendungsgebiete

Zur äußeren Anwendung bei infizierten und schlecht heilenden Wunden, bei Verbrennungen, Dekubitus, Frostbeulen, Ulcus cruris, Prothesendruckstellen, Hämorrhoiden.

Gegenanzeigen

Ausgeprägte allergische Disposition.

Nebenwirkungen

Allergische Hautreaktionen!

Wechselwirkungen

Keine bekannt.

Dosierung

Soweit nicht anders verordnet:
Galenische Zubereitungen mit 5–20 Prozent Perubalsam; bei großflächiger Anwendung mit höchstens 10 Prozent Perubalsam.

Art der Anwendung

Galenische Zubereitungen zur äußeren Anwendung.

Dauer der Anwendung

Nicht länger als 1 Woche.

Wirkungen

Antibakteriell-antiseptisch, granulationsfördernd, antiparasitär (besonders gegen Krätzemilbe).

Balsamum tolutanum
(Tolubalsam)

Banz Nr. 173 vom 18. 9. 1986

Bezeichnung des Arzneimittels

Balsamum tolutanum, Tolubalsam

Bestandteil des Arzneimittel

Tolubalsam, bestehend aus dem nach Einschneiden der Stämme von Myroxylon balsamum (Linné) var. balsamum Harms (synonym M. balsamum var. genuinum [Bail] Harms)

entstandenen, durch Schmelzen und Kolieren gereinigten und erhärteten Balsam sowie dessen Zubereitungen in wirksamer Dosierung.
Tolubalsam enthält Benzoe- und Zimtsäure sowie deren Ester und ätherisches Öl.

Anwendungsgebiete
Katarrhe der Luftwege.

Gegenanzeigen
Keine bekannt.

Nebenwirkungen
Keine bekannt (1986). **Neu:** Kontaktallergien vom Typ IV können wegen der ähnlichen Zusammensetzung wie der des Perubalsams zu ca. 2 % vorkommen.

Wechselwirkungen
mit anderen Mitteln:
Keine bekannt.

Dosierung
Soweit nicht anders verordnet:

Mittlere Tagesdosis: 0,6 g; Zubereitungen entsprechend.

Art der Anwendung
Zubereitungen aus Tolubalsam zum Einnehmen.

Betulae folium
(Birkenblätter)

Banz Nr. 50 vom 13. 3. 1986

Bezeichnung des Arzneimittels
Betulae folium, Birkenblätter

Bestandteil des Arzneimittels
Birkenblätter, bestehend aus den frischen oder getrockneten Laubblättern von Betula pendula ROTH (Synonym: Betula verrucosa EHRHART), von Betula pubescens EHRHART oder von beiden Arten sowie deren Zubereitungen in wirksamer Dosierung.
Die Droge enthält mindestens 1,3 Prozent Flavonoide, berechnet als Hyperosid und bezogen auf die getrocknete Droge. Neben den Flavonoiden enthält die Droge ferner Saponine, Gerbstoffe und ätherisches Öl.

Anwendungsgebiete
Zur Durchspülung bei bakteriellen und entzündlichen Erkrankungen der ableitenden Harnwege und bei Nierengrieß; zur unterstützenden Behandlung rheumatischer Beschwerden.

Gegenanzeigen
Keine bekannt.

Hinweis:
Keine Durchspülungstherapie bei Ödemen infolge eingeschränkter Herz- oder Nierentätigkeit.

Nebenwirkungen
Keine bekannt.

Wechselwirkungen
mit anderen Mitteln:
Keine bekannt.

Dosierung
Soweit nicht anders verordnet:

Mittlere Tagesdosis: Mehrmals täglich 2,0–3,0 g Droge; Zubereitungen entsprechend.

Art der Anwendung
Zerkleinerte Droge oder Trockenextrakte für Aufgüsse sowie andere galenische Zubereitungen und Frischpflanzenpreßsäfte zum Einnehmen.

Hinweis:
Durchspülungstherapie:
Auf reichliche Flüssigkeitszufuhr ist zu achten.

Wirkung
Diuretisch

Bursae pastoris herba
(Hirtentäschelkraut)

Banz Nr. 50 vom 13. 3. 1990

Bezeichnung des Arzneimittel
Bursae pastoris herba, Hirtentäschelkraut

Bestandteil des Arzneimittels
Hirtentäschelkraut, bestehend aus den frischen oder getrockneten oberirdischen Teilen von Capsella bursa pastoris (L.) MEDICUS sowie deren Zubereitungen in wirksamer Dosierung.

Anwendungsgebiete
Innere Anwendung: symptomatische Behandlung leichterer Menorrhagien und Metrorrhagien;
zur lokalen Anwendung bei Nasenbluten.

Äußere Anwendung: oberflächliche, blutende Hautverletzungen.

Gegenanzeigen
Keine bekannt.

Nebenwirkungen
Keine bekannt.

Wechselwirkungen
mit anderen Mitteln:
Keine bekannt.

Dosierung
Soweit nicht anders verordnet:

Mittlere Tagesdosis: 10–15 g Droge
Zubereitungen entsprechend.

Lokale Anwendung: 3–5 g Droge auf 150 ml Aufguß. Fluidextrakt (entsprechend EB 6): Tagesdosis 5–8 g.

Art der Anwendung
Zerkleinerte Droge für Aufgüsse sowie andere galenische Zubereitungen zum Einnehmen und zur lokalen Anwendung.

Wirkungen
Nur bei parenteraler Anwendung:
Muskarinartige Wirkungen mit dosisabhängiger Blutdrucksenkung und Blutdrucksteigerung, positiv inotrope und chronotrope Herzwirkung sowie Steigerung der Uteruskontraktion.

Calendulae flos
(Ringelblumenblüten)

Banz Nr. 50 vom 13. 3. 1986

Bezeichnung des Arzneimittels
Calendulae flos (Ringelblumenblüten)

Bestandteil des Arzneimittels
Ringelblumenblüten, bestehend aus den getrockneten Blütenköpfchen oder den getrockneten Zungenblüten von Calendula officinalis Linné sowie deren Zubereitungen in wirksamer Dosierung.
Die Droge enthält Triterpenglykoside und -aglyka sowie Carotinoide und ätherisches Öl.

Anwendungsgebiete
Innere, lokale Anwendung: Entzündliche Veränderungen der Mund- und Rachenschleimhaut.

Äußere Anwendung:
Wunden, auch mit schlechter Heilungstendenz, Ulcus cruris.

Gegenanzeigen
Keine bekannt (1986).

Nebenwirkungen
Keine bekannt. **Neu:** Kontaktallergien können bei der Verwendung der Zungenblüten plus der Kelchblätter (= ganze Blüte) auftreten.

Wechselwirkungen
mit anderen Mitteln:
Keine bekannt.

Dosierung
Soweit nicht anders verordnet:
1–2 g Droge auf 1 Tasse Wasser (150 ml)
oder
1–2 Teelöffel (2–4 ml) Tinktur auf ¼–½ l Wasser oder als Zubereitung in Salben entsprechend 2–5 g Droge in 100 g Salbe.

Art der Anwendung
Zerkleinerte Droge zur Bereitung von Aufgüssen sowie andere galenische Zubereitungen zur lokalen Anwendung.

Wirkungen
Förderung der Wundheilung
entzündungshemmende und granulationsfördernde Effekte bei lokaler Anwendung werden beschrieben.

Camphora
(Campher)

Banz Nr. 50 vom 13. 3. 1990

Bezeichnung des Arzneimittel
Camphora, Campher

Bestandteil des Arzneimittel
Durch Wasserdampfdestillation aus dem Holz des Kampferbaumes, Cinnamomum camphora (Linné) Siebold und durch anschließende Sublimation gereinigter D (+) Campher oder synthetischer Campher bzw. Mischungen beider. Enthält mindestens 96,0 und höchstens 100,0 Prozent 2-Bornanon. Mindestens die Hälfte liegt in Form des (1R)-Isomeren vor.

Anwendungsgebiete
Äußerlich: Muskelrheumatismus, katarrhalische Erkrankungen der Luftwege, Herzbeschwerden.

Innerlich: Hypotone Kreislaufregulationsstörungen, katarrhalische Erkrankungen der Luftwege.

Gegenanzeigen
Äußerlich: Geschädigte Haut, z. B. Verbrennungen. Bei Säuglingen und Kleinkindern sollten campherhaltige Zubereitungen nicht im Bereich des Gesichts, speziell der Nase, aufgetragen werden.

Nebenwirkungen
Kontaktekzeme sind möglich.

Wechselwirkungen
Keine bekannt.

Dosierung
Soweit nicht anders verordnet:

Äußerlich: Je nach umschriebener Anwendung im allgemeinen in Konzentrationen von maximal 25 Prozent, **bei Säuglingen und Kleinkindern von maximal 5 Prozent.** In halbfesten Zubereitungen 10–20 Prozent. In Campherspiritus 1–10 Prozent.

Innerlich: Mittlere Tagesdosis: 30 bis 300 mg.

Art der Anwendung
Lokal oder zur Inhalation: In flüssigen oder halbfesten Zubereitungen.
Innerlich: In flüssigen oder festen Zubereitungen.

Wirkungen
Äußerlich: Bronchosekretolytisch, hyperämisierend

Innerlich: Kreislauftonisierend, atemanaleptisch, bronchospasmolytisch

---

Carvi aetheroleum
(Kümmelöl)

Banz Nr. 22a vom 1. 2. 1990

Bezeichnung des Arzneimittels
Carvi aetheroleum, Kümmelöl

Bestandteile des Arzneimittels
Kümmelöl, bestehend aus dem aus den reifen Früchten von Carum carvi LINNÉ gewonnenen ätherischen Öl sowie dessen Zubereitungen in wirksamer Dosierung.
Kümmelöl enthält hauptsächlich D-Carvon.

Anwendungsgebiete
Dyspeptische Beschwerden wie leichte krampfartige Beschwerden im Magen-Darm-Trakt, Blähungen und Völlegefühl.

Gegenanzeigen
Nicht bekannt.

Nebenwirkungen
Nicht bekannt (1990). **Neu:** Bei Überdosierung zentrale Erregung, Schwindel und Bewußtseinsstörungen möglich.

Wechselwirkungen
mit anderen Mitteln:
Nicht bekannt.

Dosierung
Soweit nicht anders verordnet:

Mittlere Tagesdosis: 3–6 Tropfen.

Art der Anwendung
Ätherisches Öl sowie dessen galenische Zubereitungen zum Einnehmen.

Wirkungen
Spasmolytisch, antimikrobiell.

Carvi fructus
(Kümmel)

Banz Nr. 22a vom 1. 2. 1990

Bezeichnung des Arzneimittels
Carvi fructus; Kümmel

Bestandteile des Arzneimittels
Kümmel, bestehend aus den reifen getrockneten Früchten von Carum carvi LINNÉ sowie deren Zubereitungen in wirksamer Dosierung.
Die Droge enthält ätherisches Öl.

Anwendungsgebiete
Appetitlosigkeit
Dyspeptische Beschwerden wie leichte krampfartige Beschwerden im Magen-Darm-Bereich, Blähungen und Völlegefühl.

Gegenanzeigen
Nicht bekannt.

Nebenwirkungen
Nicht bekannt.

Wechselwirkungen
mit anderen Mitteln:
Nicht bekannt.

Dosierung
Soweit nichts anderes verordnet:
1,5–6 g Droge; Zubereitungen entsprechend.

Art der Anwendung
Frisch zerkleinerte Droge für Aufgüsse sowie andere galenische Zubereitungen zum Einnehmen.

Wirkungen
Spasmolytisch, antimikrobiell.

Caryophylli flos
(Gewürznelken)

Banz Nr. 223 vom 30. 11. 1985

Bezeichnung des Arzneimittels
Caryophylli flos, Gewürznelken

Bestandteile des Arzneimittels
Gewürznelken, bestehend aus den von Hand gepflückten und anschließend getrockneten Blütenknospen von Syzygium aromaticum (L.) MERRILL et L. M. PERRY (Synonyme: Jambosa caryophyllus [SPRENGEL] NIEDENZU; Eugenia caryophyllata THUNBERG) sowie deren Zubereitungen in wirksamer Dosierung.
Die Droge enthält mindestens 14 Prozent (V/G) ätherisches Öl, bezogen auf die getrocknete Droge.

Anwendungsgebiete
Entzündliche Veränderungen der Mund- und Rachenschleimhaut.
In der Zahnheilkunde zur lokalen Schmerzstillung.

Gegenanzeigen
Keine bekannt.

Nebenwirkungen
In konzentrierter Form wirkt Nelkenöl gewebereizend.

Wechselwirkungen
mit anderen Mitteln:
Keine bekannt.

Dosierung
Soweit nichts anderes verordnet: in Mundwässern entsprechend 1–5 Prozent ätherisches Öl; in der Zahnheilkunde: unverdünntes ätherisches Öl.

Art der Anwendung
Drogenpulver, ganze oder zerkleinerte Droge zur Gewinnung des ätherischen Öls sowie andere galenische Zubereitungen zur lokalen Anwendung.

Wirkungen
Antiseptisch, antibakteriell, antifungal, antiviral, lokalanaesthetisch, spasmolytisch.

> **Centaurii herba**
> (Tausendgüldenkraut)
> Banz Nr. 50 vom 13. 3. 1990

Bezeichnung des Arzneimittels
Centaurii herba, Tausendgüldenkraut

Bestandteile des Arzneimittels
Tausendgüldenkraut, bestehend aus den getrockneten, oberirdischen Teilen blühender Pflanzen von Centaurium minus MOENCH (Synonym: Centaurium umbellatum GILIBERT, Erythraea centaurium [LINNÉ] PERSOON) sowie dessen Zubereitungen in wirksamer Dosierung.
Die Droge hat einen Bitterwert von mindestens 2000.

Anwendungsgebiete
Appetitlosigkeit; dyspeptische Beschwerden.

Gegenanzeigen
Keine bekannt.

Nebenwirkungen
Keine bekannt.

Wechselwirkungen
Keine bekannt.

Dosierung
Soweit nicht anders verordnet:

Mittlere Tagesdosis: 6 g Droge; Zubereitungen entsprechend. Extrakt (entsprechend EB 6): Tagesdosis 1–2 g.

Art der Anwendung
Zerkleinerte Droge für Aufgüsse sowie andere bitterschmeckende Zubereitungen zum Einnehmen.

Wirkungen
Steigerung der Magensaftsekretion.

> **Cinnamomi cassiae cortex**
> (Chinesischer Zimt)
> Banz Nr. 22a vom 1. 2. 1990

Bezeichnung des Arzneimittels
Cinnamomi cassiae cortex, Chinesischer Zimt

Bestandteile des Arzneimittels
Chinesischer Zimt, bestehend aus der getrockneten, von der groben Korkschicht befreiten Ast- und gelegentlich Stammrinde von Cinnamomum aromaticum NEES (synonym Cinnamomum cassia BLUME), sowie dessen Zubereitungen in wirksamer Dosierung. Die Droge enthält ätherisches Öl.

Anwendungsgebiete
Appetitlosigkeit;
dyspeptische Beschwerden wie leichte, krampfartige Beschwerden im Magen-Darm-Bereich, Völlegefühl, Blähungen.

Gegenanzeigen
Überempfindlichkeit gegen Zimt oder Perubalsam. Schwangerschaft.

Nebenwirkungen
Häufig allergische Haut- und Schleimhautreaktionen. Allergien vom Typ IV.

Wechselwirkungen
mit anderen Mitteln:
Keine bekannt.

Dosierung
Soweit nicht anders verordnet:

Tagesdosis: 2 bis 4 g Droge,
0,05 bis 0,2 g ätherisches Öl,
Zubereitungen entsprechend.

Art der Anwendung
Zerkleinerte Droge für Teeaufgüsse; ätherische Öle sowie andere galenische Zubereitungen zum Einnehmen.

Wirkungen
Antibakteriell, fungistatisch, motilitätsfördernd

Coffeae carbo
(Kaffeekohle)

Banz Nr. 85 vom 5. 5. 1988

Bezeichnung des Arzneimittels
Coffeae carbo, Kaffeekohle

Bestandteile des Arzneimittels
Kaffeekohle, bestehend aus den gemahlenen, bis zur Schwarzbräunung und Verkohlung der äußeren Samenpartien gerösteten, grünen, getrockneten Früchten von Coffea arabica LINNÉ s. 1., Coffea liberica BULL ex HIERN, Coffea canephora PIERRE ex FROEHNER und anderen Coffea-Arten sowie Zubereitungen aus Kaffeekohle in wirksamer Dosierung.

Anwendungsgebiete
Unspezifische, akute Durchfallerkrankungen; lokale Therapie leichter Entzündungen der Mund- und Rachenschleimhaut.

Gegenanzeigen
Keine bekannt.

Nebenwirkungen
Keine bekannt.

Wechselwirkungen
mit anderen Mitteln:
Keine bekannt.

Hinweis:
Aufgrund des Adsorptionsvermögens der Kaffeekohle kann die Resorption anderer, gleichzeitig verabreichter Arzneimittel beeinträchtigt werden.

Dosierung
Soweit nicht anders verordnet:

Mittlere Tagesdosis: 9 g pulv. Kaffeekohle; Zubereitungen entsprechend.

Art der Anwendung
Gemahlene Kaffeekohle sowie deren Zubereitungen zum Einnehmen sowie zur lokalen Anwendung.

Dauer der Anwendung
Sollten die Durchfälle länger als 3–4 Tage anhalten, ist ein Arzt aufzusuchen.

Wirkungen
Adsorbierend, adstringierend.

Colchicum autumnale   Keine Bedeutung in der Pädiatrie
(Herbstzeitlose)

Banz Nr. 173 vom 18. 9. 1986

Bezeichnung des Arzneimittels
Colchici semen, Herbstzeitlosensamen
Colchici tuber, Herbstzeitlosenknollen
Colchici flos, Herbstzeitlosenblüten

Bestandteile des Arzneimittels
Die Droge besteht aus den im Juni/Juli geernteten und getrockneten Samen,
oder den im Juli/August gesammelten, geschnittenen und getrockneten Knollen,
oder den im Spätsommer und Herbst gesammelten frischen Blüten von Colchicum autumnale LINNÉ sowie deren Zubereitungen in wirksamer Dosierung.
Colchicum autumnale enthält als wirksamen Bestandteil Colchicin; im Samen mindestens 0,4% (DAC 1979, Stammlieferung).

Anwendungsgebiete
Akuter Gichtanfall; Familiäres Mittelmeerfieber.

Gegenanzeigen
Schwangerschaft

Hinweis:
Vorsicht bei alten und geschwächten Patienten sowie bei solchen mit Herz-, Nieren- oder gastrointestinalen Erkrankungen.

Nebenwirkungen
Durchfall, Übelkeit, Erbrechen, Bauchschmerzen, Leukopenie; bei längerem Gebrauch Hautveränderungen, Agranulozytose, aplastische Anämie, Myopathie und Alopezie.

Wechselwirkungen
mit anderen Mitteln:
Keine bekannt.

Dosierung
Soweit nicht anders verordnet:
Im akuten Anfall oral als Initialdosis entsprechend 1 mg Colchicin, gefolgt von 0,5–1,5 mg alle 1–2 Stunden bis zum Abklingen der Schmerzen.
Die Tagesgesamtdosis soll 8 mg Colchicin nicht überschreiten.
Zur Anfallsprophylaxe und Therapie des Familiären Mittelmeerfiebers oral täglich entsprechend 0,5–1,5 mg Colchicin.

Art der Anwendung
Zerkleinerte Droge, Frischpflanzenpreßsaft sowie andere galenische Zubereitungen zum Einnehmen.

Hinweis:
Bei der Dauertherapie des Familiären Mittelmeerfiebers mit Colchicum-Zubereitungen ist eine laufende Kontrolle des Blutbildes sowie der Leber- und Nierenfunktion erforderlich.

Dauer der Anwendung
Keine Wiederholung der Behandlung des Gichtanfalls innerhalb von 3 Tagen.

Wirkungen
Antichemotaktisch, antiphlogistisch, mitosehemmend

Condurango cortex
(Condurangorinde)
Banz Nr. 50 vom 13. 3. 1990

Bezeichnung des Arzneimittels
Condurango cortex, Condurangorinde

Bestandteile des Arzneimittels
Condurangorinde, bestehend aus der getrockneten Rinde der Zweige und Stämme von Marsdenia condurango REICHENBACH fil. sowie deren Zubereitungen in wirksamer Dosierung.
Die Droge enthält Bitterstoffe wie Condurangin, Bitterwert 600–800.

Anwendungsgebiete
Appetitlosigkeit

Gegenanzeigen
Keine bekannt.

Nebenwirkungen
Keine bekannt.

Wechselwirkungen
mit anderen Mitteln:
Keine bekannt.

Dosierung
Tagesdosis:
wäßriger Extrakt (entsprechend EB 6):
0,2 bis 0,5 g;
Extrakt (entsprechend EB 6): 0,2 bis 0,5 g;
Tinktur (entsprechend EB 6): 2 bis 5 g;
Fluidextrakt (entsprechend Helv VI): 2 bis 4 g;
Droge: 2 bis 4 g.

Art der Anwendung
Zerkleinerte Droge für Aufgüsse sowie andere bitterschmeckende Zubereitungen zum Einnehmen.

Wirkungen
Anregung der Speichel- und Magensaftsekretion

Crataegi folium cum flore
(Weißdornblätter mit Blüten)

Banz Nr. 133 vom 19. 7. 1994

Bezeichnung des Arzneimittels
Crataegi folium cum flore, Weißdornblätter mit Blüten

Bestandteile des Arzneimittels
Weißdornblätter mit Blüten, bestehend aus den getrockneten, blühenden Zweigspitzen von Crataegus monogyna JAQUIN, emend. LINDMANN oder Crataegus laevigata (POIRET) DE CANDOLLE oder anderen im gültigen Arzneibuch aufgeführten Crataegus-Arten, sowie deren Zubereitungen in wirksamer Dosierung. Die Droge enthält Flavonoide (Flavone,

Flavonole), darunter Hyperosid, Vitexinrhamnosid, Rutin und Vitexin und oligomere Procyanidine (n = 2 bis n = 8 Catechin- und/oder Epicatechin-Einheiten).

Pharmakologische Eigenschaften, Pharmakokinetik, Toxikologie

Mit Zubereitungen aus Weißdornblättern mit Blüten (wäßrig-alkoholische Extrakte mit definiertem Gehalt an oligomeren Procyanidinen bzw. Flavonoiden: Mazeraten, Frischpflanzenextrakten) und mit Einzelfraktionen (oligomere Procyanidine, biogene Amine) wurden an isolierten Organen oder im Tierversuch folgende pharmakodynamische Wirkungen festgestellt: Positiv inotrope Wirkung, positiv dromotrope Wirkung, negativ bathmotrope Wirkung, Zunahme der Koronar- und Myokarddurchblutung, Senkung des peripheren Gefäßwiderstandes.

In humanpharmakologischen Studien wurden nach der Gabe von 160 bis 900 mg/Tag wäßrig-alkoholischer Extrakte (eingestellt auf oligomere Procyanidine bzw. auf Flavonoide) über einen Zeitraum bis zu 56 Tagen bei Herzinsuffizienz Stadium II nach NYHA eine Besserung subjektiver Beschwerden sowie Steigerung der Arbeitstoleranz, Senkung des Druckfrequenzprodukts, Steigerung der Ejektionsfraktion und Erhöhung der anaeroben Schwelle festgestellt.

Die Pharmakokinetik wurde nur tierexperimentell untersucht, zur Humanpharmakokinetik liegt kein Erkenntnismaterial vor.

Zur akuten Toxizität liegen Untersuchungen mit einem wäßrig-ethanolischen Trockenextrakt (Droge-Extrakt-Verhältnis 5 : 1; eingestellt auf oligomere Procyanidine) vor. Danach traten bei Mäusen und Ratten bei Gaben bis zur 3000 mg/kg KG nach oraler und intraperitonealer Applikation keine Todesfälle auf. Zu den Vergiftungssymptomen nach i. p. Gabe von 3000 mg/kg KG zählten Sedierung, Piloarrektion, Dyspnoe und Tremor.

Die Gabe von Drogenpulver in Einzeldosen von 3 g/kg KG p. o. an Ratten sowie 5 g/kg KG p. o. an Mäuse führte zu keinen Todesfällen.

Nach Verabreichung von 30, 90 und 300 mg/ kg KG des wäßrig-ethanolischen Trockenextraktes an Ratten und Hunden über 26 Wochen p. o. wurden keine toxischen Effekte beobachtet. Die „No-effect"-Dosis betrug bei Ratten und Hunden über 26 Wochen für diesen Extrakt 300 mg/kg KG. Nach der Gabe von 300 und 600 mg/kg KG Drogenpulver an Ratten p. o. über vier Wochen wurden keine Todesfälle und keine toxischen Effekte beobachtet. Zur embryonalen und fötalen Toxizität, zur Fertilität und Postnatalentwicklung liegt kein Erkenntnismaterial vor.

Zur Prüfung der Mutagenität von Crataegus-Zubereitungen liegen neuere Untersuchungen vor, die jedoch unterschiedliche Ergebnisse erbrachten. Es wird davon ausgegangen, daß die an Salmonellen nachgewiesene mutagene Aktivität auf dem Gehalt an Quercetin beruht und die Induktion von SCE vor allem auf dem Vorhandensein von Flavon-C-Glykosiden, auch der Flavon-Aglyka. Im Vergleich zu der mit der Nahrung aufgenommenen Quercetinmenge ist der Gehalt der Droge an Quercetin jedoch so gering, daß ein Risiko für den Menschen praktisch ausgeschlossen werden kann.

Zur Kanzerogenität liegt kein wissenschaftliches Erkenntnismaterial vor. Die Befunde zur Genotoxizität und zur Mutagenität ergeben keine Hinweise auf ein für den Menschen relevantes kanzerogenes Risiko der Droge.

Anwendungsgebiete
Nachlassende Leistungsfähigkeit des Herzens entsprechend Stadium II nach NYHA.

Gegenanzeigen
Keine bekannt.

Nebenwirkungen
Keine bekannt.

Besondere Vorsichtshinweise für den Gebrauch
Bei unverändertem Fortbestehen der Krankheitssymptome über sechs Wochen oder bei Ansammlung von Wasser in den Beinen ist eine Rücksprache mit dem Arzt zu empfehlen. Bei Schmerzen in der Herzgegend, die in die Arme, den Oberbauch oder in die Halsgegend ausstrahlen können, oder bei Atemnot ist eine ärztliche Abklärung zwingend erforderlich.

Verwendung bei Schwangerschaft und Laktation
Keine bekannt.

Medikamentöse und sonstige Wechselwirkungen
Keine bekannt.

Dosierung
Soweit nicht anders verordnet:

Tagesdosis: 160 bis 900 mg nativer, wäßrig-alkoholischer Auszug (Ethanol 45 % V/V oder Methanol 70 % V/V; Droge-Extrakt-Verhältnis = 4–7 : 1; mit definiertem Flavonoid- oder Procyanidin-Gehalt) entsprechend 30 bis 168,7 mg oligomere Procyanidine, berechnet als Epicatechin,
oder 3,5 bis 19,8 mg Flavonoide, berechnet als Hyperosid nach DAB 1996,
in zwei oder drei Einzeldosen. Kinderdosierungsstudien lagen zum Zeitpunkt der Veröffentlichung nicht vor, weil sie nicht benötigt werden.

Weißdornfluidextrakt DAB 1996: Die äquivalente Einzel- und Tagesdosis ist anhand von klinisch-pharmakologischen Untersuchungen oder klinischen Studien zu belegen.

Art der Anwendung
In flüssigen oder festen Darreichungsformen zum Einnehmen.

Dauer der Anwendung
Mindestens sechs Wochen.

Überdosierung
Keine bekannt.

Besondere Warnungen
Keine.

Auswirkungen auf Kraftfahrer und die Bedienung von Maschinen
Keine bekannt.

Hinweis:
Die Droge sowie wäßrige, wäßrig-alkoholische, weinige Auszüge und Frischpflanzensaft werden **traditionell** zur Stärkung und Kräftigung der Herz-Kreislauf-Funktion eingenommen.
Diese Angaben beruhen ausschließlich auf Überlieferung und langjähriger Erfahrung.

Cucurbitae peponis semen
(Kürbissamen)

Banz Nr. 11 vom 17. 1. 1991

Bezeichnung des Arzneimittels
Cucurbitae peponis seinen, Kürbissamen

Bestandteile des Arzneimittels
Kürbissamen, bestehend aus den reifen, getrockneten Samen von Cucurbita pepo LINNÉ und Cultivars von Cucurbita pepo LINNÉ sowie deren Zubereitungen in wirksamer Dosierung.
Die Samen enthalten Cucurbitin, Phytosterine in freier und gebundener Form, β- und γ-Tocopherol sowie Mineralstoffe darunter Selen.

Anwendungsgebiete
Reizblase, Miktionsbeschwerden bei Prostataadenom Stadium I bis II. Das Anwendungsgebiet Enuresis bei Kindern ist von der Kommission E nicht berücksichtigt worden, aber im § 109a AMG 76.

Gegenanzeigen
Keine bekannt.

Nebenwirkungen
Keine bekannt.

Wechselwirkungen
mit anderen Mitteln:
Keine bekannt.

Dosierung
Soweit nicht anders verordnet:

Mittlere Tagesdosis: 10 g Samen; Zubereitungen entsprechend.

Art der Anwendung
Ganze oder grob zerkleinerte Samen sowie andere galenische Zubereitungen zum Einnehmen.

Wirkungen
Für die klinisch-empirisch gefundene Wirksamkeit fehlen mangels geeigneter Modelle entsprechende pharmakologische Untersuchungen.

Hinweis:
Dieses Medikament bessert nur die Beschwerden bei einer vergrößerten Prostata, ohne die Vergrößerung zu beheben. Bitte suchen Sie daher in regelmäßigen Abständen Ihren Arzt auf.

Droserae herba
(Sonnentaukraut)

Banz Nr. 228 vom 5. 12. 1984

Bezeichnung des Arzneimittels
Droserae herba, Sonnentaukraut

Bestandteile des Arzneimittels
Sonnentaukraut, bestehend aus den getrockneten oberirdischen und unterirdischen Teilen von Drosera rotundifolia LINNÉ, Drosera ramentacea BURCH. ex HARV. et SOND., Drosera longifolia LINNÉ p. p. und Drosera intermedia HAYNE sowie deren Zubereitungen in wirksamer Dosierung.
Das Kraut enthält: 0,14–0,22 Prozent Naphthochinonderivate, berechnet als Juglon und bezogen auf die wasserfreie Droge.

Anwendungsgebiete
Bei Krampf- und Reizhusten.

Gegenanzeigen
Keine bekannt.

Nebenwirkungen
Keine bekannt.

Wechselwirkungen
Keine bekannt.

Dosierung
Soweit nicht anders verordnet:

Mittlere Tagesdosis: 3 g Droge.

Art der Anwendung
Flüssige und feste Darreichungsformen zur äußeren und inneren Anwendung.

Wirkungen
Bronchospasmolytisch, antitussiv.

> **Echinaceae purpureae herba**
> (Purpursonnenhutkraut)
>
> Banz Nr. 43 vom 2. 3. 1989

Bezeichnung des Arzneimittels
Echinaceae purpureae herba, Purpursonnenhutkraut.

Bestandteile des Arzneimittels
Purpursonnenhutkraut, bestehend aus den frischen, zur Blütezeit geernteten oberirdischen Teilen von Echinacea purpurea (LINNÉ) MOENCH sowie deren Zubereitungen in wirksamer Dosierung.

Anwendungsgebiete
Innere Anwendung:
Unterstützende Behandlung rezidivierender Infekte im Bereich der Atemwege und der ableitenden Harnwege.

Äußere Anwendung:
Schlecht heilende, oberflächliche Wunden.

Gegenanzeigen
Äußere Anwendung:
Nicht bekannt.

Innere Anwendung:
Progrediente Systemerkrankungen wie Tuberkulose, Leukosen, Kollagenosen, multiple Sklerose.
Bei Neigung zu Allergien, besonders gegen Korbblütler, sowie in der Schwangerschaft keine parenterale Applikation.

Hinweis:
Bei Diabetes kann sich bei parenteraler Applikation die Stoffwechsellage verschlechtern.

Nebenwirkungen
Bei Einnahme und äußerer Anwendung:
Nicht bekannt.
Bei parenteraler Anwendung:
Dosisabhängig treten Schüttelfrost, kurzfristige Fieberreaktionen, Übelkeit und Erbrechen auf.
In Einzelfällen sind allergische Reaktionen vom Soforttyp möglich.

Wechselwirkungen
Nicht bekannt.

Dosierung
Soweit nicht anders verordnet:

Einnahme:
Tagesdosis 6 bis 9 ml Preßsaft, Zubereitungen entsprechend.

Parenterale Anwendung:
Individuell entsprechend Art und Schwere des Krankheitsbildes sowie der speziellen Eigenschaften der jeweiligen Zubereitung. Die parenterale Verabreichung erfordert, speziell bei Kindern, ein abgestuftes Dosierungsschema, das vom Hersteller der jeweiligen Zubereitung entsprechend belegt werden muß.

Äußere Anwendung:
Halbfeste Zubereitungen mit mindestens 15 % Preßsaft.

Art der Anwendung
Frischpflanzensaft sowie dessen galenische Zubereitungen zur inneren sowie zur äußeren Anwendung.

Dauer der Anwendung
Zubereitungen zur parenteralen Anwendung: Nicht länger als 3 Wochen.

Zubereitungen zur Einnahme und äußeren Anwendung:
Nicht länger als 6 Wochen. Nach jüngeren Auflagen des BfArM (2003) soll die Anwendungsdauer nicht länger als 2 Wochen betragen und danach muss eine Pause von 2 Wochen erfolgen.

Wirkungen
Beim Menschen und/oder im Tierversuch haben Echinacea-Zubereitungen bei parenteraler und/oder oraler Gabe eine immunbiologische Wirkung. Sie steigern u. a. die Zahl der weißen Blutkörperchen und die Milzzellen, aktivieren die Phagozytoseleistung menschlicher Granulozyten und wirken fiebererzeugend.

Equiseti herba
(Schachtelhalmkraut)

Banz Nr. 173 vom 18. 9. 1986

Bezeichnung des Arzneimittels
Equiseti herba, Schachtelhalmkraut

Bestandteile des Arzneimittels
Schachtelhalmkraut, bestehend aus den frischen oder getrockneten, grünen, sterilen Sprossen von Equisetum arvense LINNÉ sowie deren Zubereitungen in wirksamer Dosierung. Die Droge enthält Kieselsäure und Flavonoide.

Anwendungsgebiete
Bei Einnahme:
Posttraumatisches und statisches Ödem.
Zur Durchspülung bei bakteriellen und entzündlichen Erkrankungen der ableitenden Harnwege und bei Nierengrieß.

Äußere Anwendung:
Unterstützende Behandlung schlecht heilender Wunden.

Gegenanzeigen
Keine bekannt.

Hinweis:
Keine Durchspülungstherapie bei Ödemen infolge eingeschränkter Herz- oder Nierentätigkeit.

Nebenwirkungen
Keine bekannt.

Wechselwirkungen
mit anderen Mitteln:
Keine bekannt.

Dosierung
Soweit nicht anders verordnet.

Innere Anwendung:
Mittlere Tagesdosis 6 g Droge, Zubereitungen entsprechend.

Äußere Anwendung für Umschläge:
10 g Droge auf 1 l Wasser.

Art der Anwendung
Bei Einnahme zerkleinerte Droge für Infuse sowie andere galenische Zubereitungen zum Einnehmen.

Hinweis:
Durchspülungstherapie
Auf reichliche Flüssigkeitszufuhr ist zu achten.

Äußere Anwendung:
Zerkleinerte Droge für Dekokte sowie andere galenische Zubereitungen.

Wirkungen
Schwach diuretisch.

Eschscholtzia californica	**= Negativ-**
(Kalifornischer Goldmohn)	**Monographie**
Banz Nr. 178 vom 21. 9. 1991	

Wirksame Bestandteile
Kalifornischer Goldmohn, bestehend aus den oberirdischen Teilen von Eschscholtzia californica CHAMISSO, sowie dessen Zubereitungen.

Pharmakologische Eigenschaften, Pharmakokinetik, Toxikologie
Die Droge enthält Alkaloide, Hauptalkaloid ist Cryptopin. Cryptopin soll in vitro in einer Verdünnung von 1:1 000 000 erregend auf den Uterus von Meerschweinchen wirken. Bei Mäusen tritt nach i. p. Gabe der Tinktur (entsprechend 130 mg Droge/kg KG) eine Reduzierung der Spontanmotilität sowie eine Verlängerung des durch Pentobarbital induzierten Schlafes ein.

Am Jejunum der Ratte verhindert der Zusatz der Tinktur (entsprechend 1,75 mg Droge/ml) durch $BaCl_2$ verursachte Spasmen.

Klinische Angaben
1. *Kombinationspartner in folgenden Arzneistoffkombinationen:*
   Kombinationen mit bis zu 5 Bestandteilen:
   a) Goldmohnkraut, Baldrianwurzel, Johanniskraut, Passionsblumenkraut, Hohlwurzknollen.
   b) Goldmohnkraut, Melissenblätter, Königin-der-Nacht-Blüten, Yohimberinde, Gelbes Hornmohnkraut, 2 Homöopathika.
   c) Goldmohnkraut, Baldrianwurzel, Faulbaumrinde, Malvenblüten, Pfefferminzblätter, Salbeiblätter, Kornblumenblüten, Melissenblätter, Hibiscusblätter, Hopfenzapfen, Meerzwiebel, Steinkleekraut, Rosmarinblätter, Lavendelblüten, Passionsblumenkraut, Weißdornblätter mit -blüten, Rosenblütenblätter, Haferstroh.
2. *Beanspruchte Anwendungsgebiete der genannten Kombinationen:*
   zu a) Reaktive, agitierte und larvierte Depressionen, Melancholie, Neurasthenie, Neuropathie, Organneurosen.
   zu b) Vegetativ-dystone Störungen, Unausgeglichenheit, Föhnbeschwerden, vasomotorische Dysfunktionen, vegetativ-endokrines Syndrom, konstitutionelle Labilität des Nervensystems, vasomotorische Zephalgien, Wetterfühligkeit
   zu c) Schlaf- und Beruhigungstee.
3. *Risiken:*
   Verwendung bei Schwangerschaft und Laktation: Untersuchungen zur Anwendung in der Schwangerschaft liegen nicht vor. Aufgrund der Wirkungen sollte eine Anwendung in der Schwangerschaft vermieden werden.

Beurteilung
Ärztliche und/oder klinische Berichte und sonstiges medizinisches Erfahrungsmaterial zur phytotherapeutischen Anwendung von kalifornischem Goldmohn liegen nicht vor.

Da die Wirksamkeit bei den beanspruchten Anwendungsgebieten nicht belegt ist, kann eine therapeutische Anwendung nicht befürwortet werden. Verwendung in der Homöopathie ist gestattet.

> **Eucalypti aetheroleum**
> (Eucalyptusöl)
> Banz Nr. 177a vom 24. 9. 1986

Bezeichnung des Arzneimittels
Eucalypti aetheroleum, Eucalyptusöl

Bestandteile des Arzneimittels
Eucalyptusöl, bestehend aus dem durch Wasserdampfdestillation und anschließende Rektifikation aus den frischen Blättern oder frischen Zweigspitzen verschiedener, cineolreicher Eucalyptusarten wie Eucalyptus globulus LA BILLARDIÈRE, Eucalyptus fructicetorum F. VON MUELLER (syn. Eucalyptus polybractea R. T. BAKER) und/oder Eucalyptus smithii R. T. BAKER erhaltene ätherische Öle mit mindestens 70°C (m/m) 1,8-Cineol sowie Zubereitungen aus Eucalyptusöl in wirksamer Dosierung.

Anwendungsgebiete
Innere und äußere Anwendung: Erkältungskrankheiten der Luftwege;

Äußere Anwendung: Rheumatische Beschwerden.

Gegenanzeigen
Innere Anwendung: Entzündliche Erkrankungen im Magen-Darm-Bereich und im Bereich der Gallenwege; schwere Lebererkrankungen.

Äußere Anwendung: Bei Säuglingen und Kleinkindern dürfen Eucalyptus-Zubereitungen **nicht im Bereich des Gesichts, speziell der Nase**, aufgetragen werden.

Nebenwirkungen
In seltenen Fällen können nach Einnahme von Eucalyptus-Zubereitungen Übelkeit, Erbrechen und Durchfall auftreten.

Wechselwirkungen
mit anderen Mitteln:
Eucalyptus-Öl bewirkt eine Induktion des fremdstoffabbauenden Enzymsystems in der Leber. Die Wirkung anderer Arzneimittel kann deshalb abgeschwächt und/oder verkürzt werden.

Dosierung
Soweit nicht anders verordnet:

Innere Anwendung: mittlere Tagesdosis 0,3 bis 0,6 g Eucalyptusöl; Zubereitungen entsprechend.

Äußere Anwendung: 5 bis 20 Prozent in öligen und halbfesten Zubereitungen; 5 bis 10 Prozent in wäßrig-ethanolischen Zubereitungen. Ätherisches Öl: einige Tropfen einreiben.

Art der Anwendung
Ätherisches Öl sowie dessen galenische Zubereitungen zur inneren und äußeren Anwendung.

Wirkungen
Sekretomotorisch,
Expektorierend,
Schwach spasmolytisch,
Lokal schwach hyperämisierend.

Eucalypti folium
(Eucalyptusblätter)

Banz Nr. 177a vom 24. 9. 1986

Bezeichnung des Arzneimittels
Eucalypti folium, Eucalyptusblätter

Bestandteile des Arzneimittels
Eucalyptusblätter, bestehend aus den getrockneten Laubblättern (Folgeblätter) älterer Baume von Eucalyptus globulus LA BILLARDIÈRE sowie deren Zubereitungen in wirksamer Dosierung.
Die Droge enthält ätherisches Öl, das überwiegend aus 1,8-Cineol besteht, sowie Gerbstoffe.

Anwendungsgebiete
Erkältungskrankheiten der Luftwege.

Gegenanzeigen
Entzündliche Erkrankungen im Magen-Darm-Bereich und im Bereich der Gallenwege; schwere Lebererkrankungen.
Bei Säuglingen und Kleinkindern dürfen Eukalyptus-Zubereitungen nicht im Bereich des Gesichts, speziell der Nase, aufgetragen werden.

Nebenwirkungen
In seltenen Fällen können nach Einnahme von Eukalyptus-Zubereitungen Übelkeit, Erbrechen und Durchfall auftreten.

Wechselwirkungen
mit anderen Mitteln:
Keine bekannt.

Hinweis:
Eucalyptus-Öl bewirkt eine Induktion des fremdstoffabbauenden Enzymsystems in der Leber. Die Wirkung anderer Arzneimittel kann deshalb abgeschwächt und/oder verkürzt werden.

Dosierung
Soweit nicht anders verordnet:

Innere Anwendung: Mittlere Tagesdosis 4 bis 6 g Droge; Zubereitungen entsprechend. Tinktur (entsprechend EB 6): Tagesdosis 3–9 g.

Art der Anwendung
Zerkleinerte Droge für Aufgüsse sowie andere galenische Zubereitungen zur inneren und äußeren Anwendung.

Wirkungen
Sekretomotorisch,
Expektorierend,
Schwach spasmolytisch.

Euphrasiae herba = Negativ-
(Augentrost) **Monographie**

Banz Nr. 162 vom 29. 8. 1992

Bezeichnung des Arzneimittels
Euphrasia officinalis; Augentrost
Euphrasiae herba; Augentrostkraut

Bestandteile des Arzneimittels
Augentrost, bestehend aus der zur Blütezeit gesammelten gesamten Pflanze von Euphrasia officinalis Linné p. p., sowie deren Zubereitungen.
Augentrostkraut, bestehend aus den frischen oder getrockneten oberirdischen Teilen von Euphrasia officinalis Linné p. p., sowie dessen Zubereitungen.

Anwendungsgebiete
Zubereitungen aus Augentrost oder Augentrostkraut werden äußerlich zu Waschungen, Umschlägen und Augenbädern, bei Augenkrankheiten, die mit Gefäßerkrankungen und Entzündungen verbunden sind, Entzündungen der Augenlider und der Augenbindehaut, als Vorbeugemittel gegen Augenschleimfluß, Augenkatarrh, verklebte und entzündete Augen, bei Husten, Schnupfen, als Magenmittel und bei Hauterkrankungen angewendet.
Die Wirksamkeit bei den beanspruchten Anwendungsgebieten ist nicht ausreichend belegt und vor allem aus hygienischen Gründen ist eine Anwendung am Auge nicht zu vertreten.

Risiken
Keine bekannt.

Beurteilung
Da die Wirksamkeit bei den beanspruchten Anwendungsgebieten nicht belegt ist, kann eine therapeutische Anwendung aus *hygienischen* Gründen nicht befürwortet werden.

> **Farfarae folium**
> (Huflattichblätter)
> Banz Nr. 138 vom 27. 7. 1990

Bezeichnung des Arzneimittels
Farfarae folium; Huflattichblätter

Bestandteile des Arzneimittels
Huflattichblätter, bestehend aus den frischen oder getrockneten Laubblättern von Tussilago farfara LINNÉ sowie deren Zubereitungen in wirksamer Dosierung.
Die Droge enthält Schleim- und Gerbstoffe. Huflattichblätter enthalten außerdem wechselnde Mengen von Pyrrolizidinalkaloiden mit einem 1,2-ungesättigten Necingerüst und deren N-Oxide.

Anwendungsgebiete
Katarrhe der Luftwege mit Husten und Heiserkeit, leichte Entzündungen der Mund- und Rachenschleimhaut.

Gegenanzeigen
Schwangerschaft, Stillzeit.

Nebenwirkungen
Nicht bekannt.

Wechselwirkungen
mit anderen Mitteln:
Nicht bekannt.

Dosierung
Soweit nicht anders verordnet:

Tagesdosis: 4,5 bis 6 g Droge, Zubereitungen entsprechend. Die Tagesdosis von Huflattichtee (Droge) und von Teemischungen darf nicht mehr als 10 µg, die Tagesdosis von Extrakten und Frischpflanzenpreßsaft nicht mehr als 1 µg Pyrrolizidinalkaloide mit 1,2 ungesättigten Necingerüst einschließlich ihrer N-Oxide enthalten.

Art der Anwendung
Zerkleinerte Droge für Aufgüsse und Abkochungen, Frischpflanzenpreßsaft oder andere galenische Zubereitungen zum Einnehmen.

Dauer der Anwendung
Nicht länger als 4 Wochen.

Hinweis: Im Verkehr befinden sich PA-freie Huflattich-Zuchtsorten.

Farfarae flos (Huflattichblüten) **Farfarae herba** (Huflattichkraut) **Farfarae radix** (Huflattichwurzel)	**= Negativ-Monographie**
Banz Nr. 138 vom 27. 7. 1990	

Bezeichnung des Arzneimittels
Farfarae flos; Huflattichblüten
Farfarae herba; Huflattichkraut
Farfarae radix; Huflattichwurzel

Bestandteile des Arzneimittels
Huflattichblüten, bestehend aus den frischen oder getrockneten Blütenständen von Tussilago farfara LINNÉ sowie deren Zubereitungen. Huflattichkraut, bestehend aus den frischen oder getrockneten oberirdischen Teilen von Tussilago farfara LINNÉ sowie deren Zubereitungen.
Huflattichwurzel, bestehend aus den frischen oder getrockneten unterirdischen Teilen von Tussilago farfara LINNÉ sowie deren Zubereitungen.

Anwendungsgebiete
Zubereitungen aus Huflattich werden zur Behandlung und Vorbeugung bei Erkrankungen und Beschwerden im Bereich der Atemwege wie Husten, Heiserkeit, Bronchialkatarrh, akuter und chronischer Bronchitis, Asthma, Erkältungskrankheiten, Grippe, Entzündungen und Reizzuständen im Bereich der Mund- und Rachenschleimhaut, Halsentzündung, Mandelentzündung, Rachitis, Drüsenschwellungen und Skrofulose, Magen-Darm-Katarrh, Durchfall, zur Anregung des Stoffwechsels, zur „Blutreinigung", als harntreibendes und schweißtreibendes Mittel sowie äußerlich zur Wundbehandlung angewendet. Huflattichkraut ist in Tonika mit unterschiedlichem Indikationsanspruch enthalten.
Die Wirksamkeit bei den beanspruchten Anwendungsgebieten ist nicht belegt.

Risiken
Huflattich enthält in allen Pflanzenteilen stark wechselnde Mengen toxischer Pyrrolizidinalkaloide. Das gesundheitliche Risiko bei der Anwendung von Arzneipflanzen mit toxischen Pyrrolizidinalkaloiden wird gesondert dargestellt.

Beurteilung
Angesichts des Risikos und der für die beanspruchten Anwendungsgebiete nicht belegten Wirksamkeit ist die therapeutische Anwendung von Huflattich**blüten**, **-kraut** und Huflattich**wurzeln** nicht vertretbar.

Filipendula ulmaria
(Mädesüß)

Banz Nr. 43 vom 2. 3. 1989

Bezeichnung des Arzneimittels
Spiraeae flos, Mädesüßblüten
Spiraeae herba, Mädesüßkraut

Bestandteile des Arzneimittels
Mädesüßblüten, bestehend aus den getrockneten Blüten von Filipendula ulmaria (Linné) Maximowicz (Synonym: Spiraea ulmaria Linné) sowie deren Zubereitungen in wirksamer Dosierung.

Mädesüßkraut, bestehend aus den zur Blütezeit geernteten und getrockneten oberirdischen Teilen von Filipendula ulmaria (Linné) Maximowicz sowie deren Zubereitungen in wirksamer Dosierung.

Die Droge enthält Flavonoide und hauptsächlich in den Blüten Phenolglykoside sowie ätherisches Öl.

Anwendungsgebiete
Zur unterstützenden Behandlung von Erkältungskrankheiten.

Gegenanzeigen
Keine bekannt.

Hinweis:
Mädesüßblüten enthalten Salicylate. Sie sollten daher bei Salicylat-Überempfindlichkeit nicht angewendet werden.

Nebenwirkungen
Keine bekannt.

Wechselwirkungen
mit anderen Mitteln:
Keine bekannt.

Dosierung
Soweit nicht anders verordnet:

Tagesdosis: 2,5–3,5 g Mädesüßblüten bzw. 4–5 g Mädesüßkraut; Zubereitungen entsprechend.

Art der Anwendung
Zerkleinerte Droge und andere galenische Zubereitungen für Teeaufgüsse. Mehrmals täglich 1 Tasse Teeaufguß möglichst heiß trinken.

> **Foeniculi fructus**
> (Fenchel)
> Banz Nr. 74 vom 19. 4. 1991

Bezeichnung des Arzneimittels
Foeniculi fructus, Fenchel

Bestandteile des Arzneimittels
Fenchel, bestehend aus den getrockneten, reifen Früchten von Foeniculum vulgare MILLER var. vulgare sowie deren Zubereitungen in wirksamer Dosierung.
Die Droge enthält mindestens 4,0 Prozent (V/m) ätherisches Öl.

Anwendungsgebiete
Dyspeptische Beschwerden wie leichte, krampfartige Magen-Darm-Beschwerden, Völlegefühl, Blähungen.
Katarrhe der oberen Luftwege
Fenchelsirup, Fenchelhonig: Katarrhe der oberen Luftwege bei *Kindern*.

Gegenanzeigen
Keine bekannt.

Nebenwirkungen
In Einzelfällen können allergische Haut- und Atemwegsreaktionen auftreten.

Wechselwirkungen
mit anderen Mitteln:
Keine bekannt.

Dosierung
Soweit nicht anders verordnet:

Tagesdosis: 5–7 g Droge, 10–20 g Fenchelsirup (entsprechend EB 6) oder Fenchelhonig (entsprechend EB 6), 5–7,5 g zusammengesetzte Fencheltinktur (entsprechend EB 6), Zubereitungen entsprechend.

Art der Anwendung
Gequetschte oder pulverisierte Droge sowie andere galenische Zubereitungen zum Einnehmen.

Dauer der Anwendung
Fenchelzubereitungen sollen aufgrund des Gehaltes an geringen Mengen Estragol ohne Rücksprache mit dem Arzt oder Apotheker nicht über längere Zeiträume (mehrere Wochen) eingenommen werden. Bei üblicher Dosierung beträgt die Estragolaufnahme maximal 0,1 mg/Tag.

Hinweis:
Fenchelsirup, Fenchelhonig;

Diabetiker müssen den Zuckergehalt von... (nach Angaben des Herstellers) BE beachten.

Wirkungen
Förderung der Magen-Darm-Motilität, in höheren Konzentrationen spasmolytisch. Anethol und Fenchon wirken experimentell im Bereich der Atemwege sekretolytisch; am Flimmerepithel des Frosches erhöhen wäßrige Fenchelauszüge die mukoziliare Aktivität.

Frangulae cortex
(Faulbaumrinde)

Banz Nr. 133 vom 21. 7. 1993

Bezeichnung des Arzneimittels
Frangulae cortex, Faulbaumrinde

Wirksame Bestandteile
Faulbaumrinde, bestehend aus der getrockneten Rinde der Stämme und Zweige von Rhamnus frangula LINNÉ (Frangula alnus MILLER) sowie deren Zubereitungen in wirksamer Dosierung.
Die Droge enthält Anthranoide, überwiegend vom Emodin-, Physcion- und Chrysophanol-Typ.
Die Droge muß dem gültigen Arzneibuch entsprechen.

Pharmakologische Eigenschaften, Pharmakokinetik, Toxikologie
1,8-Dihydroxyanthracenderivate haben einen laxierenden Effekt. Dieser beruht vorwiegend auf einer Beeinflussung der Colonmotilität im Sinne einer Hemmung der stationären und einer Stimulierung der propulsiven Kontraktionen. Daraus resultieren eine beschleunigte Darmpassage und aufgrund der verkürzten Kontaktzeit eine Verminderung der Flüssigkeitsresorption. Zusätzlich werden durch eine Stimulierung der aktiven Chloridsekretion Wasser und Elektrolyte sezerniert.
Systematische Untersuchungen zur Kinetik von Zubereitungen aus Faulbaumrinde fehlen, jedoch ist davon auszugehen, daß die in der Droge enthaltenen Aglyka bereits im oberen Dünndarm resorbiert werden. Die β-glykosidisch gebundenen Glykoside sind Prodrugs, die im oberen Magen-Darm-Trakt weder gespalten noch resorbiert werden. Sie werden im Dickdarm durch bakterielle Enzyme zu Anthronen abgebaut. Anthrone sind der laxative Metabolit.
Aktive Metaboliten anderer Anthranoide, wie Rhein, gehen in geringen Mengen in die Muttermilch über. Eine laxierende Wirkung bei gestillten Säuglingen wurde nicht beobachtet. Tierexperimentell ist die Plazentagängigkeit von Rhein äußerst gering.
Drogenzubereitungen besitzen, vermutlich aufgrund des Gehaltes an Aglyka, eine höhere Allgemeintoxizität als die reinen Glykoside. Untersuchungen zur Genotoxizität der Droge bzw. von Drogenzubereitungen liegen nicht vor. Für Aloe-Emodin, Emodin,

Physcion und Chrysophanol liegen teilweise positive Befunde vor. Zur Kanzerogenität liegen keine Untersuchungen vor.

In frischem Zustand enthält die Droge Anthrone und muß deshalb vor Verwendung mindestens 1 Jahr gelagert oder unter Luftzutritt und Erwärmen künstlich gealtert werden. Bei nicht bestimmungsgemäßem Gebrauch, z. B. frische Droge: starkes Erbrechen, eventuell mit Spasmen einhergehend.

Anwendungsgebiete
Obstipation.

Gegenanzeigen
Darmverschluß, akut-entzündliche Erkrankungen des Darmes, z. B. Morbus Crohn, Colitis ulcerosa, Appendizitis; abdominale Schmerzen unbekannter Ursache. Kinder unter 12 Jahren. Schwangerschaft.

Nebenwirkungen
In Einzelfällen krampfartige Magen-Darm-Beschwerden. In diesen Fällen ist eine Dosisreduktion erforderlich.

Bei chronischem Gebrauch/Mißbrauch: Elektrolytverluste, insbesondere Kaliumverluste, Albuminurie und Hämaturie; Pigmenteinlagerung in die Darmschleimhaut (Pseudomelanosis coli), die jedoch harmlos ist und sich nach Absetzen der Droge in der Regel zurückbildet. Der Kaliumverlust kann zu Störungen der Herzfunktion und zu Muskelschwäche führen, insbesondere bei gleichzeitiger Einnahme von Herzglykosiden, Diuretika und Nebennierenrindensteroiden.

Besondere Vorsichtshinweise für den Gebrauch
Stimulierende Abführmittel dürfen ohne ärztlichen Rat nicht über längere Zeiträume (mehr als 1–2 Wochen) eingenommen werden.

Verwendung bei Schwangerschaft und Laktation
Aufgrund unzureichender toxikologischer Untersuchungen nicht anzuwenden in Schwangerschaft und Stillzeit.

Medikamentöse und sonstige Wechselwirkungen
Bei chronischem Gebrauch/Mißbrauch ist durch Kaliummangel eine Verstärkung der Herzglykosidwirkung sowie eine Beeinflussung der Wirkung von Antiarrhythmika möglich. Kaliumverluste können durch Kombination mit Thiaziddiuretika, Nebennierenrindensteroiden und Süßholzwurzel verstärkt werden.

Dosierung und Art der Anwendung
Geschnittene Droge, Drogenpulver oder Trockenextrakte für Aufgüsse, Abkochungen, Kaltmazerate oder Elixiere. Flüssige oder feste Darreichungsformen ausschließlich zur Einnahme.

Soweit nicht anders verordnet:

20–30 mg Hydroxyanthracenderivate/Tag, berechnet als Glucofrangulin A.

Die individuell richtige Dosierung ist die geringste, die erforderlich ist, um einen weichgeformten Stuhl zu erhalten.

Hinweis:
Die Darreichungsform sollte auch eine geringere als die übliche Tagesdosis erlauben.

Überdosierung
Elektrolyt- und flüssigkeitsbilanzierende Maßnahmen.

Besondere Warnungen
Eine über die kurzdauernde Anwendung hinausgehende Einnahme stimulierender Abführmittel kann zu einer Verstärkung der Darmträgheit führen.
Das Präparat sollte nur dann eingesetzt werden, wenn durch eine Ernährungsumstellung oder Quellstoffpräparate kein therapeutischer Effekt zu erzielen ist.

Auswirkungen auf Kraftfahrer und die Bedienung von Maschinen
Keine bekannt.

Galeopsidis herba
(Hohlzahnkraut)

Banz Nr. 76 vom 23. 4. 1987

Bezeichnung des Arzneimittels
Galeopsidis herba, Hohlzahnkraut

Bestandteile des Arzneimittels
Hohlzahnkraut, bestehend aus den zur Blütezeit gesammelten, getrockneten oberirdischen Teilen von Galeopsis segetum NECKER (synonym Galeopsis ochroleuca LAMARCK) sowie dessen Zubereitungen in wirksamer Dosierung.
Die Droge enthält Gerbstoffe und Saponine.

Anwendungsgebiete
Leichte Katarrhe der Luftwege.

Gegenanzeigen
Keine bekannt.

Nebenwirkungen
Keine bekannt.

Wechselwirkungen
mit anderen Mitteln:
Keine bekannt.

Dosierung
Soweit nicht anders verordnet:

Mittlere Tagesdosis: 6 g Droge, Zubereitungen entsprechend.

Art der Anwendung
Zerkleinerte Droge für Aufgüsse sowie andere galenische Zubereitungen zum Einnehmen.

Gentianae radix
(Enzianwurzel)

Banz Nr. 50 vom 13. 3. 1990

Bezeichnung des Arzneimittels
Gentianae radix, Enzianwurzel

Bestandteile des Arzneimittels
Enzianwurzel, bestehend aus den getrockneten, nicht fermentierten Wurzeln und Wurzelstöcken von Gentiana lutea LINNÉ mit einem Bitterwert von mindestens 10 000 sowie deren Zubereitungen in wirksamer Dosis.
Die Droge enthält Bitterstoffe (Amarogentin, Gentiopicrosid) sowie die bitter schmeckende Gentiobiose.

Anwendungsgebiete
Verdauungsbeschwerden wie Appetitlosigkeit, Völlegefühl, Blähungen.

Gegenanzeigen
Magen- und Zwölffingerdarmgeschwüre.

Nebenwirkungen
Bei besonders disponierten Personen ist gelegentliches Auftreten von Kopfschmerzen möglich.

Wechselwirkungen
mit anderen Mitteln:
Keine bekannt.

Dosierung
Soweit nicht anders verordnet:

Tagesdosis: Tinktur (entsprechend EB 6):
1–3 g; Fluidextrakt (entsprechend EB 6):
2–4 g; Droge: 2–4 g.

Art der Anwendung
Zerkleinerte Droge und Trockenextrakte für Aufgüsse, bitterschmeckende Darreichungsformen zur oralen Anwendung.

Wirkungen
Die wesentlichen Wirksubstanzen sind die in der Droge enthaltenen Bitterstoffe. Diese führen über eine Reizung der Geschmacksrezeptoren reflektorisch zu einer Anregung der Speichel- und Magensaftsekretion.

Enzianwurzel gilt deshalb nicht nur als Amarum (purum), sondern konsekutiv auch als Roborans und Tonikum.
Tierexperimentell finden sich Hinweise auf eine Steigerung der Bronchialsekretmenge.

Hamamelidis folium et cortex
(Hamamelisblätter und -rinde)

Banz Nr. 50 vom 13. 3. 1990

Bezeichnung des Arzneimittels
Hamamelidis folium, Hamamelisblätter
Hamamelidis cortex, Hamamelisrinde
Frische Blätter und Zweige von Hamamelis virginiana

Bestandteile des Arzneimittels
Hamamelisblätter, bestehend aus den getrockneten Laubblättern von Hamamelis virginiana Linné sowie ihre Zubereitungen in wirksamer Dosierung. Die Droge enthält 3 bis 8 Prozent Gerbstoffe, hauptsächlich Gallotannine. Weitere Inhaltsstoffe sind Flavonoide und ätherisches Öl.

Hamamelisrinde, bestehend aus der getrockneten Rinde der Stämme und Zweige von Hamamelis virginiana Linné sowie ihre Zubereitung in wirksamer Dosierung.
Die Droge enthält mindestens 4 Prozent Gerbstoffe. Charakteristische Inhaltsstoffe der Hamamelisrinde sind β-Hamamelitannin und γ-Hamamelitannin. Weiterhin sind das Depsid Ellagtannin, Catechinderivate und freie Gallussäure enthalten.

Frische Blätter und Zweige von Hamamelis virginiana Linné, bestehend aus den im Frühjahr und im Frühsommer gesammelten frischen Blättern und Zweigen zur Herstellung eines Wasserdampfdestillates.

Anwendungsgebiete
Leichte Hautverletzungen, lokale Entzündungen der Haut- und Schleimhäute; Hämorrhoiden, Krampfaderbeschwerden.

Gegenanzeigen
Keine bekannt.

Nebenwirkungen
Keine bekannt.

Wechselwirkungen
Keine bekannt.

Dosierung
Äußere Anwendung:
Wasserdampfdestillat (Hamameliswasser): unverdünnt oder im Verhältnis 1 : 3 mit Wasser verdünnt zu Umschlägen, 20 bis 30 Prozent in halbfesten Zubereitungen.
Extraktzubereitungen: in halbfesten und flüssigen Zubereitungen entsprechend 5 bis 10 Prozent Droge.

Droge: Dekokte aus 5 bis 10 g Droge auf 1 Tasse (ca. 250 ml) Wasser zu Umschlägen und Spülungen.

Innere Anwendung (auf Schleimhäuten): Zäpfchen: 1- bis 3mal täglich die einer 0,1 bis 1 g Droge entsprechende Menge einer Zubereitung anwenden;
andere Darreichungsformen: Mehrmals täglich die einer Menge von 0,1 bis 1 g Droge entsprechende Menge einer Zubereitung anwenden, Hamameliswasser unverdünnt oder mit Wasser verdünnt anwenden.

Art der Anwendung
Hamamelisblätter und -rinde:
Zerkleinerte Drogen oder Drogenauszüge zur äußeren und inneren Anwendung.
Frische Blätter und Zweige von Hamamelis: Wasserdampfdestillat zur äußeren und inneren Anwendung.

Wirkungen
Adstringierend, entzündungshemmend, lokal hämostyptisch.

Hederae helicis folium
(Efeublätter)

Banz Nr. 122 vom 6. 7. 1988

Bezeichnung des Arzneimittels
Hederae helicis folium, Efeublätter

Bestandteile des Arzneimittels
Efeublätter, bestehend aus den getrockneten Laubblättern von Hedera helix LINNÉ sowie deren Zubereitungen in wirksamer Dosierung. Die Droge enthält Saponine.

Anwendungsgebiete
Katarrhe der Luftwege;
Symptomatische Behandlung chronisch-entzündlicher Bronchialerkrankungen.

Gegenanzeigen
Keine bekannt.

Nebenwirkungen
Keine bekannt. Nur bei deutlich! höherer Dosierung als 0,3 g Droge/Tag Übelkeit, Erbrechen und Kopfschmerzen.

Wechselwirkungen
mit anderen Mitteln:
Keine bekannt.

Dosierung
Soweit nicht anders verordnet:

Mittlere Tagesdosis: 0,3 g Droge; Zubereitungen entsprechend. Diese Dosierungsempfehlung ist eher an der unteren Grenze orientiert und sollte höher sein, ohne dabei unerwünschte Nebenwirkungen zu riskieren.

Art der Anwendung
Zerkleinerte Droge sowie andere galenische Zubereitungen zum Einnehmen.

Wirkungen
expektorierend
spasmolytisch
haut- und schleimhautreizend

Hippocastani semen-Trockenextrakt
(Roßkastaniensamen)
(DAB 10) aus Roßkastaniensamen

Banz Nr. 71 vom 15. 4. 1994

Bestandteile des Arzneimittels
Ein aus Roßkastaniensamen hergestellter, eingestellter Trockenextrakt (DAB 10) mit einem Gehalt an Triterpenglykosiden von 16–20 % (berechnet als wasserfreies Aescin).

Pharmakologische Eigenschaften, Pharmakokinetik, Toxikologie
Der Hauptinhaltsstoff in Roßkastaniensamenextrakt, das Triterpenglykosid-Gemisch Aescin, wirkt in verschiedenen experimentellen Modellen antiexsudativ und gefäßabdichtend. Es bestehen Hinweise, daß Roßkastaniensamenextrakt die bei chronischen Venenerkrankungen erhöhte Aktivität lysosomaler Enzyme verringert, so daß der Abbau von Glykokalyx (Mukopolysaccharide) im Bereich der Kapillarwand verhindert wird. Durch Senkung der Gefäßpermeabilität wird die Filtration kleinmolekularer Proteine, Elektrolyte und Wasser in das Interstitium verhindert.

Gegenüber Placebo wurde in humanpharmakologischen Untersuchungen eine signifikante Reduktion der transkapillären Filtration und in verschiedenen randomisierten Doppelblindstudien bzw. Cross-over-Studien eine signifikante Besserung von Symptomen der chronischen Veneninsuffizienz (Müdigkeits-, Schwere- und Spannungsgefühl, Juckreiz, Schmerzen und Schwellungen in den Beinen) nachgewiesen.

Zur Toxikologie von Roßkastaniensamenextrakt liegen orientierende Untersuchungen vor. Die LD_{50} von Roßkastaniensamenextrakt peroral beträgt bei der Maus 990 mg/kg KG, Ratte 2150 mg/kg KG, beim Kaninchen 1530 mg/kg KG und Hund 130 mg/kg KG. Nach Verabreichung von Roßkastaniensamenextrakt an Ratten über 8 Wochen i. v. liegt die „no effect"-Dosis zwischen 9 und 30 mg/kg KG. Die chronische Verabreichung über 34 Wochen führte bei Hunden nach 80 mg/kg KG zu Magenreizung. Bei Ratten wurden über diesen Zeitraum bis zu einer Dosis von 400 mg/kg KG peroral keine toxischen Veränderungen beobachtet.

Anwendungsgebiete
Behandlung von Beschwerden bei Erkrankungen der Beinvenen (chronische Veneninsuffizienz), zum Beispiel Schmerzen und Schweregefühl in den Beinen, nächtliche Wadenkrämpfe, Juckreiz und Beinschwellungen.

Hinweis:
Weitere vom Arzt verordnete nichtinvasive Maßnahmen wie zum Beispiel Wickeln der Beine, Tragen von Stützstrümpfen oder kalte Wassergüsse sollten unbedingt eingehalten werden.

Gegenanzeigen
Keine bekannt.

Nebenwirkungen
Nach Einnahme in Einzelfällen Juckreiz, Übelkeit, Magenbeschwerden.

Besondere Vorsichtshinweise für den Gebrauch
Keine.

Verwendung bei Schwangerschaft und Laktation
Keine Einschränkung bekannt.

Medikamentöse und sonstige Wechselwirkungen
Keine bekannt.

Dosierung und Art der Anwendung
Tagesdosis: 100 mg Aescin entsprechend 2 × täglich 250–312,5 mg Extrakt in *retardierter* Darreichungsform.

Überdosierung
Keine bekannt.

Besondere Warnungen
Keine.

Auswirkungen auf Kraftfahrer und die Bedienung von Maschinen
Keine.

Hyperici herba
(Johanniskraut)

Banz Nr. 43 vom 2. 3. 1989

Bezeichnung des Arzneimittels
Hyperici herba, Johanniskraut

Bestandteile des Arzneimittels
Johanniskraut, bestehend aus den während der Blütezeit gesammelten Pflanzen oder getrockneten oberirdischen Teilen von Hypericum perforatum Linné sowie deren Zubereitungen in wirksamer Dosierung.

Anwendungsgebiete

Innerlich: Psychovegetative Störungen, depressive Verstimmungszustände. Angst und/oder nervöse Unruhe. Ölige Hypericumzubereitungen bei dyspeptischen Beschwerden.
Äußerlich: Ölige Hypericumzubereitungen zur Behandlung und Nachbehandlung von scharfen und stumpfen Verletzungen, Myalgien und Verbrennungen 1. Grades.

Gegenanzeigen

Keine bekannt; Einnahme von Ciclosporin ist seit 2002 kontraindiziert.

Nebenwirkungen

Photosensibilisierung ist möglich, insbesondere bei hellhäutigen Personen.

Wechselwirkungen

Keine bekannt. Seit 2002 sind Interaktionen mit folgenden Arzneistoffen zu beachten: Antikoagulanzien vom Cumarintyp (z. B. Marcumar®), Digoxin, Indinavir, Camptothecin und andere Proteaseinhibitoren bzw. Non-Nucleoside reverse Transcriptase-Inhibitioren in der Anti-HIV-Behandlung, Nefazodon, Amitriptylin, Nortriptylin, Paroxetin, Dertralin und Theophyllin.

Dosierung

Soweit nichts anderes verordnet:

Mittlere Tagesdosis für innerliche Anwendung: 2–4 g Droge oder 0,2–1,0 mg Gesamthypericin in anderen Darreichungsformen. Die Vorgabe eines Extraktmindestgehaltes ist aufgrund jüngerer klinischer Studien zu empfehlen. Die Voraussetzung für eine GKV-Erstattung sind 300 mg Trockenextrakt in der Einzeldosis.

Art der Anwendung

Geschnittene Droge, Drogenpulver, flüssige und feste Zubereitungen zur oralen Anwendung. Flüssige und halbfeste Zubereitungen zur äußerlichen Anwendung. Mit fetten Ölen hergestellte Präparationen zur äußerlichen und innerlichen Anwendung.

Wirkungen

Für die Droge und daraus hergestellte Zubereitungen liegen zahlreiche ärztliche Erfahrungsberichte vor, die für eine milde antidepressive Wirkung sprechen. Nach experimentellen Befunden ist Hypericin den Monoaminooxydasehemmern zuzurechnen. Ölige Hypericum-Zubereitungen wirken antiphlogistisch.

Lavandulae flos
(Lavendelblüten)
Banz Nr. 50 vom 13. 3. 1990

Bezeichnung des Arzneimittels

Lavandulae flos, Lavendelblüten

Bestandteile des Arzneimittels

Lavendelblüten, bestehend aus den kurz vor der völligen Entfaltung gesammelten und getrockneten Blüten von Lavandula angustifolia MILLER sowie deren Zubereitung in wirksamer Dosierung.

Die Droge enthält mindestens 1,5 Prozent (V/G) ätherisches Öl mit den Hauptbestandteilen Linalylacetat, Linalool, Campher, β-Ocimen und 1,8-Cineol. Weiterhin sind ca. 12 Prozent Lamiaceengerbstoffe in der Droge enthalten.

Anwendungsgebiete
Innerlich angewendet: Befindensstörungen wie Unruhezustände, Einschlafstörungen, funktionelle Oberbauchbeschwerden (nervöser Reizmagen, ROEHMHELD-Syndrom, Meteorismus, nervöse Darmbeschwerden).

In der Balneotherapie: Zur Behandlung von funktionellen Kreislaufstörungen.

Gegenanzeigen
Keine bekannt.

Nebenwirkungen
Keine bekannt.

Wechselwirkungen
Keine bekannt.

Dosierung
Soweit nicht anders verordnet:

Innerlich:
Als Tee: 1 bis 2 Teelöffel voll Droge pro Tasse, Lavendelöl: 1 bis 4 Tropfen (ca. 20 bis 80 mg) z. B. auf ein Stück Würfelzucker.

Äußere Anwendung als Badezusatz: 20 bis 100 g Droge auf 20 l Wasser.

Art der Anwendung
Als Droge zur Zubereitungen eines Teeaufgusses, als Extrakt sowie als Badezusatz.

Hinweis:
Kombinationen mit anderen beruhigend und/oder karminativ wirksamen Drogen können sinnvoll sein.

Wirkungen
Innerlich angewendet: Beruhigend, entblähend. Ausreichende pharmakodynamische Untersuchungen an Mensch und Tier sind nicht bekannt.

Ledi palustris herba = Negativ-
(Sumpfporstkraut) **Monographie**
Banz vom 24. 9. 1986

Bezeichnung des Arzneimittels
Ledi palustris herba, Sumpfporstkraut

Bestandteile des Arzneimittels
Sumpfporstkraut, bestehend aus dem getrockneten Kraut von Ledum palustre LINNÉ sowie dessen Zubereitungen.
Die Droge enthält ätherisches Öl.

Anwendungsgebiete

Sumpfporstkraut wird bei Rheuma und Keuchhusten, ferner als Emeticum, Diahoreticum und als Diureticum angewendet.

Die Wirksamkeit bei den beanspruchten Anwendungsgebieten ist nicht belegt.

Risiken

Vergiftungen mit Sumpfporstkraut infolge meist mißbräuchlicher Anwendung z. B. als Abortivum werden wiederholt berichtet.

Das ätherische Öl bewirkt oral aufgenommen eine heftige Reizung des Magen-Darm-Traktes mit Erbrechen und Diarrhöe sowie eine Reizung bzw. Schädigung der Nieren und ableitenden Harnwege.

Daneben werden Schweißausbrüche, Muskel- und Gelenkschmerzen, zentrale Erregung mit rauschartigen Zuständen und anschließender Lähmung beschrieben.

Zur Toxizität geringer Dosen Sumpfporstkraut liegen keine Untersuchungen vor.

Während der Schwangerschaft ist die Anwendung von Sumpfporstkraut kontraindiziert.

Bewertung

Da die Wirksamkeit von Sumpfporstkraut-Zubereitungen nicht belegt ist, kann angesichts der Risiken eine therapeutischen Anwendung nicht vertreten werden.

Wirkungen

Reizung von Haut- und Schleimhaut.

Experimentell:
motilitätshemmend,
Verlängerung der Schlafzeit nach Barbiturat und Ethanolgabe,
antitussiv,
antiphlogistisch.

Lichen islandicus
(Isländisches Moos)

Banz Nr. 43 vom 2. 3. 1989

Bezeichnung des Arzneimittels

Lichen islandicus, Isländisches Moos

Bestandteile des Arzneimittels

Isländisches Moos, bestehend aus dem getrockneten Thallus von Cetraria islandica (LINNÉ) Acharius s. l. sowie dessen Zubereitungen in wirksamer Dosierung.

Die Droge enthält Schleim- und Bitterstoffe.

Anwendungsgebiete

a) Schleimhautreizungen im Mund- und Rachenraum und damit verbundener trockener Reizhusten.
b) Appetitlosigkeit.

Gegenanzeigen
Keine bekannt.

Nebenwirkungen
Keine bekannt.

Wechselwirkungen
mit anderen Mitteln:
Keine bekannt.

Dosierung
Soweit nicht anders verordnet:

Tagesdosis: 4–6 g Droge; Zubereitungen entsprechend.

Art der Anwendung
Anwendungsgebiet a:
Zerkleinerte Droge für Aufgüsse sowie andere galenische Zubereitungen zum Einnehmen.

Anwendungsgebiet b:
Zerkleinerte Droge vorzugsweise für Kaltmazerate sowie andere bitterschmeckende Zubereitungen zum Einnehmen.

Wirkungen
Reizlindernd, schwach antimikrobiell.

Lini semen
(Leinsamen)

Banz Nr. 228 vom 5. 12. 1984

Bezeichnung des Arzneimittels
Lini semen, Leinsamen

Bestandteile des Arzneimittels
Leinsamen, bestehend aus den getrockneten, reifen Samen der Sammelart Linum usitatissimum LINNÉ sowie deren Zubereitungen in wirksamer Dosierung. Gleichberechtigt im Sinne der in dieser Monographie festgelegten Indikationen sind die Samen verschiedener Cultivars der Art Linum usitatissimum (L.) VAV. et EELL. Die Samen enthalten: Ballaststoffe (Hemizellulose, Zellulose und Lignin), fettes Öl, darunter 52–76 Prozent Linolensäureester, Eiweiß, Linustatin bzw. Linamarin.

Anwendungsgebiete
Innerlich: Habituelle Obstipation, durch Abführmittelabusus geschädigtes Kolon, Colon irritabile, Divertikulitis; als Schleimzubereitung bei Gastritis und Enteritis.

Äußerlich: Als Kataplasma bei lokalen Entzündungen.

Monographien der Kommission E

Gegenanzeigen
Ileus jeder Genese.

Nebenwirkungen
Bei Beachtung der Dosierungsanleitung, d. h. vor allem bei Beachtung einer gleichzeitigen genügenden Menge an Flüssigkeit (1 : 10!), sind Nebenwirkungen nicht bekannt.

Wechselwirkungen
Wie bei jedem Mucilaginosum ist eine negative Beeinflussung der Resorptionsverhältnisse von Arzneistoffen möglich.

Dosierung
Soweit nicht anders verordnet:

Innerlich: 2- bis 3mal täglich 1 Eßlöffel unzerkleinerten oder „aufgeschlossenen" (= nicht geschroteten) Leinsamen zusammen mit jeweils ca. 150 ml Flüssigkeit einnehmen. 2 bis 3 Eßlöffel eines geschroteten bzw. zerkleinerten Leinsamens zur Zubereitung eines Leinsamenschleimes.

Äußerlich: 30 bis 50 g Leinsamenmehl als feucht-heißes Kataplasma bzw. als feucht-heiße Kompresse.

Art der Anwendung
Innerlich: als Samen, als geschroteter Samen, als „aufgebrochener" Samen bzw. als s. g. „aufgeschlossener" Samen, bei dem lediglich Cuticula und Schleimepidermis angequetscht sind, als Leinsamenschleimzubereitung und andere galenische Darreichungsformen.

Äußerlich: als Leinsamenmehl bzw. Leinsamenexpeller.

Wirkungen
Abführende Wirkung infolge Volumenzunahme und die dadurch verbundene Auslösung der Darmperistaltik durch den Dehnungsreflex; schleimhautschützend durch abdeckende Wirkung.

Liquiritiae radix
(Süßholzwurzel)
Banz Nr. 178 vom 21. 9. 1991

Bezeichnung des Arzneimittels
Liquiritiae radix, Süßholzwurzel

Bestandteile des Arzneimittels
Süßholzwurzel, bestehend aus den ungeschälten, getrockneten Wurzeln und den Ausläufern von Glycyrrhiza glabra LINNÉ sowie deren Zubereitungen in wirksamer Dosierung. Die Wurzel enthält mindestens 4 Prozent Glycyrrhizinsäure und 25,0 Prozent wasserlösliche Anteile.

Süßholzwurzel, bestehend aus den geschälten, getrockneten Wurzeln und Ausläufern von Glycyrrhiza glabra LINNÉ sowie deren Zubereitungen in wirksamer Dosierung. Die Wurzel enthält mindestens 20,0 Prozent wasserlösliche Extraktivstoffe.

Neben den Kalium- oder Calciumsalzen der Glyzyrrhizinsaure (= Glycyrrhizin) enthält die Droge eine Reihe von Flavonoiden der Flavanon- und Isoflavonreihe. Ferner sind Phytosterole und Cumarine vorhanden.

Anwendungsgebiete
Katarrhe der oberen Luftwege und Ulcus ventriculi/duodeni.

Gegenanzeigen
Cholestatische Lebererkrankungen, Lebercirrhose, Hypertonie, Hypokaliämie, schwere Niereninsuffizienz, Schwangerschaft.

Nebenwirkungen
Bei längerer Anwendung und höherer Dosierung (Tagesdosierung über 600 mg Glycyrrhizin) können mineralcorticoide Effekte in Form einer Natrium- und Wasser-Retention, Kaliumverlust mit Hochdruck, Ödeme und Hypokaliämie und in seltenen Fällen Myoglobinurie auftreten.

Wechselwirkungen
Kaliumverluste durch andere Arzneimittel, z. B. Thiazid und Schleifendiuretika, können verstärkt werden. Durch Kaliumverluste nimmt die Empfindlichkeit gegen Digitalisglykoside zu.

Dosierung
Soweit nicht anders verordnet:

Mittlere Tagesdosis:
Süßholz ca. 5–15 g Droge entsprechend 200–300 mg Glycyrrhizin:

Succus Liquiritiae:
0,5–1 g bei Katarrhen der oberen Luftwege; 1,5–3,0 g bei Ulcus ventriculi/duodeni; Zubereitungen entsprechend.

Art der Anwendung
Klein geschnittene Drogen, Drogenpulver, Trockenextrakte für Aufgüsse, Abkochungen, flüssige und feste Formen zur oralen Anwendung (Succus Liquiritiae).

Dauer der Anwendung
Ohne ärztlichen Rat nicht länger als 4–6 Wochen. Gegen die längere Verwendung als Geschmackskorrigens bis zu einer maximalen Tagesdosis von 100 mg Glycyrrhizin bestehen keine Einwände.

Hinweis:
Gegen die Verwendung der Droge als Geschmackskorrigens bestehen keine Einwände. Bei längerer Anwendung und höherer Dosierung können mineral-corticoide Effekte in Form einer Natrium- und Wasser-Retention, Kaliumverlust mit Hochdruck, Ödeme und

Hypokaliämie und in seltenen Fällen Myoglobinurie auftreten. Eine Verstärkung der Wirkung ist möglich bei gleichzeitiger Gabe von Thiazid- und Schleifendiuretica.

Wirkungen
Glycyrrhizinsäure und das Aglukon der Glycyrrhizinsäure beschleunigen nach kontrollierten klinischen Studien die Abheilung von Magengeschwüren. Sekretolytische und expektorierende Wirkungen sind im Tierversuch nachgewiesen. Am isolierten Ileumsegment des Kaninchens wurde in einer Konzentration von 1 : 2500 bis 1 : 5000 eine spasmolytische Wirkung nachgewiesen.

Lupuli strobulus
(Hopfenzapfen)

Banz Nr. 50 vom 13. 3. 1990

Bezeichnung des Arzneimittels
Lupuli strobulus, Hopfenzapfen

Bestandteile des Arzneimittels
Hopfenzapfen, bestehend aus den getrockneten Fruchtständen von Humulus lupulus LINNÉ sowie deren Zubereitungen in wirksamer Dosierung.
Die Droge enthält mindestens 0,35 Prozent (V/G) ätherisches Öl.
Weitere Bestandteile sind alpha- und beta-Bittersäuren, 2-Methyl-3-buten-ol.

Anwendungsgebiete
Befindensstörungen wie Unruhe und Angstzustände, Schlafstörungen.

Gegenanzeigen
Keine bekannt.

Nebenwirkungen
Keine bekannt.

Wechselwirkungen
Keine bekannt.

Dosierung
Soweit nicht anders verordnet:
Einzelgabe der Droge 0,5 g.

Art der Anwendung
Geschnittene Drogen, Drogenpulver oder Trockenextraktpulver für Aufgüsse oder Abkochungen oder andere Zubereitungen. Flüssige und feste Darreichungsformen zur innerlichen Anwendung.

Hinweis:
Kombinationen mit anderen sedativ wirkenden Drogen können sinnvoll sein.

Wirkungen
Beruhigend, schlaffördernd.

Lycopi herba
(Wolfstrappkraut)

Banz Nr. 22a vom 1. 2. 1990

Bezeichnung des Arzneimittels
Lycopi herba, Wolfstrappkraut

Bestandteile des Arzneimittels
Wolfstrappkraut, bestehend aus den kurz vor der Blüte geernteten, frischen oder getrockneten oberirdischen Teilen von Lycopus europaeus LINNÉ und/oder Lycopus virginicus LINNÉ, sowie dessen Zubereitungen in wirksamer Dosierung.
Die Droge enthält Hydroxyzimt- und Kaffeesäurederivate, Lithospermsäure und Flavonoide.

Anwendungsgebiete
Leichte Schilddrüsenüberfunktion mit vegetativ-nervösen Störungen.
Spannungsgefühl und Schmerzen in der Brustdrüse (Mastodynie).

Gegenanzeigen
Unterfunktion der Schilddrüse, Schilddrüsenvergrößerung ohne Funktionsstörung.

Nebenwirkungen
Bei Langzeittherapie und sehr hoch dosierter Lycopus-Medikation sind in seltenen Fällen Vergrößerungen der Schilddrüse möglich.
Plötzliches Absetzen von Lycopus-Zubereitungen kann zu einer Verstärkung des Beschwerdekomplexes führen.

Wechselwirkungen
mit anderen Mitteln:
Nicht bekannt.

Keine gleichzeitige Gabe von Schilddrüsenhormon-Präparaten.

Hinweis:
Eine Anwendung von Lycopus-Zubereitungen stört die Durchführung einer Schilddrüsendiagnostik mit Radio-Isotopen.

Dosierung
Die Dosierung liegt zwischen einer Tagesdosis von 1 bis 2 g Droge für Teeaufgüsse und wäßrig-ethanolischem Extrakt entsprechend 20 mg Droge.

Hinweis:
Jeder Patient besitzt seinen eigenen optimalen Schilddrüsenhormonspiegel.
Es sind allenfalls grobe Anhaltspunkte für die Dosierung bei Schilddrüsenerkrankungen möglich, wobei Lebensalter und Körpergewicht zu berücksichtigen sind.

Art der Anwendung
Zerkleinerte Droge, Frischpflanzenpreßsaft sowie andere galenische Zubereitungen zum Einnehmen.

Wirkungen
Antigonadotrop, antithyreotrop, Hemmung der peripheren Dejodierung von T4, Senkung des Prolaktinspiegels, erhöhte T4-Ausscheidung im Urin.

Malvae flos
(Malvenblüten)

Banz Nr. 43 vom 2. 3. 1989

Bestandteile des Arzneimittels
Malvenblüten, bestehend aus den getrockneten Blüten von Malva silvestris LINNÉ und/oder von Malva silvestris LINNÉ ssp. mauritiana (LINNÉ) ASCHERSON et GRAEBNER sowie deren Zubereitungen in wirksamer Dosierung.
Die Droge enthält Schleimstoffe.

Anwendungsgebiete
Schleimhautreizungen im Mund- und Rachenraum und damit verbundener trockener Reizhusten.

Gegenanzeigen
Keine bekannt.

Nebenwirkungen
Keine bekannt.

Wechselwirkungen
mit anderen Mitteln:
Keine bekannt.

Dosierung
Soweit nicht anders verordnet:

Tagesdosis: 5 g Droge; Zubereitungen entsprechend.

Art der Anwendung
Zerkleinerte Droge für Aufgüsse sowie andere galenische Zubereitungen zum Einnehmen.

Wirkungen
Reizlindernd.

> **Malvae folium**
> (Malvenblätter)
> Banz Nr. 43 vom 2. 3. 1989

Bezeichnung des Arzneimittels
Malvae folium, Malvenblätter

Bestandteile des Arzneimittels
Malvenblätter, bestehend aus den getrockneten Laubblättern von Malva silvestris LINNÉ und/oder Malva neglecta WALLROTH sowie deren Zubereitungen in wirksamer Dosierung. Die Droge enthält Schleimstoffe.

Anwendungsgebiete
Schleimhautreizungen im Mund- und Rachenraum und damit verbundener trockener Reizhusten.

Gegenanzeigen
Keine bekannt.

Nebenwirkungen
Keine bekannt.

Wechselwirkungen
mit anderen Mitteln:
Keine bekannt.

Dosierung
Soweit nicht anders verordnet:

Tagesdosis: 5 g Droge; Zubereitungen entsprechend.

Art der Anwendung
Zerkleinerte Droge für Aufgüsse sowie andere galenische Zubereitungen zum Einnehmen.

Wirkungen
Reizlindernd.

> **Manna**
> Banz Nr. 22a vom 1. 2. 1990

Bezeichnung des Arzneimittels
Manna

Bestandteile des Arzneimittels
Manna, bestehend aus dem durch Einschnitte in die Stamm- und Astrinde von Fraxinus ornus LINNÉ gewonnenen und getrockneten Saft, sowie Zubereitungen aus Manna in wirksamer Dosierung.

Die Droge enthält den kaum resorbierbaren Zuckeralkohol Mannit.

Anwendungsgebiete
Verstopfung, Erkrankungen, bei denen eine erleichterte Darmentleerung mit weichem Stuhl erwünscht ist, wie zum Beispiel bei Analfissuren, Hämorrhoiden und nach rektal-analen operativen Eingriffen.

Gegenanzeigen
Darmverschluß.

Nebenwirkungen
Bei empfindlichen Personen können Übelkeit und Blähungen auftreten.

Wechselwirkungen mit anderen Mitteln
Nicht bekannt.

Dosierung
Soweit nicht anders verordnet:

Tagesdosis: für Erwachsene 20 bis 30 g Droge,
für Kinder 2 bis 16 g Droge,
Zubereitungen entsprechend.

Art der Anwendung
Zerkleinerte Droge sowie andere galenische Zubereitungen zum Einnehmen.

Dauer der Anwendung
Abführmittel, auch vom Typ der osmotisch wirksamen, sollen ohne Rücksprache mit dem Arzt nicht über einen längeren Zeitraum eingenommen werden.

Wirkungen
Laxierend.

Mate folium
(Mateblätter)

Banz Nr. 85 vom 5. 5. 1988

Bezeichnung des Arzneimittels
Mate folium, Mateblätter

Bestandteile des Arzneimittels
Mateblätter, bestehend aus den getrockneten Blättern und Blattstielen von Ilex paraguariensis DE SAINZ HILAIRE sowie deren Zubereitungen in wirksamer Dosierung.
Die Droge enthält Coffein.

Anwendungsgebiete
Geistige und körperliche Ermüdung.

Gegenanzeigen
Keine bekannt.

Nebenwirkungen
Keine bekannt.

Wechselwirkungen
mit anderen Mitteln:
Keine bekannt.

Dosierung
Soweit nicht anders verordnet:

Mittlere Tagesdosis: 3 g Droge; Zubereitungen entsprechend.

Art der Anwendung
Zerkleinerte Droge für Aufgüsse, Drogenpulver für andere galenische Zubereitungen zum Einnehmen.

Wirkungen
analeptisch, diuretisch, positiv inotrop, positiv chronotrop, glykogenolytisch, lipolytisch.

Matricariae flos
(Kamillenblüten)

Banz Nr. 50 vom 13. 3. 1990

Bezeichnung des Arzneimittels
Matricariae flos, Kamillenblüten

Bestandteile des Arzneimittels
Kamillenblüten, bestehend aus den frischen oder getrockneten Blütenköpfchen von Matricaria recutita LINNÉ (syn. Chamomilla recutita [L.] RAUSCHERT) sowie deren Zubereitungen in wirksamer Dosierung. Die Blüten enthalten mindestens 0,4 Prozent (V/G) ätherisches Öl. Hauptbestandteile des ätherischen Öls sind: (–)-α-Bisabolol oder Bisaboloxide A und B.
Weiter sind in den Blüten enthalten: Matricin, Flavonderivate wie Apigenin und Apigenin-7-glucosid.

Anwendungsgebiete
Äußerlich: Haut- und Schleimhautentzündungen sowie bakterielle Hauterkrankungen einschließlich der Mundhöhle und des Zahnfleisches.
Entzündliche Erkrankungen und Reizzustände der Luftwege (Inhalationen).
Erkrankungen im Anal- und Genitalbereich (Bäder und Spülungen).

Innerlich: Gastro-intestinale Spasmen und entzündliche Erkrankungen des Gastro-Intestinal-Traktes.

Gegenanzeigen
Keine bekannt.

Nebenwirkungen
Keine bekannt (1990). Die nach Veröffentlichung der Monographie bekannt gewordenen gelegentlichen Allergien sind entweder von Verunreinigungen mit Anthemis-Arten verursacht worden oder sind die Folge einer Kreuzallergie, verursacht von anderen Korbblütlern z. B. von Beifuß [131].

Wechselwirkungen
Keine bekannt.

Dosierung
Ein gehäufter Eßlöffel voll Kamillenblüten (= ca. 3 g) wird mit heißem Wasser (ca. 150 ml) übergossen, zugedeckt und nach 5 bis 10 Minuten durch ein Teesieb filtriert.

Soweit nicht anders verordnet, wird bei Erkrankungen im Magen-Darm-Bereich 3- bis 4mal täglich eine Tasse frisch bereiteter Tee zwischen den Mahlzeiten getrunken. Bei Entzündungen der Schleimhaut im Mund- und Rachenbereich wird mit dem frisch bereiteten Tee mehrmals täglich gespült oder gegurgelt.

Äußere Anwendung: 3- bis 10prozentige Aufgüsse für Umschläge und Spülungen, als Badezusatz 50 g Droge auf 10 l Wasser, halbfeste Zubereitungen mit Zubereitungen entsprechend 3 bis 10% Droge.

Art der Anwendung
Flüssige und feste Darreichungsformen zur äußeren und inneren Anwendung.

Wirkungen
Antiphlogistisch, muskulotrop spasmolytisch, wundheilungsfördernd, desodorierend, antibakteriell und bakterientoxinhemmend, Anregung des Hautstoffwechsels.

Melissae folium
(Melissenblätter)
Banz Nr. 50 vom 13. 3. 1990

Bezeichnung des Arzneimittels
Melissae folium, Melissenblätter

Bestandteile des Arzneimittels
Melissenblätter, bestehend aus den frischen oder getrockneten Laubblättern von Melissa officinalis LINNÉ sowie deren Zubereitungen in wirksamer Dosierung. Die Blätter enthalten mindestens 0,05 Prozent (V/G) ätherisches Öl, bezogen auf die getrocknete Droge, Hauptbestandteile des ätherischen Öls sind: Citronellal, Citral a, Citral b sowie weitere Mono- und Sesquiterpene.

Weitere sind in den Blättern enthalten: Lamiaceen-Gerbstoffe, Triterpensäuren, Bitterstoffe und Flavonoide.

Anwendungsgebiete
Nervös bedingte Einschlafstörungen. Funktionelle Magen-Darm-Beschwerden.

Gegenanzeigen
Keine bekannt.

Nebenwirkungen
Keine bekannt.

Wechselwirkungen
Keine bekannt.

Dosierung
Soweit nicht anders verordnet:
1,5-4,5 g Droge auf eine Tasse als Aufguß mehrmals täglich nach Bedarf.

Art der Anwendung
Geschnittene Droge, Drogenpulver, Flüssig-Extrakt oder Trocken-Extrakt für Aufgüsse und andere galenische Zubereitungen zum Einnehmen.

Hinweis:
Kombinationen mit anderen beruhigend und/oder karminativ wirksamen Drogen können sinnvoll sein.

Wirkungen
Beruhigend, karminativ.

Menthae arvensis aetheroleum
(Minzöl)

Banz Nr. 128 vom 14. 7. 1993

Bezeichnung des Arzneimittels
Menthae arvensis aetheroleum, Minzöl

Bestandteile des Arzneimittels
Minzöl, bestehend aus dem nach Wasserdampfdestillation durch anschließende teilweise Abtrennung des Menthols und Rektifizierung erhaltenen ätherischen Öl aus dem frischen, blühenden Kraut von Mentha arvensis LINNÉ var. piperascens HOLMES ex CHRISTY sowie dessen Zubereitungen in wirksamer Dosierung.
Es enthält mindestens 3,0 und höchstens 17,0% Ester, berechnet als Menthylacetat, mindestens 42,0% freie Alkohole, berechnet als Menthol, und mindestens 25,0 und höchstens 40,0% Ketone, berechnet als Menthon.

Anwendungsgebiete
Innere Anwendung:
Meteorismus, funktionelle Magen-, Darm- und Gallenbeschwerden, Katarrhe der oberen Luftwege:

Äußere Anwendung:
Myalgien und neuralgiforme Beschwerden. Katarrhe der oberen Luftwege. Nasensalben: Katarrhe der oberen Luftwege.

Gegenanzeigen
Innere Anwendung:
Gallensteinleiden, Verschluß der Gallenwege, Gallenblasenentzündungen, schwere Leberschäden.
Bei Säuglingen und Kleinkindern sollten minzölhaltige Zubereitungen nicht im Bereich des Gesichts, speziell der Nase, aufgetragen werden.

Nebenwirkungen
Keine bekannt bei magensaftresistenten Zubereitungen (1993). Bei innerer Anwendung gelegentlich Magenbeschwerden wie Aufstoßen und „Sodbrennen", sofern keine magensaftunlösliche Zubereitung vorliegt.

Wechselwirkungen
mit anderen Mitteln:
Keine bekannt.

Dosierung
Soweit nicht anders verordnet:

Innere Anwendung:
Mittlere Tagesdosis: 3 bis 8 Tropfen,
zur Inhalation: 3 bis 4 Tropfen in heißes Wasser geben.

Äußere Anwendung:
Einige Tropfen auf die betroffene Hautpartie auftragen; in halbfesten und öligen Zubereitungen 5 bis 20 Prozent, in wäßrig-ethanolischen Zubereitungen 5 bis 10 Prozent, in Nasensalben 1 bis 5 Prozent ätherisches Öl.

Art der Anwendung
Ätherisches Öl sowie galenische Zubereitungen zur inneren und äußeren Anwendung.

Wirkungen
carminativ,
cholagog,
antibakteriell,
sekretolytisch,
kühlend.

Menthae piperitae aetheroleum
(Pfefferminzöl)
Banz Nr. 128 vom 14. 7. 1993

Bezeichnung des Arzneimittels
Menthae piperitae aetheroleum, Pfefferminzöl

Bestandteile des Arzneimittels
Pfefferminzöl, bestehend aus dem aus den frisch geernteten, blühenden Zweigspitzen von Mentha × piperita Linné durch Wasserdampfdestillation gewonnenen ätherischen Öl sowie dessen Zubereitungen in wirksamer Dosierung.
Pfefferminzöl enthält mindestens 4,5 und höchstens 10,0 Prozent (m/m) Ester, berechnet als Menthylacetat, mindestens 44,0 Prozent (m/m) freie Alkohole, berechnet als Menthol und mindestens 15,0 und höchstens 32,0 Prozent (m/m) Ketone, berechnet als Menthon.

Anwendungsgebiete
Innere Anwendung:
Krampfartige Beschwerden im oberen Gastrointestinaltrakt und der Gallenwege; Colon irritabile; Katarrhe der oberen Luftwege; Mundschleimhautentzündungen.

Äußere Anwendung:
Myalgien und neuralgiforme Beschwerden. Katarrhe der oberen Luftwege.
Nasensalben: Katarrhe der oberen Luftwege.

Gegenanzeigen
Verschluß der Gallenwege, Gallenblasenentzündungen, schwere Leberschäden.
Bei Säuglingen und Kleinkindern sollten pfefferminzölhaltige Zubereitungen nicht im Bereich des Gesichts, speziell der Nase, aufgetragen werden.

Nebenwirkungen
Keine bekannt (1993). Gelegentlich Magenbeschwerden wie Aufstoßen und „Sodbrennen", sofern keine mangensaftunlösliche Zubereitung vorliegt.

Wechselwirkungen
mit anderen Mitteln:
Keine bekannt.

Dosierung
Soweit nicht anders verordnet:

Innere Anwendung:
Mittlere Tagesdosis 6 bis 12 Tropfen,
zur Inhalation 3 bis 4 Tropfen in heißes Wasser geben.
bei Colon irritabile:
Mittlere Einzeldosis 0,2 ml
mittlere Tagesdosis 0,6 ml
in magensaftresistenter Umhüllung

Äußere Anwendung:
Einige Tropfen in die betroffene Hautpartie einreiben; in halbfesten und öligen Zubereitungen 5 bis 10 Prozent, in wäßrig-ethanolischen Zubereitungen 5 bis 10 Prozent, in Nasensalben 1 bis 5 Prozent ätherisches Öl.

Art der Anwendung
Ätherisches Öl sowie galenische Zubereitungen zur inneren und äußeren Anwendung.

Wirkungen
spasmolytisch
carminativ
cholagog
antibakteriell
sekretolytisch
kühlend

Menthae piperitae folium
(Pfefferminzblätter)

Banz Nr. 164 vom 1. 9. 1990

Bezeichnung des Arzneimittels
Menthae piperitae folium, Pfefferminzblätter

Bestandteile des Arzneimittels
Pfefferminzblätter, bestehend aus den frischen und getrockneten Blättern von Mentha × piperita LINNÉ sowie deren Zubereitungen in wirksamer Dosierung.
Die Droge enthält mindestens 1,2 Prozent (V/m) ätherisches Öl. Weitere Inhaltsstoffe sind Lamiaceengerbstoffe.

Anwendungsgebiete
Krampfartige Beschwerden im Magen-Darm-Bereich sowie der Gallenblase und -wege.

Gegenanzeigen
Bei Gallensteinleiden nur nach Rücksprache mit einem Arzt anzuwenden.

Nebenwirkungen
Keine bekannt.

Wechselwirkungen
mit anderen Mitteln:
Keine bekannt.

Dosierung
Einnahme: 3 bis 6 g Droge, 5 bis 15 g Tinktur (entsprechend EB 6), Zubereitungen entsprechend.

Art der Anwendung
Zerkleinerte Droge für Aufgüsse, Auszüge aus Pfefferminzblättern zur inneren Anwendung.

Hinweis:
Für Pfefferminzöl ist eine gesonderte Monographie erstellt.

Wirkungen
Direkte spasmolytische Wirkung an der glatten Muskulatur des Verdauungstraktes; choleretisch und carminativ.

Myrrha
(Myrrhe)

Banz Nr. 193a vom 15. 10. 1987

Bezeichnung des Arzneimittels
Myrrha, Myrrhe

Bestandteile des Arzneimittels
Myrrhe, bestehend aus dem aus der Rinde von Commiphora molmol ENGLER ausgetretenen und an der Luft getrockneten Gummiharz sowie dessen Zubereitungen in wirksamer Dosierung.
Myrrhe kann auch von anderen Commiphora-Arten stammen, soweit die Droge in ihrer chemischen Zusammensetzung vergleichbar ist.

Anwendungsgebiete
Lokale Behandlung leichter Entzündungen der Mund- und Rachenschleimhaut.

Gegenanzeigen
Keine bekannt.

Nebenwirkungen
Keine bekannt.

Wechselwirkungen
mit anderen Mitteln:
Keine bekannt.

Dosierung
Soweit nicht anders verordnet:

Myrrhentinktur: 2- bis 3mal täglich mit der unverdünnten Tinktur betupfen bzw. zum Spülen oder Gurgeln 5–10 Tropfen in ein Glas Wasser geben.
In Zahnpulvern entsprechend 10% gepulverte Droge.

Art der Anwendung
Gepulverte Droge, Myrrhetinktur sowie andere galenische Zubereitungen zur lokalen Anwendung.

Wirkungen
Adstringierend.

> **Myrtilli folium**
> (Heidelbeerblätter) = **Negativ-Monographie**
> Banz Nr. 76 vom 23. 4. 1987

Bezeichnung des Arzneimittels
Myrtilli folium, Heidelbeerblätter.

Bestandteile des Arzneimittels
Heidelbeerblätter, bestehend aus den Laubblättern von Vaccinium myrtillus LINNÉ sowie deren Zubereitungen.

Anwendungsgebiete
Heidelbeerblätter werden bei Diabetes mellitus sowie zur Vorbeugung und Behandlung von Erkrankungen und Beschwerden im Bereich des Magen-Darm-Traktes, der Niere und ableitenden Harnwege sowie der Atemwege, bei Rheuma, Gicht, Hauterkrankungen, Hämorrhoidalerkrankungen, Durchblutungsstörungen, funktionellen Herzbeschwerden sowie zur „Anregung des Stoffwechsels und zur Blutreinigung" angewendet.
Die Wirksamkeit bei den beanspruchten Anwendungsgebieten ist nicht belegt.

Risiken
Bei höherer Dosierung oder längerem Gebrauch können chronische Vergiftungen auftreten, die sich im Tierversuch zunächst in Kachexie, Anämie, Ikterus, akuten Erregungszuständen und Tonus-Störungen äußern und schließlich nach chronischen Gaben von 1,5 g/kg/Tag zum Tode führen können.

Beurteilung
Da die Wirksamkeit nicht belegt ist, kann eine therapeutische Anwendung von Heidelbeerblätterzubereitungen aufgrund der Risiken nicht vertreten werden.

> **Myrtilli fructus**
> (Heidelbeeren)
> Banz Nr. 50 vom 13. 3. 1990

Bezeichnung des Arzneimittels
Myrtilli fructus, Heidelbeeren

Bestandteile des Arzneimittels
Heidelbeeren, bestehend aus den getrockneten, reifen Früchten von Vaccinium myrtillus LINNÉ sowie deren Zubereitungen in wirksamer Dosierung.
Die Droge enthält Gerbstoffe, Anthocyane und Flavonglykoside.

Anwendungsgebiete
Unspezifische, akute Durchfallerkrankungen. Lokale Therapie leichter Entzündungen der Mund- und Rachenschleimhaut.

Gegenanzeigen
Keine bekannt.

Nebenwirkungen
Keine bekannt.

Wechselwirkungen
mit anderen Mitteln:
Keine bekannt.

Dosierung
Einnahme: Tagesdosis 20 bis 60 g Droge als Dekokt über den Tag verteilt, zur lokalen Anwendung als 10 proz. Dekokt;
Zubereitungen entsprechend.

Art der Anwendung
Getrocknete Droge für Abkochungen sowie andere galenische Zubereitungen zum Einnehmen sowie zur lokalen Anwendung.

Dauer der Anwendung
Sollten die Durchfälle länger als 3–4 Tage anhalten, ist ein Arzt aufzusuchen.

Wirkungen
Adstringierend.

Ononidis radix
(Hauhechelwurzel)

Banz Nr. 50 vom 13. 3. 1990

Bezeichnung des Arzneimittels
Ononidis radix, Hauhechelwurzel

Bestandteile des Arzneimittels
Hauhechelwurzel, bestehend aus den im Herbst gesammelten, getrockneten Wurzeln und Wurzelstöcken von Ononis spinosa LINNÉ sowie deren Zubereitungen in wirksamer Dosierung.
Die Droge enthält Isoflavonoide wie Ononin, Flavonoide und geringe Mengen ätherisches Öl.

Anwendungsgebiete
Zur Durchspülung bei entzündlichen Erkrankungen der ableitenden Harnwege. Als Durchspülung zur Vorbeugung und Behandlung von Nierengrieß.

Gegenanzeigen
Keine bekannt.

Hinweis:
Keine Durchspülungstherapie bei Ödemen infolge eingeschränkter Herz- oder Nierentätigkeit.

Nebenwirkungen
Keine bekannt.

Wechselwirkungen
mit anderen Mitteln:
Keine bekannt.

Dosierung
Tagesdosis: 6 bis 12 g Droge, Zubereitungen entsprechend.

Art der Anwendung
Zerkleinerte Droge für Aufgüsse sowie andere galenische Zubereitungen zum Einnehmen.

Hinweis:
Auf reichliche Flüssigkeitszufuhr ist zu achten.

Wirkungen
Diuretisch.

Origani vulgaris herba = **Negativ-**
(Dostenkraut) **Monographie**

Banz Nr. 122 vom 6. 7. 1988

Bezeichnung des Arzneimittels
Origani vulgaris herba, Dostenkraut

Bestandteile des Arzneimittels
Dostenkraut, bestehend aus den oberirdischen Teilen von Origanum vulgare LINNÉ sowie deren Zubereitungen.

Anwendungsgebiete
Dostenkraut wird bei Erkrankungen und Beschwerden im Bereich der Atemwege, Husten, Bronchialkatarrh, als Expectorans und bei Husten als krampflösendes Mittel, weiterhin bei Erkrankungen und Beschwerden im Bereich des Magen-Darm-Traktes, Blähungen, zur Förderung der Gallenproduktion und der Verdauung sowie als appetitanregendes und krampflösendes Mittel, ferner bei Erkrankungen und Beschwerden im Bereich der Harnwege, Unterleibserkrankungen, schmerzhafter Menstruation, als harntreibendes Mittel sowie bei Rheuma, Skrofulose und als beruhigendes und schweißtreibendes Mittel angewendet.
Dostenkraut ist außerdem in Gurgelwässern und Bädern enthalten.
Die Wirksamkeit der Droge bei den beanspruchten Anwendungsgebieten ist nicht belegt.

Risiken
Keine bekannt.

Bewertung
Da die beanspruchten Anwendungsgebiete nicht belegt sind, kann eine therapeutische Anwendung der Droge nicht befürwortet werden.

Orthosiphonis folium
(Orthosiphonblätter)

Banz Nr. 50 vom 13. 3. 1990

Bezeichnung des Arzneimittels
Orthosiphonis folium, Orthosiphonblätter

Bestandteile des Arzneimittels
Orthosiphonblätter, bestehend aus den kurz vor der Blütezeit geernteten, getrockneten Laubblättern und Stängelspitzen von Orthosiphon spicatus (THUNBERG) BAKER (Synonym: Orthosiphon stamineus BENTHAM) sowie deren Zubereitungen in wirksamer Dosierung. Die Droge enthält lipophile Flavone (u. a. Sinensetin, Scutellareintetramethylether und Eupatorin), ätherisches Öl und größere Mengen Kaliumsalze.

Anwendungsgebiete
Zur Durchspülung bei bakteriellen und entzündlichen Erkrankungen der ableitenden Harnwege und bei Nierengrieß.

Gegenanzeigen
Keine bekannt.

Hinweis:
Keine Durchspülungstherapie bei Ödemen infolge eingeschränkter Herz- und Nierentätigkeit.

Nebenwirkungen
Keine bekannt.

Wechselwirkungen
mit anderen Mitteln:
Keine bekannt.

Dosierung
Tagesdosis: 6 bis 12 g Droge, Zubereitungen entsprechend.

Art der Anwendung
Zerkleinerte Droge für Aufgüsse sowie andere galenische Zubereitungen zum Einnehmen.

Hinweis:
Auf reichliche Flüssigkeitszufuhr ist zu achten.

Wirkungen
diuretisch bzw. aquaretisch
schwach spasmolytisch

> **Passiflorae herba**
> (Passionsblumenkraut)
> Banz Nr. 50 vom 13. 3. 1990

Bezeichnung des Arzneimittels
Passiflorae herba, Passionsblumenkraut

Bestandteile des Arzneimittels
Passionsblumenkraut, bestehend aus den frischen oder getrockneten, oberirdischen Teilen von Passiflora incarnata LINNÉ sowie deren Zubereitungen in wirksamer Dosierung.
Die Droge enthält Flavonoide (Vitexin), Maltol, Cumarin-Derivate und geringe Mengen von ätherischem Öl.
Der Gehalt an Harmala-Alkaloiden schwankt, er darf 0,01 Prozent nicht überschreiten.

Anwendungsgebiete
Nervöse Unruhezustände.

Gegenanzeigen
Keine bekannt.

Nebenwirkungen
Keine bekannt.

Wechselwirkungen
mit anderen Mitteln:
Keine bekannt.

Dosierung
Tagesdosis: 4 bis 8 g Droge, Zubereitungen entsprechend.

Art der Anwendung
Zerkleinerte Droge für Aufgüsse sowie andere galenische Zubereitungen zur inneren Anwendung. Das Anwendungsgebiet wurde zwischenzeitlich auch klinisch bestätigt [119].

Wirkungen
In tierexperimentellen Untersuchungen wurde mehrfach eine motilitätshemmende Wirkung beschrieben.

> **Piceae aetheroleum**
> (Fichtennadelöl)
> Banz Nr. 154 vom 21. 8. 1985

Bezeichnung des Arzneimittels
Piceae aetheroleum, Fichtennadelöl

Bestandteile des Arzneimittels
Das aus den frischen Nadeln, Zweigspitzen oder Ästen von Picea abies (Linné) Karsten (Synonym: Picea excelsa [Lamarck] Link), Abies alba Miller, Abies sachalinensis (Fr. Schmidt) Masters oder Abies sibirica Ledebour gewonnene ätherische Öle sowie dessen Zubereitungen in wirksamer Dosierung.

Anwendungsgebiete
Äußere und innere:
Bei katarrhalischen Erkrankungen der oberen und unteren Luftwege.

Äußere:
Bei rheumatischen und neuralgischen Beschwerden.

Gegenanzeigen
Asthma bronchiale, Keuchhusten

Nebenwirkungen
An Haut und Schleimhäuten können verstärkte Reizerscheinungen auftreten: Bronchospasmen können verstärkt werden.

Wechselwirkungen
Keine bekannt.

Dosierung
Soweit nicht anders verordnet:
Individuell entsprechend Art und Schwere des Krankheitsbildes der besonderen Anwendungsgebiete sowie der Darreichungsformen.

Art der Anwendung
Einreibungen in Form von alkoholischen Lösungen, Salben, Gelen, Emulsionen, Ölen. Als Badezusatz, als Inhalat.

Wirkungen
Sekretolytisch, hyperämisierend, schwach antiseptisch.

Piceae turiones recentes

(Frische Fichtenspitzen)

Banz vom 14. 8. 1987

Bezeichnung des Arzneimittels
Piceae turiones recentes, Frische Fichtenspitzen

Bestandteile des Arzneimittels
Zubereitungen aus den frischen, etwa 10–15 cm langen, im Frühjahr gesammelten Trieben von Picea abies (Linné) Karsten und/oder Abies alba Miller (Syn. Abies pectinata [Lamarck] de Candolle).
Sie enthalten ätherisches Öl.

Anwendungsgebiete
Innere Anwendung: Katarrhe der Luftwege.

Äußere Anwendung: leichte Muskel- und Nervenschmerzen.

Gegenanzeigen
Keine bekannt.

Nebenwirkungen
Keine bekannt.

Wechselwirkungen
mit anderen Mitteln:
Keine bekannt.

Dosierung
Soweit nicht anders verordnet:

Innere Anwendung:
Mittlere Tagesdosis 5 bis 6 g Droge, Zubereitungen entsprechend.

Äußere Anwendung:
In Bädern entsprechend 200 bis 300 g Droge für 1 Vollbad.

Art der Anwendung
Galenische Zubereitungen zur inneren und äußeren Anwendung.

Wirkungen
Sekretolytisch, schwach antiseptisch, durchblutungsfördernd.

Pimpinellae radix
(Bibernellwurzel)

Banz Nr. 101 vom 1. 6. 1990

Bezeichnung des Arzneimittels
Pimpinellae radix, Bibernellwurzel

Bestandteile des Arzneimittels
Bibernellwurzel, bestehend aus den getrockneten Wurzelstöcken und Wurzeln von Pimpinella saxifraga LINNÉ s. l. und/oder von Pimpinella major (LINNÉ) HUDSON s. l., sowie deren Zubereitungen in wirksamer Dosierung.
Die Droge enthält ätherisches Öl und Saponine.

Anwendungsgebiete
Katarrhe der oberen Luftwege.

Gegenanzeigen
Nicht bekannt.

Nebenwirkungen
Nicht bekannt.

Wechselwirkungen
mit anderen Mitteln:
Nicht bekannt.

Dosierung
Soweit nicht anders verordnet:

Tagesdosis:
6 bis 12 g Droge,
6 bis 15 ml Bibernelltinktur (1 : 5);
Zubereitungen entsprechend.

Art der Anwendung
Zerkleinerte Droge für Teeaufgüsse sowie andere galenische Zubereitungen zum Einnehmen.

Pini aetheroleum
(Kiefernnadelöl)

Banz Nr. 50 vom 13. 3. 1990

Bezeichnung des Arzneimittels
Pini aetheroleum, Kiefernnadelöl

Bestandteile des Arzneimittels
Das aus den frischen Nadeln, Zweigspitzen oder frischen Ästen mit Nadeln und Zweigspitzen von Pinus silvestris LINNÉ, Pinus mugo ssp. pumilio (HAENKE) FRANCO, Pinus nigra ARNOLD oder Pinus pinaster SOLAND gewonnene ätherische Öl sowie dessen Zubereitungen in wirksamer Dosierung.

Anwendungsgebiete
Innere und Äußere Anwendung:
Bei katarrhalischen Erkrankungen der oberen und unteren Luftwege.

Äußere Anwendung:
Bei rheumatischen und neuralgischen Beschwerden.

Gegenanzeigen
Asthma bronchiale, **Keuchhusten**.

Nebenwirkungen
An Haut und Schleimhäuten können verstärkte Reizerscheinungen auftreten. Bronchospasmen können verstärkt werden.

Wechselwirkungen
Keine bekannt.

Dosierung

Zur Inhalation werden einige Tropfen in heißes Wasser gegeben und die Dämpfe eingeatmet.

Äußere Anwendung:
Einige Tropfen an den betroffenen Bezirken einreiben, in flüssigen und halbfesten Zubereitungen 10 bis 50prozentig.

Art der Anwendung

Einreibungen in Form von alkoholischen Lösungen, Salben, Gelen, Emulsionen, Ölen. Als Badezusatz, als Inhalat.

Wirkungen

Sekretolytisch. hyperämisierend, schwach antiseptisch.

Pini turiones
(Kiefernsprossen)
Banz Nr. 50 vom 13. 3. 1990

Bezeichnung des Arzneimittels

Pini turiones, Kiefernsprossen

Bestandteile des Arzneimittels

Kiefernsprossen, bestehend aus den frischen oder getrockneten 3–5 cm langen, im Frühjahr gesammelten Trieben von Pinus silvestris LINNÉ sowie deren Zubereitungen in wirksamer Dosierung.
Kiefernsprossen enthalten ätherisches Öl, Harze.

Anwendungsgebiete

Innere Anwendung: katarrhalische Erkrankungen der oberen und unteren Luftwege.

Äußere Anwendung: leichte Muskel- und Nervenschmerzen.

Gegenanzeigen

Keine bekannt.

Nebenwirkungen

Keine bekannt.

Wechselwirkungen

mit anderen Mitteln:
Keine bekannt.

Dosierung

Soweit nicht anders verordnet:

Mittlere Tagesdosis: mehrmals täglich 2–3 g Droge; Zubereitungen entsprechend.

Einreibungen: flüssige oder halbfeste Zubereitungen mit Extrakten entsprechend 20 bis 50 % Droge.

Art der Anwendung
Innere Anwendung: zerkleinerte Droge für Teeaufgüsse, als Sirup, Tinktur.

Äußere Anwendung: alkoholische Lösungen, in Ölen oder Salben.

Wirkungen
sekretolytisch
schwach antiseptisch
durchblutungsfördernd

Piperis methystici rhizoma (Kava-Kava-Wurzelstock)	Zulassungen für Fertigarzneimittel „ruhen" zurzeit (2005)
Banz Nr. 101 vom 1. 6. 1990	

Bezeichnung des Arzneimittels
Piperis methystici rhizoma, Kava-Kava-Wurzelstock

Bestandteile des Arzneimittels
Kava-Kava-Wurzelstock, bestehend aus dem getrockneten Wurzelstock von Piper methysticum G. Forster, sowie dessen Zubereitungen in wirksamer Dosierung.
Die Droge enthält Kava-Pyrone.

Anwendungsgebiete
Nervöse Angst-, Spannungs- und Unruhezustände.

Gegenanzeigen
Schwangerschaft, Stillzeit, endogene Depressionen.

Nebenwirkungen
Keine bekannt (1990). Die im Jahre 2001 gemeldeten angeblichen **hepatotoxischen** Nebenwirkungen werden zurzeit (2006) neu bewertet und es kann möglicherweise mit einer verschreibungspflichtigen Zulassung gerechnet werden.

Hinweis:
Bei länger dauernder Einnahme kann es zu einer vorübergehenden Gelbfärbung der Haut und Hautanhangsgebilde kommen. In diesem Fall ist von einer weiteren Einnahme dieses Medikaments abzusehen. In seltenen Fällen können allergische Hautreaktionen auftreten. Weiterhin werden Akkommodationsstörungen, Pupillenerweiterungen sowie Störungen des okulomotorischen Gleichgewichts beschrieben.

Wechselwirkungen
mit anderen Mitteln:
Eine Wirkungsverstärkung von zentral wirksamen Substanzen wie Alkohol, Barbiturate und Psychopharmaka ist möglich.

Dosierung
Soweit nicht anders verordnet:

Tagesdosis: Droge und Zubereitungen entsprechend 60–120 mg Kava-Pyronen.

Art der Anwendung
Zerkleinerte Droge sowie andere galenische Zubereitungen zum Einnehmen.

Dauer der Anwendung
Ohne ärztlichen Rat nicht länger als 3 Monate.

Hinweis
Dieses Arzneimittel kann auch bei bestimmungsgemäßem Gebrauch die Sehleistung und das Reaktionsvermögen im Straßenverkehr oder bei der Bedienung von Maschinen beeinflussen.

Wirkungen
Anxiolytisch.
Tierexperimentell wurde eine narkosepotenzierende (sedierende), antikonvulsive, spasmolytische und eine zentral muskelrelaxierende Wirkung beschrieben.

Plantaginis lanceolatae herba
(Spitzwegerichkraut)
Banz Nr. 223 vorn 30. 11. 1985

Bezeichnung des Arzneimittels
Plantaginis lanceolatae herba, Spitzwegerichkraut

Bestandteile des Arzneimittels
Spitzwegerichkraut, bestehend aus den zur Blütezeit geernteten, frischen oder getrockneten oberirdischen Teilen von Plantago lanceolata LINNÉ sowie deren Zubereitungen in wirksamer Dosierung.
Spitzwegerichkraut enthält Schleimstoffe, Iridoidglykoside wie Aucubin, Catalpol und Gerbstoffe.

Anwendungsgebiete
Innere Anwendung: Katarrhe der Luftwege; entzündliche Veränderungen der Mund- und Rachenschleimhaut.

Äußere Anwendung: entzündliche Veränderungen der Haut.

Gegenanzeigen
Keine bekannt.

Nebenwirkungen
Keine bekannt.

Wechselwirkungen
mit anderen Mitteln:
Keine bekannt.

Dosierung
Soweit nicht anders verordnet:

Mittlere Tagesdosis: 3–6 g Droge; Zubereitungen entsprechend.

Art der Anwendung
Zerkleinerte Droge sowie andere galenische Zubereitungen zur inneren und äußeren Anwendung.

Wirkungen
reizmildernd, adstringierend, antibakteriell.

Pollen
Banz Nr. 11 vom 17. 1. 1991

Bezeichnung des Arzneimittels
Pollen

Bestandteile des Arzneimittels
Rohpollen verschiedener Blütenpflanzen sowie deren Zubereitungen in wirksamer Dosierung.

Anwendungsgebiete
Als Roborans zur Kräftigung bei Schwächezuständen, Appetitlosigkeit.

Gegenanzeigen
Pollenallergie.

Nebenwirkungen
Selten Magen-Darm-Beschwerden.

Wechselwirkungen
mit anderen Mitteln:
Keine bekannt.

Dosierung
Soweit nicht anders verordnet:

Tagesdosierung: 30–40 g; Zubereitungen entsprechend.
Mikronisierter Pollen (< 10 µm): 3–4 g; Zubereitungen entsprechend.

Art der Anwendung
Pollen sowie andere Darreichungsformen zum Einnehmen.

Wirkungen
Appetitanregend.

Polygalae radix
(Senegawurzel)

Banz Nr. 50 vom 13. 3. 1990

Bezeichnung des Arzneimittels
Polygalae radix, Senegawurzel

Bestandteile des Arzneimittels
Senegawurzel, bestehend aus den getrockneten Wurzeln mit Wurzelkopf von Polygala senega LINNÉ und/oder anderer nahe verwandter Arten oder einer Mischung von Polygala-Arten sowie Zubereitungen aus Senegawurzel in wirksamer Dosierung.
Die Droge enthält Saponine.

Anwendungsgebiete
Katarrhe der oberen Luftwege.

Gegenanzeigen
Keine bekannt.

Nebenwirkungen
Magen-Darm-Reizungen bei längerer Anwendung.

Wechselwirkungen
mit anderen Mitteln:
Keine bekannt.

Dosierung
Tagesdosis: 1,5 bis 3 g Droge, 1,5 bis 3 g Fluidextrakt (entsprechend EB 6), 2,5 bis 7,5 g Tinktur (entsprechend EB 6), Zubereitungen entsprechend.

Art der Anwendung
Zerkleinerte Droge für Abkochungen sowie andere galenische Zubereitungen zum Einnehmen.

Wirkungen
sekretolytisch
expektorierend

Primulae flos
(Schlüsselblumenblüten)

Banz Nr. 50 vom 13. 3. 1990

Bezeichnung des Arzneimittels
Primulae flos, Schlüsselblumenblüten

Bestandteile des Arzneimittels
Schlüsselblumenblüten, bestehend aus den getrockneten, ganzen Blüten mit Kelch von Primula veris Linné und/oder Primula elatior (Linné) Hill sowie deren Zubereitungen in wirksamer Dosierung.
Die Kelchblätter der Droge enthalten Saponine und müssen daher vorhanden sein.

Anwendungsgebiete
Katarrhe der Luftwege.

Gegenanzeigen
Bekannte Allergie gegen Primeln.

Nebenwirkungen
Magenbeschwerden und Übelkeit können vereinzelt auftreten.

Wechselwirkungen
mit anderen Mitteln:
Keine bekannt.

Dosierung
Tagesdosis: 2 bis 4 g Droge, 2,5 bis 7,5 g Tinktur (entsprechend EB 6), Zubereitungen entsprechend.

Art der Anwendung
Zerkleinerte Droge für Aufgüsse sowie andere galenische Zubereitungen zum Einnehmen.

Wirkungen
sekretolytisch
expektorierend

Primulae radix
(Primelwurzel)

Banz Nr. 50 vom 13. 3. 1990

Bezeichnung des Arzneimittels
Primulae radix, Primelwurzel

Bestandteile des Arzneimittels
Primelwurzel, bestehend aus dem getrockneten Wurzelstock mit den Wurzeln von Primula veris Linné und/oder Primula elatior (Linné) Hill sowie deren Zubereitungen in wirksamer Dosierung.
Die Droge enthält Saponine.

Anwendungsgebiete
Katarrhe der Luftwege.

Gegenanzeigen
Keine bekannt.

Nebenwirkungen
Magenbeschwerden und Übelkeit können vereinzelt auftreten.

Wechselwirkungen
mit anderen Mitteln:
Keine bekannt.

Dosierung
Tagesdosis: 0,5 bis 1,5 g Droge, 1,5 bis 3 g Tinktur (entsprechend ÖAB 9), Zubereitungen entsprechend.

Art der Anwendung
Zerkleinerte Droge für Aufgüsse und Kaltmazerate sowie andere galenische Zubereitungen zum Einnehmen.

Wirkungen
sekretolytisch
expektorierend

Psyllii semen
(Flohsamen)

Banz Nr. 50 vom 13. 3. 1990

Bezeichnung des Arzneimittels
Psyllii semen, Flohsamen

Bestandteile des Arzneimittels
Flohsamen, bestehend aus den getrockneten, reifen Samen von Plantago psyllium LINNÉ (synonym Plantago afra LINNÉ) und von Plantago indica LINNÉ (synonym Plantago arenaria WALDSTEIN et KITAIBEL) mit einer Quellungszahl von mindestens 10, sowie deren Zubereitungen in wirksamer Dosierung.
Die Droge enthält Schleimstoffe.

Anwendungsgebiete
Habituelle Obstipation, Colon irritabile.

Gegenanzeigen
Stenosen der Speiseröhre und des Magen-Darm-Traktes.

Nebenwirkungen
In seltenen Fällen allergische Reaktionen, speziell bei pulverisierter Droge, aufgrund des Endospermeiweißes, das bei gereinigten Flohsamenschalen nicht vorhanden sind.

Wechselwirkungen
mit anderen Mitteln:
Keine bekannt.

Dosierung
Tagesdosis: 10 bis 30 g Droge, Zubereitungen entsprechend.

Art der Anwendung
Ganze oder zerkleinerte Droge, andere galenische Zubereitungen zur inneren Anwendung.

Hinweis:
Für Flohsamenschalen wird eine gesonderte Monographie erstellt. Flohsamenschale, die von Endospermeiweiß befreit/gereinigt ist, besitzt *keine* allergische Nebenwirkung.

Wirkungen
Darmperistaltik-regulierend.

Quercus cortex
(Eichenrinde)

Banz Nr. 22a vom 1. 2. 1990

Bezeichnung des Arzneimittels
Quercus cortex, Eichenrinde

Bestandteile des Arzneimittels
Eichenrinde, bestehend aus der im Frühjahr gesammelten und getrockneten Rinde junger Zweige und Stockausschläge von Quercus robur Linné und/oder Quercus petraea (Mattuschka) Lieblein, sowie deren Zubereitungen in wirksamer Dosierung.
Die Droge enthält Gerbstoffe.

Anwendungsgebiete
Äußere Anwendung:
Entzündliche Hauterkrankungen.

Innere Anwendung:
Unspezifische, akute Durchfallerkrankungen. Lokale Behandlung leichter Entzündungen im Mund- und Rachenbereich sowie im Genital- und Analbereich.

Gegenanzeigen
Innere Anwendung:
Keine bekannt.

Äußere Anwendung:
Großflächige Hautschäden.

Vollbäder:
Vollbäder sind unabhängig von den jeweiligen wirksamen Bestandteilen nicht anzuwenden bei nässenden, großflächigen Ekzemen und Hautverletzungen, fieberhaften und infektiösen Erkrankungen, Herzinsuffizienz Stadium III und IV (NYHA), Hypertonie Stadium IV (WHO).

Nebenwirkungen
Nicht bekannt.

Wechselwirkungen
mit anderen Mitteln:
Äußere Anwendung:
Keine bekannt.
Bei Einnahme:
Die Resorption von Alkaloiden und anderen basischen Arzneistoffen kann verringert oder verhindert werden.

Dosierung
Soweit nicht anders verordnet:
Einnahme:
Tagesdosis 3 g Droge, Zubereitungen entsprechend.
Für Spülungen, Umschläge und Gurgellösungen:
20 g Droge auf 1 l Wasser, Zubereitungen entsprechend.
Für Voll- und Teilbäder:
5 g Droge auf 1 l Wasser, Zubereitungen entsprechend.

Art der Anwendung
Zerkleinerte Droge für Abkochungen sowie andere galenische Zubereitungen zur Einnahme und lokalen Anwendung.

Dauer der Anwendung
Sollten Durchfälle länger als 3–4 Tage andauern, ist ein Arzt aufzusuchen.
Übrige Anwendungsgebiete:
Nicht länger als 2–3 Wochen.

Wirkungen
Adstringierend
virustatisch

Raphani sativi radix Geringe Bedeutung in der Pädiatrie
(Rettich)
Banz Nr. 177 vom 24. 9. 1986

Bezeichnung des Arzneimittels
Raphani sativi radix, Rettich

Bestandteile des Arzneimittels
Rettich, bestehend aus der frischen Wurzel von Raphanus sativus Linné var. niger (Miller) S. Kerner und/oder von Raphanus sativus Linné ssp. niger (Miller) de Candolle var. albus de Candolle sowie dessen Zubereitungen in wirksamer Dosierung.
Rettich enthält Senfölglykoside sowie ätherisches Öl.

Anwendungsgebiete
Dyspeptische Beschwerden besonders infolge Dyskinesien der Gallenwege; Katarrhe der oberen Luftwege.

Gegenanzeigen
Cholelithiasis.

Nebenwirkungen
Keine bekannt.

Wechselwirkungen
mit anderen Mitteln:
Keine bekannt.

Dosierung
Soweit nicht anders verordnet:

mittlere Tagesdosis: 50–100 ml Preßsaft.

Art der Anwendung
Preßsaft zum Einnehmen.

Wirkungen
sekretionsfördernd im oberen Gastrointestinaltrakt, motilitätsfördernd, antimikrobiell.

Rhei radix
(Rhabarber)

Banz Nr. 133 vom 21. 7. 1993

Bezeichnung des Arzneimittels
Rhei radix, Rhabarber

Wirksame Bestandteile
Rhabarber, bestehend aus den getrockneten, unterirdischen Teilen von Rheum palmatum LINNÉ, Rheum officinale BAILLON oder von Hybriden der beiden Arten, die von Stängelanteilen, kleinen Wurzeln und vom größten Teil der Rinde befreit sind, sowie dessen Zubereitungen in wirksamer Dosierung.
Die Droge enthält Anthranoide, hauptsächlich vom Rhein- und Physcion-Typ.
Die Droge muß dem gültigen Arzneibuch entsprechen.

Pharmakologische Eigenschaften, Pharmakokinetik, Toxikologie
1,8-Dihydroxyanthracenderivate haben einen laxierenden Effekt. Dieser beruht vorwiegend auf einer Beeinflussung der Colonmotilität im Sinne einer Hemmung der stationären und einer Stimulierung der propulsiven Kontraktionen. Daraus resultieren eine beschleunigte Darmpassage und aufgrund der verkürzten Kontaktzeit eine Verminderung der Flüssigkeitsresorption. Zusätzlich werden durch eine Stimulierung der aktiven Chloridsekretion Wasser und Elektrolyte sezerniert.

Systematische Untersuchungen zur Kinetik von Zubereitungen aus Rhabarber fehlen, jedoch ist davon auszugehen, daß die in der Droge enthaltenen Aglyka bereits im oberen Dünndarm resorbiert werden. Die β-glykosidisch gebundenen Glykoside sind Prodrugs, die im oberen Magen-Darm-Trakt weder gespalten noch resorbiert werden. Sie werden im Dickdarm durch bakterielle Enzyme zu Anthronen abgebaut. Anthrone sind der laxative Metabolit.

Aktive Metaboliten anderer Anthranoide, wie Rhein, gehen in geringen Mengen in die Muttermilch über. Eine laxierende Wirkung bei gestillten Säuglingen wurde nicht beobachtet. Tierexperimentell ist die Plazentagängigkeit von Rhein äußerst gering.

Drogenzubereitungen besitzen, vermutlich aufgrund des Gehaltes an Aglyka, eine höhere Allgemeintoxizität als die reinen Glykoside. Untersuchungen zur Genotoxizität der Droge bzw. von Drogenzubereitungen liegen nicht vor. Für Aloe-Emodin, Emodin, Physcion und Chrysophanol liegen teilweise positive Befunde vor. Zur Kanzerogenität liegen keine Untersuchungen vor.

Anwendungsgebiete
Obstipation.

Gegenanzeigen
Darmverschluß, akut-entzündliche Erkrankungen des Darmes, z. B. Morbus Crohn, Colitis ulcerosa, Appendizitis; abdominale Schmerzen unbekannter Ursache. Kinder unter 12 Jahren. Schwangerschaft.

Nebenwirkungen
In Einzelfällen krampfartige Magen-Darm-Beschwerden. In diesen Fällen ist eine Dosisreduktion erforderlich.
Bei chronischem Gebrauch/Mißbrauch:
Elektrolytverluste, insbesondere Kaliumverluste, Albuminurie und Hämaturie; Pigmenteinlagerung in die Darmschleimhaut (Pseudomelanosis coli), die jedoch harmlos ist und sich nach Absetzen der Droge in der Regel zurückbildet. Der Kaliumverlust kann zu Störungen der Herzfunktion und zu Muskelschwäche führen, insbesondere bei gleichzeitiger Einnahme von Herzglykosiden, Diuretika und Nebennierenrindensteroiden.

Besondere Vorsichtshinweise für den Gebrauch
Stimulierende Abführmittel dürfen ohne ärztlichen Rat nicht über längere Zeiträume (mehr als 1–2 Wochen) eingenommen werden.

Verwendung bei Schwangerschaft und Laktation
Aufgrund unzureichender toxikologischer Untersuchungen nicht anzuwenden in Schwangerschaft und Stillzeit.

Medikamentöse und sonstige Wechselwirkungen
Bei chronischem Gebrauch/Mißbrauch ist durch Kaliummangel eine Verstärkung der Herzglykosidwirkung sowie eine Beeinflussung der Wirkung von Antiarrhythmika möglich. Kaliumverluste können durch Kombination mit Thiaziddiuretika, Nebennierenrindensteroiden und Süßholzwurzel verstärkt werden.

Dosierung und Art der Anwendung

Geschnittene Droge, Drogenpulver oder Trockenextrakte für Aufgüsse, Abkochungen, Kaltmazerate oder Elixiere. Flüssige oder feste Darreichungsformen zur Einnahme.

Soweit nicht anders verordnet:
20–30 mg Hydroxyanthracenderivate/Tag, berechnet als Rhein.
Die individuell richtige Dosierung ist die geringste, die erforderlich ist, um einen weichgeformten Stuhl zu erhalten.

Hinweis:
Die Darreichungsform sollte auch eine geringere als die übliche Tagesdosis erlauben.
Gerbstoffreiche Rheum-Zubereitungen mit geringem Anthranoidgehalt können stopfend wirken. Unter den Anthranoid-Drogen ist Rhei radix für die Pädiatrie die geeignetste!

Überdosierung

Elektrolyt- und flüssigkeitsbilanzierende Maßnahmen.

Besondere Warnungen

Eine über die kurzdauernde Anwendung hinausgehende Einnahme stimulierender Abführmittel kann zu einer Verstärkung der Darmträgheit führen.
Das Präparat sollte nur dann eingesetzt werden, wenn durch eine Ernährungsumstellung oder Quellstoffpräparate kein therapeutischer Effekt zu erzielen ist.

Auswirkungen auf Kraftfahrer und die Bedienung von Maschinen

Keine bekannt.

Rosmarini folium
(Rosmarinblätter)

Banz Nr. 50 vom 13. 3. 1990

Bezeichnung des Arzneimittels

Rosmarini folium, Rosmarinblätter

Bestandteile des Arzneimittels

Rosmarinblätter, bestehend aus den während und nach der Blüte gesammelten frischen oder getrockneten Laubblättern von Rosmarinus officinalis LINNÉ sowie deren Zubereitungen in wirksamer Dosierung.
Die Droge enthält mindestens 1,2 Prozent (V/G) ätherisches Öl, bezogen auf die getrocknete Droge.

Anwendungsgebiete

Innere Anwendung: dyspeptische Beschwerden

Äußere Anwendung: zur unterstützenden Therapie rheumatischer Erkrankungen, Kreislaufbeschwerden.

Gegenanzeigen
Keine bekannt.

Nebenwirkungen
Keine bekannt.

Wechselwirkungen
mit anderen Mitteln:
Keine bekannt.

Dosierung
Soweit nicht anders verordnet:

Einnahme:
Tagesdosis: 4 bis 6 g Droge,
10 bis 20 Tropfen ätherisches Öl,
Zubereitungen entsprechend.

Äußere Anwendung:
50 g Droge auf ein Vollbad;
6 bis 10% ätherisches Öl in halbfesten und flüssigen Zubereitungen,
Andere Zubereitungen entsprechend.

Art der Anwendung
Zerkleinerte Droge für Aufgüsse:
Drogenpulver, Trockenextrakte und andere galenische Zubereitungen zur inneren und äußeren Anwendung.

Wirkungen
Experimentell:
spasmolytisch an den Gallenwegen und am Dünndarm, positiv inotrop, steigert den Koronardurchfluß beim Menschen;
hautreizend, durchblutungsfördernd (bei äußerer Anwendung)

Salicis cortex
(Weidenrinde)

Banz Nr. 228 vom 5. 12. 1984

Bezeichnung des Arzneimittels
Salicis cortex, Weidenrinde

Bestandteile des Arzneimittels
Weidenrinde, bestehend aus den zu Beginn des Frühjahrs von jungen, kräftigen, 2- bis 3jährigen Zweigen gesammelten und getrockneten Rinden von Salix alba LINNÉ, Salix purpurea LINNÉ, Salix fragilis LINNÉ und anderen gleichwertigen Rinden anderer Salix-Arten sowie deren Zubereitungen in wirksamer Dosierung. Die Rinde enthält mindestens 1 Pro-

zent Gesamtsalicin, berechnet als Salicin ($C_{13}H_{18}O_7$; MC 286,3) und bezogen auf die wasserfreie Droge.

Anwendungsgebiete
Fieberhafte Erkrankungen, rheumatische Beschwerden, Kopfschmerzen.

Gegenanzeigen
Siehe Wechselwirkungen.

Nebenwirkungen
Siehe Wechselwirkungen.

Wechselwirkungen
Können auf Grund der wirksamkeitsbestimmenden Bestandteile wie bei Salicylaten auftreten. Bei der Aufbereitung des wissenschaftlichen Erkenntnismaterials lagen 1984 jedoch keine gesicherten Hinweise dafür vor. Dies gilt auch noch 2006.

Dosierung
Soweit nicht anders verordnet:

Mittlere Tagesdosis entsprechend 60 bis 120 mg Gesamtsalicin.

Art der Anwendung
Flüssige und feste Darreichungsformen zur innerlichen Anwendung.

Hinweis:
Kombinationen mit schweißtreibenden Drogen können sinnvoll sein.

Wirkungen
Antipyretisch, antiphlogistisch, analgetisch.

Salviae folium
(Salbeiblätter)

Banz Nr. 50 vom 13. 3. 1990

Bezeichnung des Arzneimittels
Salviae folium, Salbeiblätter

Bestandteile des Arzneimittels
Salbeiblätter, bestehend aus den frischen oder getrockneten Laubblättern von Salvia officinalis LINNÉ sowie deren Zubereitungen in wirksamer Dosierung.
Die Blätter enthalten mindestens 1,5 Prozent (V/G) thujonreiches ätherisches Öl, bezogen auf die getrocknete Droge.
Hauptkomponenten des ätherischen Öls sind neben Thujon, Cineol und Campher. Ferner sind in den Blättern Gerbstoffe, Diterpen-Bitterstoffe, Triterpene, Steroide, Flavone und Flavonglykoside enthalten.

Anwendungsgebiete

Äußere Anwendung:
Entzündungen der Mund- und Rachenschleimhaut.

Innere Anwendung:
dyspeptische Beschwerden; vermehrte Schweißsekretion.

Gegenanzeigen
Während der Schwangerschaft sollen das reine ätherische Öl und alkoholische Extrakte nicht eingenommen werden.

Nebenwirkungen
Bei längerandauernder Einnahme von alkoholischen Extrakten und des reinen ätherischen Öls können aufgrund des Vorhandenseins von Thujon epileptiforme Krämpfe auftreten.

Wechselwirkungen
Keine bekannt.

Dosierung
Soweit nicht anders verordnet:

Innere Anwendung:
Einnahme: Tagesdosis: 4 bis 6 g Droge,
0,1 bis 0,3 g ätherisches Öl,
2,5 bis 7,5 g Tinktur (entsprechend EB 6),
1,5 bis 3 g Fluidextrakt (entsprechend EB 6)

Zum Gurgeln und Spülen: 2,5 g Droge bzw. 2–3 Tropfen des ätherischen Öls auf 100 ml Wasser als Aufguss bzw. 5 g alkoholischer Auszug auf 1 Glas Wasser

Pinselung: Unverdünnter alkoholischer Auszug.

Art der Anwendung
Geschnittene Droge für Aufgüsse, alkoholische Auszüge und Destillate zum Gurgeln, Spülen und zu Pinselungen sowie zur inneren Anwendung und als Frischpflanzenpresssaft.

Hinweis:
Für Salvia triloba existiert keine eigene Monographie.

Wirkungen
Antibakteriell, fungistatisch, virustatisch, adstringierend, sekretionsfördernd und schweißhemmend.

Sambuci flos
(Holunderblüten)

Banz Nr. 50 vom 13. 3. 1986

Bezeichnung des Arzneimittels
Sambuci, Holunderblüten

Bestandteile des Arzneimittels
Holunderblüten, bestehend aus den getrockneten, gesiebten Blütenständen von Sambucus nigra LINNÉ sowie deren Zubereitungen in wirksamer Dosierung.

Sie enthalten Flavonoide, Hydroxyphenylcarbonsäuren und Ester, Steroide und Triterpene.

Anwendungsgebiete
Erkältungskrankheiten.

Gegenanzeigen
Keine bekannt.

Nebenwirkungen
Keine bekannt.

Wechselwirkungen
mit anderen Mitteln:
Keine bekannt.

Dosierung
Soweit nicht anders verordnet:

Mittlere Tagesdosis: 10–15 g Droge; Zubereitungen entsprechend.

Art der Anwendung
Unzerkleinerte Droge sowie andere galenische Zubereitungen für Teeaufgüsse; mehrmals täglich 1 bis 2 Tassen Teeaufguß möglichst heiß trinken.

Wirkungen
schweißtreibend; vermehrt die Bronchialsekretion.

Sennae folium
(Sennesblätter)

Wenig geeignet in der Pädiatrie

Banz Nr. 133 vom 21. 7. 1993

Bezeichnung des Arzneimittels
Sennae folium, Sennesblätter

Wirksame Bestandteile

Sennesblätter, bestehend aus den getrockneten Fiederblättchen von Cassia senna LINNÉ (Cassia acutifolia DEL.), bekannt als Alexandriner- oder Khartum-Senna, oder von Cassia angustifolia VAHL, bekannt als Tinnevelly-Senna, oder aus einer Mischung beider Arten, sowie deren Zubereitungen in wirksamer Dosierung.

Die Droge enthält Anthranoide, überwiegend vom Bianthron-Typ. Der Gehalt an Anthronoiden vom Emodin- und Aloe-Emodin-Typ ist in der Regel höher als in Sennesfrüchten. Die Droge muß dem gültigen Arzneibuch entsprechen.

Pharmakologische Eigenschaften, Pharmakokinetik, Toxikologie

1,8-Dihydroxyanthracenderivaten haben einen laxierenden Effekt. Dieser beruht bei den Sennosiden bzw. ihrem aktiven Metaboliten im Dickdarm, Rheinanthron, vorwiegend auf einer Beeinflussung der Colonmotilität im Sinne einer Hemmung der stationären und einer Stimulierung der propulsiven Kontraktionen. Daraus resultieren eine beschleunigte Darmpassage und aufgrund der verkürzten Kontaktzeit eine Verminderung der Flüssigkeitsresorption. Zusätzlich werden durch eine Stimulierung der aktiven Chloridsekretion Wasser und Elektrolyte sezerniert.

Systematische Untersuchungen zur Kinetik von Drogenzubereitungen fehlen, jedoch ist davon auszugehen, daß die in der Droge enthaltenen Aglyka bereits im oberen Dünndarm resorbiert werden. Die β-glykosidisch gebundenen Glykoside sind Prodrugs, die im oberen Magen-Darm-Trakt weder gespalten noch resorbiert werden. Sie werden im Dickdarm durch bakterielle Enzyme in Rheinanthron abgebaut. Rheinanthron ist der laxative Metabolit. Die systematische Verfügbarkeit von Rheinanthron ist sehr gering. Im Tierexperiment werden im Urin < 5 % in Form der oxidierten, teils konjugierten Produkte Rhein und Sennidine ausgeschieden. Der größte Teil des Rheinanthrons (> 90 %) wird in den Faeces an Darminhalt gebunden und in Form von polymeren Verbindungen ausgeschieden.

Aktive Metaboliten, wie Rhein, gehen in geringen Mengen in die Muttermilch über. Eine laxierende Wirkung bei gestillten Säuglingen wurde nicht beobachtet. Tierexperimentell ist die Planzentagängigkeit von Rhein äußerst gering.

Drogenzubereitungen besitzen, vermutlich aufgrund des Gehaltes an Aglyka, eine höhere Allgemeintoxizität als die reinen Glykoside. Untersuchungen zu Sennesblätterzubereitungen liegen nicht vor. Ein Sennesextrakt war in vitro mutagen, die Reinsubstanzen Sennosid A, B waren negativ. In-vitro-Untersuchungen zur Mutagenität mit einem definierten Extrakt aus Sennesfrüchten verliefen negativ. Untersucht wurden Zubereitungen mit einem Gehalt von 1,4–3,5 % Anthranoiden (berechnet als Summe der einzeln bestimmten Verbindungen), die rechnerisch 0,9–2,3 % potentiellem Rhein 0,05–0,15 % potentiellem Aloe-Emodin und 0,001–0,006 % potentiellem Emodin entsprechen. Die Ergebnisse scheinen auf entsprechend spezifizierte Blätterzubereitungen übertragbar zu sein. Für Aloe-Emodin und Emodin liegen teilweise positive Befunde vor. Untersuchungen zur Kanzerogenität liegen mit einer angereicherten Sennosidfraktion vor, die etwa 40,8 % Anthranoide, davon 35 % Gesamtsennoside (berechnet als Summe der einzeln bestimmten Verbindungen) enthält, entsprechend ca. 25,2 % rechnerisch ermittelten potentiellem Gesamtrhein, 2,3% potentiellem Aloe-Emodin und 0,007% potentiellem Emodin. Die geprüfte Substanz enthielt 142 ppm freies Aloe-Emodin und 9 ppm freies Emodin. In dieser Studie an Ratten über 104 Wochen mit Dosen bis zu 25 mg/kg KG wurde keine substanzbedingte Häufung von Tumoren beobachtet.

Anwendungsgebiete
Obstipation.

Gegenanzeigen
Darmverschluß, akut-entzündliche Erkrankungen des Darmes, z. B. Morbus Crohn, Colitis ulcerosa, Appendizitis; abdominale Schmerzen unbekannter Ursache. Kinder unter 12 Jahren.

Nebenwirkungen
In Einzelfällen krampfartige Magen-Darm-Beschwerden. In diesen Fällen ist eine Dosisreduktion erforderlich.
Bei chronischem Gebrauch/Mißbrauch: Elektrolytverluste, insbesondere Kaliumverluste, Albuminurie und Hämaturie; Pigmenteinlagerung in die Darmschleimhaut (Pseudomelanosis coli), die jedoch harmlos ist und sich nach Absetzen der Droge in der Regel zurückbildet. Der Kaliumverlust kann zu Störungen der Herzfunktion und zu Muskelschwäche führen, insbesondere bei gleichzeitiger Einnahme von Herzglykosiden, Diuretika und Nebennierenrindensteroiden.

Besondere Vorsichtshinweise für den Gebrauch
Stimulierende Abführmittel dürfen ohne ärztlichen Rat nicht über längere Zeiträume (mehr als 1 bis 2 Wochen) eingenommen werden. Nicht anwenden bei Kindern unter 10 Jahren.

Verwendung bei Schwangerschaft und Laktation
Aufgrund unzureichender toxikologischer Untersuchungen nicht anzuwenden in Schwangerschaft und Stillzeit.

Medikamentöse und sonstige Wechselwirkungen
Bei chronischem Gebrauch/Mißbrauch ist durch Kaliummangel eine Verstärkung der Herzglykosidwirkung sowie eine Beeinflussung der Wirkung von Antiarrhythmika möglich. Kaliumverluste können durch Kombination mit Thiaziddiuretika, Nebennierenrindensteroiden und Süßholzwurzel verstärkt werden.

Dosierung und Art der Anwendung
Geschnittene Droge, Drogenpulver oder Trockenextrakte für Aufgüsse, Abkochungen oder Kaltmazerate. Flüssige oder feste Darreichungsformen zum Einsichtnahme.

Soweit nicht anders verordnet:

20–30 mg Hydroxyanthracenderivate/Tag, berechnet als Sennosid B.
Die individuell richtige Dosierung ist die geringste, die erforderlich ist, um einen weichgeformten Stuhl zu erhalten.

Hinweis:
Die Darreichungsform sollte auch eine geringere als die übliche Tagesdosis erlauben.

Überdosierung
Elektrolyt- und flüssigkeitsbilanzierende Maßnahmen.

Besondere Warnungen
Eine über die kurz dauernde Anwendung hinausgehende Einnahme stimulierender Abführmittel kann zu einer Verstärkung der Darmträgheit führen.

Das Präparat sollte nur dann eingesetzt werden, wenn durch eine Ernährungsumstellung oder Quellstoffpräparate kein therapeutischer Effekt zu erzielen ist.

Auswirkungen auf Kraftfahrer und die Bedienung von Maschinen
Keine bekannt.

Serpylli herba
(Quendelkraut)

Banz Nr. 50 vom 13. 3. 1990

Bezeichnung des Arzneimittels
Serpylli herba, Quendelkraut

Bestandteile des Arzneimittels
Quendelkraut, bestehend aus den zur Blütezeit gesammelten und getrockneten oberirdischen Sprossen von Thymus serpyllum Linné sowie deren Zubereitungen in wirksamer Dosierung.

Die Droge enthält ätherisches Öl, das hauptsächlich aus Carvacrol und/oder Thymol besteht.

Anwendungsgebiete
Katarrhe der oberen Luftwege.

Gegenanzeigen
Keine bekannt.

Nebenwirkungen
Keine bekannt.

Wechselwirkungen
mit anderen Mitteln:
Keine bekannt.

Dosierung
Tagesdosis: 4 bis 6 g Droge, Zubereitungen entsprechend.

Art der Anwendung
Zerkleinerte Droge für Aufgüsse sowie andere Zubereitungen zum Einnehmen.

Wirkungen
antimikrobiell, spasmolytisch

Solidago
(Goldrute)
Banz Nr. 50 vom 13. 3. 1990

Bezeichnung des Arzneimittels
Solidaginis virgaureae herba, Echtes Goldrutenkraut
Solidaginis herba, Goldrutenkraut

Bestandteile des Arzneimittels
Echtes Goldrutenkraut, bestehend aus den während der Blüte gesammelten und schonend getrockneten oberirdischen Teilen von Solidago virgaurea Linné sowie dessen Zubereitungen in wirksamer Dosierung.
Goldrutenkraut, bestehend aus den während der Blüte gesammelten und schonend getrockneten oberirdischen Teilen von Solidago serotina Aiton (syn. S. gigantea Willdenow), Solidago canadensis Linné und deren Hybriden sowie dessen Zubereitungen in wirksamer Dosierung.
Die Drogen enthalten Flavonoide, Saponine und Phenolglykoside.

Anwendungsgebiete
Zur Durchspülung bei entzündlichen Erkrankungen der ableitenden Harnwege, Harnsteine und Nierengrieß; zur vorbeugenden Behandlung bei Harnsteinen und Nierengrieß.

Gegenanzeigen
Keine bekannt.

Hinweis:
Keine Durchspülungstherapie bei Ödemen infolge eingeschränkter Herz- und Nierentätigkeit.

Nebenwirkungen
Keine bekannt.

Wechselwirkungen
mit anderen Mitteln:
Keine bekannt.

Dosierung
Tagesdosis: 6 bis 12 g Droge, Zubereitungen entsprechend.

Art der Anwendung
Zerkleinerte Droge für Aufgüsse sowie andere galenische Zubereitungen zum Einnehmen.

Hinweis:
Auf reichliche Flüssigkeitszufuhr ist zu achten.

Wirkungen
diuretisch
schwach spasmolytisch
antiphlogistisch

Symphyti radix
(Beinwellwurzel)

Banz Nr. 138 vom 27. 7. 1990

Bezeichnung des Arzneimittels
Symphyti radix, Beinwellwurzel

Bestandteile des Arzneimittels
Beinwellwurzel, bestehend aus den frischen oder getrockneten unterirdischen Teilen von Symphytum officinale LINNÉ sowie deren Zubereitungen in wirksamer Dosierung.
Die Droge enthält Allantoin und Schleim-Polysaccharide.
Beinwellwurzel enthält außerdem wechselnde Mengen von Pyrrolizidinalkaloiden mit einem 1,2-ungesättigten Necingrundgerüst und deren N-Oxide.

Anwendungsgebiete
Äußere Anwendung:
Prellungen, Zerrungen, Quetschungen, Verstauchungen.

Gegenanzeigen
Nicht bekannt.

Hinweis:
Die Anwendung soll nur auf intakter Haut erfolgen; die Anwendung in der Schwangerschaft sollte nur nach Rücksprache mit dem Arzt erfolgen. Hinweis war 1990 notwendig, da zu dieser Zeit noch keine PA-freien Produkte im Verkehr waren. Zwischenzeitlich sind „praktisch PA-freie" Präparate im Verkehr.

Nebenwirkungen
Nicht bekannt.

Wechselwirkungen
mit anderen Mitteln:
Nicht bekannt.

Dosierung
Soweit nicht anders verordnet:
Salben oder andere Zubereitungen zur äußeren Anwendung mit 5 bis 20 Prozent getrockneter Droge; Zubereitungen entsprechend.

Die pro Tag applizierte Dosis darf nicht mehr als 100 µg Pyrrolizidinalkaloide mit 1,2-ungesättigtem Necingerüst einschließlich ihrer N-Oxide enthalten.

Art der Anwendung
Zerkleinerte Droge, Extrakte, Frischpflanzenpreßsaft für halbfeste Zubereitungen und Kataplasmen zur äußeren Anwendung.

Dauer der Anwendung
Nicht länger als 4–6 Wochen pro Jahr.

Wirkungen
entzündungshemmend
Förderung der Kallus-Bildung
antimitotisch

Syzygii cumini cortex
(Syzygiumrinde)

Banz Nr. 76 vom 23. 4. 1987

Bezeichnung des Arzneimittels
Syzygii cumini cortex

Bestandteile des Arzneimittels
Syzygiumrinde, bestehend aus der getrockneten Rinde der Stämme von Syzygium cumini (L.) SKEELS (synonym: Syzygium jambolana (LAM.) DE CANDOLLE sowie deren Zubereitungen in wirksamer Dosierung.
Die Droge enthält Gerbstoffe.

Anwendungsgebiete
Innere Anwendung:
Unspezifische, akute Durchfallerkrankungen. Lokale Therapie leichter Entzündungen der Mund- und Rachenschleimhaut.

Äußere Anwendung:
Leichte, oberflächliche Entzündungen der Haut.

Gegenanzeigen
Keine bekannt.

Nebenwirkungen
Keine bekannt.

Wechselwirkungen
mit anderen Mitteln:
Keine bekannt.

Dosierung
Soweit nicht anders verordnet:

Mittlere Tagesdosis: 3 bis 6 g Droge, Zubereitungen entsprechend.

Art der Anwendung
Zerkleinerte Droge für Abkochungen sowie andere galenische Zubereitungen zur inneren und äußeren Anwendung

Dauer der Anwendung
Sollten die Durchfälle länger als 3 bis 4 Tage anhalten, ist ein Arzt aufzusuchen.

Wirkungen
Adstringierend.

Taraxaci radix cum herba
(Löwenzahnwurzel mit -kraut)

Banz Nr. 164 vom 1. 9. 1990

Bezeichnung des Arzneimittels
Taraxaci radix cum herba, Löwenzahnwurzel mit -kraut

Bestandteile des Arzneimittels
Löwenzahnwurzel mit Kraut, bestehend aus der zur Blütezeit gesammelten gesamten Pflanze von Taraxacum officinale G. H. Weber ex Wigger s. l. sowie deren Zubereitungen in wirksamer Dosierung.
Inhaltsstoffe: Bitterstoffe: Lactucopikrin (Taraxacin)
Triterpenoide und Phytosterine.

Anwendungsgebiete
Störungen des Gallenflusses; Zur Anregung der Diurese.
Appetitlosigkeit und dyspeptische Beschwerden.

Gegenanzeigen
Verschluß der Gallenwege, Gallenblasenempyem; Ileus. Bei Gallensteinleiden nur nach Rücksprache mit einem Arzt anzuwenden.

Nebenwirkungen
Wie bei allen bitterstoffhaltigen Drogen können superazide Magenbeschwerden auftreten.

Wechselwirkungen
Keine bekannt.

Dosierung
Soweit nicht anders verordnet:

Als Aufguß: 1 Eßlöffel der geschnittenen Droge auf 1 Tasse Wasser.

Als Abkochung: 3–4 g der geschnittenen oder gepulverten Droge auf 1 Tasse Wasser.

Als Tinktur: täglich 3 × 10–15 Tropfen.

Art der Anwendung
In flüssigen und festen Darreichungsformen zur oralen Anwendung.

Wirkungen
Choleretische und diuretische Wirkungen.
Appetitanregende Eigenschaften.

Terebinthinae aetheroleum rectificatum
(Gereinigtes Terpentinöl)

Banz Nr. 50 vom 13. 3. 1990

Bezeichnung des Arzneimittels
Terebinthinae aetheroleum rectificatum, Gereinigtes Terpentinöl

Bestandteile des Arzneimittels
Gereinigtes Terpentinöl ist das ätherische Öl aus dem Terpentin von Pinus-Arten, besonders Pinus palustris MILLER (Synonym: Pinus australis MICHAUX Mitts), Pinus pinaster AITON.

Anwendungsgebiete
Äußere und innere Anwendung:
Chronische Erkrankungen der Bronchien mit starker Sekretion.

Äußere Anwendung:
Rheumatische und neuralgische Beschwerden.

Gegenanzeigen
Überempfindlichkeit gegenüber ätherischen Ölen.
Bei Inhalationen: Akute Entzündungen der Atmungsorgane.

Nebenwirkungen
Bei äußerer, großflächiger Anwendung können Vergiftungserscheinungen auftreten, z. B. Nieren- und ZNS-Schäden.

Wechselwirkungen
Keine bekannt.

Dosierung
Zur Inhalation werden einige Tropfen in heißes Wasser gegeben und die Dämpfe eingeatmet.

Äußere Anwendung:
Einige Tropfen an den betroffenen Bezirken einreiben, in flüssigen und halbfesten Zubereitungen 10- bis 50prozentig.

Art der Anwendung
Einreibungen in Form von Salben, Gelen, Emulsionen, Ölen; als Pflaster, Inhalat und Badezusatz.

Wirkungen
Hyperämisierend, antiseptisch, vermindert die Bronchialsekretion.

Terebinthina Laricina
(Lärchenterpentin)

Banz Nr. 50 vom 13. 3. 1990

Bezeichnung des Arzneimittels
Terebinthina laricina, Terebinthina veneta, Lärchenterpentin, Venezianischer Terpentin

Bestandteile des Arzneimittels
Durch Anbohren der Stämme von Larix decidua MILLER gewonnener Balsam mit bis zu 20 Prozent ätherischen Ölen.

Anwendungsgebiete
Rheumatische und neuralgische Beschwerden, katarrhalische Erkrankungen der Luftwege, Furunkel

Gegenanzeigen
Überempfindlichkeit gegenüber ätherischen Ölen.
Bei Inhalationen: Akute Entzündungen der Atmungsorgane.

Nebenwirkungen
Bei topischer Applikation können, wie bei allen Balsamen, allergische Hautreaktionen auftreten.

Wechselwirkungen
Keine bekannt.

Dosierung
Äußere Anwendung:
In flüssigen und halbfesten Zubereitungen 10- bis 20prozentig.

Art der Anwendung
Einreibungen in Form von Salben, Gelen, Emulsionen und Ölen.

Wirkungen
Hyperämisierend, antiseptisch.

> **Thymi herba**
> (Thymiankraut)
>
> Banz Nr. 226 vom 2. 12. 1992

Bezeichnung des Arzneimittels
Thymi herba, Thymiankraut

Bestandteile des Arzneimittels
Thymiankraut, bestehend aus den abgestreiften und getrockneten Laubblättern und Blüten von Thymus vulgaris LINNÉ, Thymus zygis LINNÉ oder von beiden Arten sowie deren Zubereitungen in wirksamer Dosierung.

Das Kraut enthält mindestens 1,2 Prozent (V/G) ätherisches Öl und mindestens 0,5 Prozent Phenole, berechnet als Thymol ($C_{10}H_{14}O$; MG 150,2) und bezogen auf die wasserfreie Droge.

Anwendungsgebiete
Symptome der Bronchitis und des Keuchhustens.
Katarrhe der oberen Luftwege.

Gegenanzeigen
Keine bekannt.

Nebenwirkungen
Keine bekannt.

Wechselwirkungen
Keine bekannt.

Dosierung
Soweit nicht anders verordnet:
1–2 g Droge auf eine Tasse als Aufguss mehrmals täglich nach Bedarf, Fluidextrakt: 1 bis 2 g ein bis zwei Mal täglich.
Für Umschläge 5prozentiger Aufguß.

Art der Anwendung
Geschnittene Droge, Drogenpulver, Flüssig-Extrakt oder Trocken-Extrakt für Aufgüsse und andere galenische Zubereitungen. Flüssige und feste Darreichungsformen zur innerlichen und äußerlichen Anwendung.

Hinweis:
Kombinationen mit anderen expektorierend wirkenden Drogen können sinnvoll sein.

Wirkungen
Bronchospasmolytisch, expektorierend, antibakteriell.

> **Tiliae flos**
> (Lindenblüten)
> Banz Nr. 164 vom 1. 9. 1990

Bezeichnung des Arzneimittels
Tiliae flos; Lindenblüten

Bestandteile des Arzneimittels
Lindenblüten, bestehend aus den getrockneten Blütenständen von Tilia cordata MILLER und/oder Tilia platyphyllos SCOPOLI, sowie deren Zubereitungen in wirksamer Dosierung. Die Droge enthält Flavonoide, Gerb- und Schleimstoffe.

Anwendungsgebiete
Erkältungskrankheiten und damit verbundener Husten.

Gegenanzeigen
Nicht bekannt.

Wechselwirkungen
mit anderen Mitteln:
Nicht bekannt.

Dosierung
Soweit nicht anders verordnet:

Tagesdosis: 2–4 g Droge; Zubereitungen entsprechend.

Art der Anwendung
Zerkleinerte Droge für Teeaufgüsse sowie andere galenische Zubereitungen zum Einnehmen.

Wirkungen
diaphoretisch.

> **Tiliae folium** = **Negativ-** Fülldroge bei Teemischungen
> (Lindenblätter) **Monographie**
> Banz Nr. 164 vom 1. 9. 1990

Bezeichnung des Arzneimittels
Tiliae folium, Lindenblätter

Bestandteile des Arzneimittels
Lindenblätter, bestehend aus den Laubblättern von Tilia cordata MILLER und/oder Tilia platyphyllos SCOPOLI sowie deren Zubereitungen.

Anwendungsgebiete
Zubereitungen aus Lindenblättern werden als schweißtreibendes Mittel angewendet.
Die Wirksamkeit bei dem beanspruchten Anwendungsgebiet ist nicht belegt.

Risiken
Nicht bekannt.

Beurteilung
Da die Wirksamkeit bei dem beanspruchten Anwendungsgebiet nicht belegt ist, kann eine therapeutische Anwendung nicht empfohlen werden.

Begründung
Lindenblätter werden nur in einzelnen Arzneimitteln eingesetzt. Belege zur Wirksamkeit dieser Droge liegen nicht vor.
Gegen die Verwendung als Fülldroge in Teemischungen bestehen keine Bedenken.

Tormentillae rhizoma
(Tormentillwurzelstock)

Banz Nr. 50 vom 13. 3. 1990

Bezeichnung des Arzneimittels
Tormentillae rhizoma, Tormentillwurzelstock

Bestandteile des Arzneimittels
Tormentillwurzelstock, bestehend aus dem von Wurzeln befreiten und getrockneten Rhizom von Potentilla erecta (Linné) Raeuschel (synonym: Potentilla tormentilla Necker) sowie dessen Zubereitungen in wirksamer Dosierung.
Die Droge hat einen hohen Gerbstoffgehalt und ist damit das wirksamste Antidiarrhoikum.

Anwendungsgebiete
Unspezifische, akute Durchfallerkrankungen; leichte Schleimhautentzündungen im Mund- und Rachenraum.

Gegenanzeigen
Keine bekannt.

Nebenwirkungen
Bei empfindlichen Patienten Magenbeschwerden.

Wechselwirkungen
mit anderen Mitteln:
Keine bekannt.

Dosierung
Tagesdosis: 4 bis 6 g Droge, Zubereitungen entsprechend.

Tormentilltinktur: 10–20 Tropfen auf 1 Glas Wasser mehrmals täglich zum Spülen der Mund- und Rachenschleimhaut.

Art der Anwendung
Zerkleinerte Droge für Abkochungen und Aufgüsse sowie andere galenische Zubereitungen zum Einnehmen und zur lokalen Anwendung.

Dauer der Anwendung
Sollten die Durchfälle länger als 3–4 Tage anhalten, ist ein Arzt aufzusuchen.

Wirkungen
adstringierend

Trockenhefe aus Saccharomyces cerevisiae HANSEN CBS 5926
(Synonym: Saccharomyces boulardii)

Banz Nr. 71 vom 15. 4. 1994

Bestandteile des Arzneimittels
Trockenhefe aus Saccharomyces cerevisiae HANSEN CBS 5926 (Synonym: Saccharomyces boulardii) bzw. genetisch identischen Stämmen in lyophilisierter Form.
1 Gramm des Lyophilisats enthält 885 mg Saccharomyces cerevisiae HANSEN CBS 5926 (Synonym: Saccharomyces boulardii) entsprechend mindestens $1,8 \times 10^{10}$ lebensfähigen Zellen.

Pharmakologische Eigenschaften, Pharmakokinetik, Toxikologie
Die Wirksamkeit von Saccharomyces cerevisiae HANSEN CBS 5926 (Synonym: Saccharomyces boulardii) ist an die Lebensfähigkeit der Hefezellen gebunden.
Saccharomyces cerevisiae HANSEN CBS 5926 (Synonym: Saccharomyces boulardii) vermag fimbrientragende pathogene Bakterien zu binden. In vitro ist bei Co-Kultivierung von Saccharomyces cerevisiae HANSEN CBS 5926 (Synonym: Saccharomyces boulardii) mit Proteus mirabilis und vulgaris, Salmonella typhi und typhimurium, Pseudomonas aeruginosa, Staphylococcus aureus, Escherichia coli, bestimmten Shigellen und Candida albicans eine Wachstumshemmung dieser Keime nachgewiesen worden. Angaben zur Konzentrationsabhängigkeit der Wachstumshemmung werden nicht gemacht. Saccharomyces cerevisiae HANSEN CBS 5926 (Synonym: Saccharomyces boulardii) kann auch das Wachstum von Clostridium difficile hemmen bzw. die Toxin-Rezeptorbindung inhibieren sowie die durchfallerzeugende Wirkung enterotoxischer Escherichia-coli-Stämme hemmen. Am Modell der isolierten Darmschlinge wurde der durch Inkubation mit Choleratoxin induzierte Natrium- und Wassereinstrom ins Darmlumen durch Saccharomyces cerevisiae HANSEN CBS 5926 (Synonym: Saccharomyces boulardii) um 40 % reduziert. An Darmpräparaten wurde die durch Prostaglandin E_2 bzw. I_2 induzierte Erhöhung des serosamucosalen Chloridtransportes durch gleichzeitige Stimulierung mit Saccharomyces cerevisiae HANSEN CBS 5926 (Synonym: Saccharomyces boulardii) in einem gegenüber unbehandelten Kontrollen höheren mucoserosalen Chloridfluß umgekehrt.

Eine Aktivitätserhöhung der darmmembranständigen Disaccharidasen Saccharase, Lactase und Maltase wurde tierexperimentell und am Menschen beobachtet. Nach oraler Gabe von Saccharomyces cerevisiae HANSEN CBS 5926 (Synonym: Saccharomyces boulardii) wird im Tierexperiment das sekretorische Immunglobulin (sIgA) im Gastrointestinaltrakt erhöht.

Bei einmaliger oraler Gabe von 3 g/kg KG Saccharomyces cerevisiae HANSEN CBS 5926 (Synonym: Saccharomyces boulardii) wurden bei Mäusen und Ratten keine toxischen Reaktionen beobachtet. Bei Gabe von ca. 330 mg/ kg KG für 6 Wochen jeweils an 6 Tagen pro Woche an Hunde bzw. ca. 100 mg/kg KG/Tag peroral über 6 Monate an Ratten bzw. Kaninchen zeigten sich keine substanzbedingten Veränderungen. Im Ames-Test mit Salmonella typhimurium TA 98, TA 100, TA 1535, TA 1537 und TA 1538 wurden mit und ohne Aktivierung durch S9-Mix keine mutagenen Effekte gesehen. Untersuchungen zur Embryotoxizität und zur Kanzerogenität liegen nicht vor.

Anwendungsgebiete
Zur symptomatischen Behandlung akuter Durchfallerkrankungen.
Zur Vorbeugung und symptomatischen Behandlung von Reisediarrhöen sowie Diarrhöen unter Sondenernährung. Als Adjuvans bei chronischen Formen der Akne.

Gegenanzeigen
Nicht anzuwenden bei Hefeüberempfindlichkeit.

Hinweis:
Säuglinge und Kleinkinder sind von einer Selbstmedikation auszuschließen.

Nebenwirkungen
Die Einnahme kann Blähungen verursachen. In Einzelfällen können Unverträglichkeitsreaktionen in Form von Juckreiz, Urtikaria, lokalem oder generalisiertem Exanthem sowie Quincke-Ödemen auftreten.

Besondere Vorsichtshinweise für den Gebrauch
Bei Durchfallerkrankungen muß, besonders bei Kindern, auf Ersatz von Flüssigkeit und Elektrolyten als wichtigste therapeutische Maßnahme geachtet werden.
Durchfälle bei Säuglingen und Kleinkindern erfordern die Rücksprache mit dem Arzt. Bei Durchfällen, die länger als 2 Tage andauern oder mit Blutbeimengungen oder Temperaturerhöhungen einhergehen, muss unbedingt ein Arzt aufgesucht werden.
Werden während einer Therapie mit Saccharomyces cerevisiae HANSEN CBS 5926 (Synonym: Saccharomyces boulardii) mikrobiologische Stuhluntersuchungen durchgeführt, so sollte die Einnahme dem Untersuchungslabor mitgeteilt werden, da sonst falsch-positive Befunde erstellt werden könnten.

Verwendung bei Schwangerschaft und Laktation
Keine Daten.

Wechselwirkungen
mit anderen Mitteln:

Die gleichzeitige Einnahme von Saccharomyces cerevisiae Hansen CBS 5926 (Synonym: Saccharomyces boulardii) und Antimykotika kann die Wirkung von Saccharomyces cerevisiae Hansen CBS 5926 (Synonym: Saccharomyces boulardii) beeinträchtigen.

Hinweis:
Bei gleichzeitiger Einnahme von Monoaminoxidasehemmstoffen ist eine Blutdruckerhöhung möglich.

Dosierung und Art der Anwendung
Soweit nicht anders verordnet:

Tagesdosis (Kinder ab 2 Jahre/Erwachsene):
Zur Prophylaxe von Reisediarrhöen, beginnend 5 Tage vor der Abreise: 250 bis 500 mg täglich.
Zur Therapie von Diarrhöen: 250 bis 500 mg täglich.
Bei sondennahrungsbedingter Diarrhö sind jeweils 500 mg Saccharomyces cerevisiae Hansen CBS 5926 (Synonym: Saccharomyces boulardii)/Liter Nährlösung zu geben.

Hinweis:
Die Behandlung sollte noch einige Tage nach dem Sistieren der Diarrhö fortgesetzt werden. Bei Akne: 750 mg täglich.

Art der Anwendung
Lyophylisat in Kapselform zum Einnehmen sowie als Zusatz zur Sondenernährung.

Überdosierung
Keine bekannt.

Besondere Warnungen
Keine bekannt.

Auswirkungen auf Kraftfahrer und die Bedienung von Maschinen
Keine bekannt.

Usnea species
(Bartflechten)

Banz Nr. 80 vom 27. 4. 1989

Bezeichnung des Arzneimittels
Usnea species; Bartflechten

Bestandteile des Arzneimittels
Bartflechten, bestehend aus dem getrockneten Thallus von Usnea-Arten, speziell von Usnea barbata (Linné) Wiggers emend. Mot., Usnea florida (Linné) Fries, Usnea hirta (Linné) Hoffmann und Usnea plicata (Linné) Fries sowie Zubereitungen aus Bartflechten in wirksamer Dosierung.
Die Droge enthält Flechtensäuren, darunter die Usninsäure.

Anwendungsgebiete
Leichte Schleimhautentzündungen im Mund- und Rachenbereich.

Gegenanzeigen
Nicht bekannt.

Nebenwirkungen
Nicht bekannt.

Wechselwirkungen
mit anderen Mitteln:
Nicht bekannt.

Dosierung
Soweit nicht anders verordnet:
Lutschtabletten mit Zubereitungen entsprechend 100 mg Droge; 3- bis 6mal täglich 1 Lutschtablette.

Art der Anwendung
Drogenzubereitungen für Lutschtabletten sowie vergleichbare, feste Darreichungsformen.

Wirkungen
Antimikrobiell.

Uvae ursi folium
(Bärentraubenblätter)
Banz Nr. 109 vom 15. 6. 1994

Bezeichnung des Arzneimittels
Uvae ursi folium, Bärentraubenblätter

Bestandteile des Arzneimittels
Bärentraubenblätter, bestehend aus den getrockneten Laubblättern von Arcostaphylos uva ursi (LINNÉ) Sprengel, sowie deren Zubereitungen in wirksamer Dosierung.
Die getrockneten Blätter enthalten mindestens 6,0 % Hydrochinonderivate, berechnet als wasserfreies Arbutin und bezogen auf die wasserfreie Droge.

Pharmakologische Eigenschaften, Pharmakokinetik, Toxikologie
Zubereitungen aus Bärentraubenblättern wirken in vitro antibakteriell gegen Proteus vulgaris, E. coli, Ureaplasma urealyticum, Mycoplasma hominis, Staphylococcus aureus, Pseudomonas aeruginosa, Klebsiella pneumoniae, Enterococcus faecalis, Streptococcus-stämme sowie gegen Candida albicans. Die antimikrobielle Wirkung wird mit dem im alkalischen Harn aus Arbutin (Transportform) oder Arbutinausscheidungsprodukten freigesetzten Aglykon Hydrochinon in Verbindung gebracht.
Ein methanolischer Extrakt der Droge (50 %) soll eine Hemmwirkung auf die Tyrosinaseaktivität haben. Der Extrakt soll ebenso die Bildung von Melanin aus DOPA mittels Tyrosinase sowie aus DOPA-CHROM durch Autoxidation hemmen.

Es gibt Hinweise, daß nach Einnahme von Bärentraubenblättertee (3 g/150 ml) im Urin überwiegend Hydrochinonglukuronid neben nur geringen Mengen Hydrochinon auftritt.

Anwendungsgebiete
Entzündliche Erkrankungen der ableitenden Harnwege.

Gegenanzeigen
Schwangerschaft, Stillzeit, Kinder unter 12 Jahren.

Nebenwirkungen
Bei magenempfindlichen Personen können Übelkeit und Erbrechen auftreten.

Besondere Vorsichtshinweise für den Gebrauch
Keine bekannt.

Verwendung bei Schwangerschaft und Laktation
Keine Anwendung in der Schwangerschaft. Der Übergang von Arbutin/Hydrochinon in die Muttermilch ist nicht untersucht. Ein Anwendung in der Stillzeit sollte daher nicht erfolgen.

Medikamentöse und sonstige Wechselwirkungen
Bärentraubenblätter-Zubereitungen sollten nicht zusammen mit Mitteln gegeben werden, die zur Bildung eines sauren Harn führen, da dies die antibakterielle Wirkung vermindert.

Dosierung
Soweit nicht anders verordnet:

Einzeldosis: 3 g Droge auf 150 ml Wasser als Aufguß oder Kaltmazerat bzw. 100–210 mg Hydrochinon-Derivate, berechnet als wasserfreies Arbutin.

Tagesdosis: bis zu 4 × täglich 3 g Droge bzw. 400–840 mg Hydrochinon-Derivate, berechnet als wasserfreies Arbutin.

Art der Anwendung
Kleingeschnittene Droge, Drogenpulver für Aufgüsse oder Kaltmazerate, Extrakte und feste Darreichungsformen zum Einnehmen.

Dauer der Anwendung
Arbutinhaltige Arzneimittel sollten ohne ärztlichen Rat nicht länger als jeweils 1 Woche und höchstens fünfmal jährlich eingenommen werden.

Überdosierung
Keine bekannt.

Besondere Warnungen
Keine bekannt.

Auswirkungen auf Kraftfahrer und die Bedienung von Maschinen
Keine bekannt.

> **Uzarae radix**
> (Uzarawurzel)
>
> Banz Nr. 164 vom 1. 9. 1990

Bezeichnung des Arzneimittels
Uzarae radix; Uzarawurzel

Bestandteile des Arzneimittels
Uzarawurzel, bestehend aus den getrockneten, unterirdischen Teilen 2- bis 3jähriger Pflanzen von Xysmalobium undulatum (Linné) R. Brown, sowie deren Zubereitungen in wirksamer Dosierung.
Die Droge enthält Glykoside mit Cardenolidgrundgerüst.

Anwendungsgebiete
Unspezifische akute Durchfallerkrankungen.

Gegenanzeigen
Therapie mit herzwirksamen Glykosiden.

Nebenwirkungen
Keine bekannt.

Wechselwirkungen
mit anderen Mitteln:
Keine bekannt.

Dosierung
Soweit nicht anders verordnet:
Erwachsene: initiale Einzeldosis, Zubereitungen entsprechend 1 g Droge bzw. 75 mg Gesamtglykoside; Tagesdosis entsprechend 45 bis 90 mg Gesamtglykoside, berechnet als Uzarin.

Art der Anwendung
Drogenauszüge mit Ethanol/Wasser-Gemischen oder Trockenextrakte, hergestellt mit Methanol/Wasser-Gemischen, zum Einnehmen. Zu empfehlen sind ausschließlich standardisierte Fertigarzneimittel und keine selbszubereiteten Auszüge!

Dauer der Anwendung
Sollten die Durchfälle länger als 3–4 Tage andauern, ist ein Arzt aufzusuchen.

Wirkungen
motilitätshemmend, in hoher Dosierung digitalisartige Wirkung am Herzen

Valerianae radix
(Baldrianwurzel)

Banz Nr. 50 vom 13. 3. 1990

Bezeichnung des Arzneimittels
Valerianae radix, Baldrianwurzel

Bestandteile des Arzneimittels
Baldrianwurzel, bestehend aus den unterirdischen frischen oder unterhalb 40°C sorgfältig getrockneten Pflanzenteilen der Sammelart Valeriana officinalis LINNÉ sowie ihre Zubereitungen in wirksamer Dosierung.

Die Wurzeln enthalten ätherisches Öl mit Mono- und Sesquiterpenen (Valerensäuren). In den üblichen therapeutisch angewendeten Darreichungsformen (Infus, Extrakt, Fluidextrakt, Tinktur) sind die thermo- und chemolabilen genuinen Valepotriate nicht mehr enthalten.

Anwendungsgebiete
Unruhezustände, nervös bedingte Einschlafstörungen.

Gegenanzeigen
Keine bekannt.

Nebenwirkungen
Keine bekannt.

Wechselwirkungen
Keine bekannt.

Dosierung
Soweit nicht anders verordnet:

Infus: 2–3 g Droge pro Tasse 1- bis mehrmals täglich.

Tinktur: ½–1 Teelöffel voll (1–3 ml) 1- bis mehrmals täglich.

Extrakte: entsprechend 2–3 g Droge 1- bis mehrmals täglich.

Äußere Anwendung:
100 g Droge für 1 Vollbad, Zubereitungen entsprechend.

Art der Anwendung
Innerlich: als Pflanzenpreßsaft, Tinktur, Extrakte und andere galenische Zubereitungen.

Äußerlich: als Badezusatz.

Wirkungen
Beruhigend, die Schlafbereitschaft fördernd.

> **Verbasci flos**
> (Wollblumen)
>
> Banz vom 25. 1. 1989

Bezeichnung des Arzneimittels
Verbasci flos, Wollblumen

Bestandteile des Arzneimittels
Wollblumen, bestehend aus den getrockneten Blumenkronen von Verbascum densiflorum BERTOLONI und/oder von Verbascum phlomoides LINNÉ sowie deren Zubereitungen in wirksamer Dosierung.
Die Droge enthält Saponine und Schleimpolysaccharide.

Anwendungsgebiete
Katarrhe der Luftwege.

Gegenanzeigen
Nicht bekannt.

Nebenwirkungen
Nicht bekannt.

Wechselwirkungen
mit anderen Mitteln:
Nicht bekannt.

Dosierung
Soweit nicht anders verordnet:

Tagesdosis: 3–4 g Droge; Zubereitungen entsprechend.

Art der Anwendung
Zerkleinerte Droge für Aufgüsse sowie andere galenische Zubereitungen zum Einnehmen.

Wirkungen
reizlindernd
expektorierend

> **Violae tricoloris herba**
> (Stiefmütterchenkraut)
>
> Banz Nr. 50 vom 13. 3. 1986

Bezeichnung des Arzneimittels
Violae tricoloris herba, Stiefmütterchenkraut

Monographien der Kommission E

Bestandteile des Arzneimittels
Stiefmütterchenkraut, bestehend aus den zur Blütezeit gesammelten, getrockneten oberirdischen Teilen von Viola tricolor Linné hauptsächlich von den Unterarten subsp. vulgaris (Koch) Oborny und subsp. arvensis (Murray) Gaudin sowie Zubereitungen aus Stiefmütterchenkraut in wirksamer Dosierung. Die Droge enthält Flavonoide.

Anwendungsgebiete
Äußere Anwendung:
Leichte, seborrhoische Hauterkrankungen; Milchschorf der Kinder.

Gegenanzeigen
Keine bekannt.

Nebenwirkungen
Keine bekannt.

Wechselwirkungen
mit anderen Mitteln:
Keine bekannt.

Dosierung
Soweit nicht anders verordnet:
1,5 g Droge auf 1 Tasse Wasser als Teeaufguß, 3mal täglich anzuwenden; Zubereitungen entsprechend.

Art der Anwendung
Zerkleinerte Droge für Aufgüsse oder Abkochungen sowie andere galenische Zubereitungen zur äußeren Anwendung.

Zingiberis rhizoma
(Ingwerwurzelstock)
Banz Nr. 164 vom 1. 9. 1990

Bezeichnung des Arzneimittels
Zingiberis rhizoma, Ingwerwurzelstock

Bestandteile des Arzneimittels
Ingwerwurzelstock, bestehend aus dem geschälten, fingerlangen, frischen oder getrockneten Wurzelstock von Zingiber officinale Roscoe, sowie dessen Zubereitungen in wirksamer Dosierung.
Die Droge enthält ätherisches Öl und Scharfstoffe.

Anwendungsgebiete
Dyspeptische Beschwerden; Verhütung der Symptome der Reisekrankheit.

Gegenanzeigen
Bei Gallensteinleiden nur nach Rücksprache mit einem Arzt anzuwenden.

Hinweis:
Keine Anwendung bei Schwangerschaftserbrechen, obwohl dies in der TCM-Medizin empfohlen wird.

Nebenwirkungen
Keine bekannt.

Wechselwirkungen
mit anderen Mitteln:
Keine bekannt.

Dosierung:
Tagesdosis: 2 bis 4 g Droge, Zubereitungen entsprechend.

Art der Anwendung
Zerkleinerte Droge und Trockenextrakte für Aufgüsse; andere galenische Zubereitungen zum Einnehmen.

Wirkungen
Antiemetisch, positiv inotrop, Förderung der Speichel- und Magensaftsekretion, cholagog; beim Tier: spasmolytisch; beim Menschen: Steigerung von Tonus und Peristaltik des Darms.

6 Monographien der European Scientific Cooperative On Phytotherapy (ESCOP)

6.1 Einführung

ESCOP wurde 1989 in Köln von damals 6 europäischen Gesellschaften für Phytotherapie gegründet und ihr gehören zwischenzeitlich 15 europäische Gesellschaften für Phytotherapie an. ESCOP hat sich zum Ziel gesetzt, zusätzlich zu den nationalen deutschen Monographien eigene europäische Monographien zu erstellen und zwar unter Mitwirkung von Wissenschaftlern aus der Europäischen Union. Hauptziel von ESCOP ist die Anerkennung der Monographien durch die europäischen Gesundheitsbehörden. Die Monographien werden vom ESCOP Scientific Committee, bestehend aus 20 Mitgliedern, erarbeitet und nach Überprüfung durch das Board of Supervising Editors, bestehend aus 12 Mitgliedern (der Erstautor dieses Buches ist Mitglied des Boards of Supervising Editors seit 1989) in mehreren Fachzeitschriften veröffentlicht. Zum Unterschied zu den Monographien der deutschen E-Kommission werden die wesentlichen wissenschaftlichen Publikationen, auf denen die Monographien basieren, im Anschluss an die Monographie zitiert. Die ESCOP-Monographien besitzen im Gegensatz zu den Monographien der Kommission E zurzeit (2006) **noch keinen arzneimittelrechtlichen Status!** Ein Vergleich beider Monographien zeigt, dass keine wesentlichen und insbesondere für die Praxis relevanten Unterschiede vorhanden sind. Im Wesentlichen werden bezüglich der **Anwendungsgebiete** und der **Dosierung** die Ausführungen der Kommission E durch ESCOP bestätigt bzw. bekräftigt.

6.2 ESCOP-Monographien pädiatrisch bedeutsamer Drogen

Im Folgenden werden von den in der Pädiatrie angewendeten Drogen lediglich die Ausführungen zu *„Therapeutic Indications"* und *„Dosage"* im **englischen Originaltext (!)** aus den ESCOP-Monographien wiedergegeben. Die kompletten Monographien sind über folgende Kontaktadresse käuflich zu erwerben: ESCOP-Secretariat, Uitwaardenstraat 13, NL-8081 HJ ELBURG, The Netherland. Die Monographien sind alphabetisch nach der **englischen** Drogenbezeichnung angeordnet. Bislang sind von ESCOP **75 Monographien** veröffentlicht worden (Frühjahr 2006), davon sind die **52** genannten Monographien **relevant** für die Kinderheilkunde.

ESCOP-Monographie
1 Aniseed (Anisi fructus):

- **Therapeutic indications:** Dyspeptic complaints such as a mild spasmodic gastro-intestinal complaints, bloating, flatulence. Catarrh of the upper respiratory tract.
- **Dosage:** Adult single dose: 1–5 g of crushed fruits in 150 ml water as infusion or similar preparation several times daily. *Elderly:* Dose as for adults. **Children (!):** Mean daily dose: 0–1 year of age, 1,0 g of crushes fruits as infusion or other ethanol-free dosage form; 1–4 years of age, 2,0 g; above 4 years of age, the adult dose.

ESCOP-Monographie
2 Arnica flower (Arnicae flos):

- **Therapeutic indications:** External use: Treatment of bruises, sprains, and inflammation caused by insect bites; gingivitis and aphthous ulcers; symptomatic treatment of rheumatic complaints.
- **Dosage: External use:** Ointments, creams, gels or compresses made with 5–25 V/V tinctures, 5–25% V/V fluid extracts, diluted tincture (1:3–1:10), similary diluted fluid extracts or a decoction of 2,0 g dried Arnica flower in 100 ml water.

ESCOP-Monographie
3 Bearberry Leaf (Uvae ursi folium)

- **Therapeutic indications:** Uncomplicated infections of the lower urinary tract, such as cystitis, when antibiotic treatment is not considered essential.
- **Dosage:** *Adults:* Cold water infusion of the crude drug corresponding to 400–800 mg arbutin per day, divided into 2–3 doses. Preparations accordingly. **Children:** Not recommended.

ESCOP-Monographie
4 Bilberry (Myrtilli fructus)

- **Therapeutic indications: Internal use:** Extracts enriched in anthocyanins: symptomatic treatment of problems related to varicose veins, such as painful and heavy legs. Dried bilberry: supportive treatment of acute, non specific diarrhoea. **External use:** Topical treatment of mild inflammation of the mucous membranes of the mouth and throat.

- **Dosage: Internal use:** Standardised extract containing 36% anthocyanosides: 320 or 480 mg/day. Dried bilberry: 20-60 g daily. **External use:** Decoction 10%.

ESCOP-Monographie
5 Birch Leaf (Betulae folium)

- **Therapeutic indications:** Irrigation of the urinary tract, especially in cases of inflammation and renal gravel, and as an adjuvant in treatment of bacterial infections of the urinary tract.

- **Dosage:** An infusion of 2–3 g dried material 2–3 times per day; preparations accordingly. Tincture (1:10): 2 ml 3 times daily. Fresh juice: 15 ml 3 times daily.

ESCOP-Monographie
6 Calendula Flower (Calendulae flos)

- **Therapeutic indications:** Inflammations of the skin and mucosa, as an aid to wound healing.

- **Dosage:** Infusion for topical application: 1–2 g/150 ml. Tincture for external use: Liquid extract 1:1 in 40% alcohol or tincture 1:5 in 90% alcohol. For the treatment of wounds the tincture is applied as such; for compresses the tincture is usually diluted at least 1:3 with freshly boiled water. Ointment: 2–5%.

ESCOP-Monographie
7 Caraway (Carvi fructus)

- **Therapeutic indications: Internal use:** Spasmodic gastro-intestinal complaints, flatulence. Flatulent colic of infants. Roemheld's syndrome. **External use:** Flatulent colic of infants.

- **Dosage: Drug: Internal use:** *Adults and children over 10 years:* 1–5 g caraway is crushed directly before use, covered with 150 ml of boiling water and left for 10–15 minutes covered. A cup of warm tea is taken 4 times daily between meals.

Other equivalent preparations. *Children from 4–10 years:* 1,0–4,0 g of caraway daily. *Children from 1–4 years:* 1,0–2,0 g of caraway daily or 1 teaspoonful of infusion in the bottle. *Children up to 1 year:* 1,0 g of caraway daily or 1 teaspoonful of infusion in the bottle. **Caraway oil for flatulent colic of children: Internal use:** 0,05–0,2 ml as caraway water. **External use:** 10% in a carrier oil, for example olive oil.

ESCOP-Monographie
8 Centaury (Centaurii herba)

- **Therapeutic indications:** Dyspeptic complaints; lack of appetite.

- **Dosage:** *Adults:* 1–4 g as maceration, infusion or decoction in 150 ml up to 3 times daily; 2–4 ml of liquid extract (1:1 with ethanol 25% V/V) up to 3 times daily; tincture (5:1 with ethanol 70% V/V): 2–5 g daily. *Elderly:* Dose as for adults. *Children:* Proportion of adult dose according to body weight and/or age, in ethanol-free dosage forms. The dosage may be adjusted according to the bitterness sensitivity of the individual.

ESCOP-Monographie
9 Dandelion Leaf (Taraxaci herba)

- **Therapeutic indications:** As an adjunct to treatments where enhanced urinary output is desirable, for example, rheumatism and the prevention of renal gravel.

- **Dosage:** *Adults:* 4–10 g of the drug or as an infusion, 3 times daily; 2–5 ml of tincture (1:5, ethanol 25% V/V), 3 times daily; 5–10 ml of juice from fresh leaf, twice daily.

ESCOP-Monographie
10 Dandelion Root (Taraxaci radix)

- **Therapeutic indications:** Restoration of hepatic and biliary function, dyspepsia, loss of appetite.

- **Dosage:** *Adults:* 3–5 g of the drug or 5–10 ml of the tincture (1:5, ethanol 25% V/V) 3 times daily.

ESCOP-Monographie
11 Eleutherococcus (Eleutherococci radix)

- **Therapeutic indications:** Decreased mental and physical capacities such as weakness, exhaustion, tiredness and loss of concentration as well as during convalescence.
- **Dosage:** 1–2 ml fluid extract (40% ethanol V/V 1:1) 1–3 times daily. Dry extract (40% ethanol V/V 14–25:1) 65–195 mg daily. Other preparations corresponding to 2–3 g dried root and rhizome.

ESCOP-Monographie
12 Eucalyptus Oil (Eucalypti aetheroleum)

- **Therapeutic indications: Internal use:** Symptomatic relief of catarrh of the upper respiratory tract. **External use:** Rheumatic complaints, symptomatic relief of catarrh of the upper respiratory tract.
- **Dosage: Internal use:** 0,05–0,2 ml once, 0,3–0,6 ml daily. In capsules: 100–200 mg, 2–5 times daily. **External use:** By inhalation: 12 drops per 150 ml of boiling water. As a 1,7% (V/V) solution: 1 tablespoon per quart of warm water (approx. 1 litre), may be repeated up to 3 times daily. As a liniment: containing 25% (V/V) of oil. As an ointment: containing 1,3% (V/W); adults and children from 2–12 years, to be put on as a thick layer, up to 3 times daily. As a lozenge: 0,2–15,0 mg dissolved slowly in the mouth, repeated every ½–1 hour. As a mouthwash: 0,91 mg/ml solution, 20 ml as a gargle twice daily.

ESCOP-Monographie
13 Fennel (Foeniculi fructus)

- **Therapeutic indications:** Dyspeptic complaints such as mild, spasmodic gastro-intestinal complaints, bloating, flatulence. Catarrh of the upper respiratory tract. Fennel syrup, fennel honey: Catarrh of the upper respiratory tract in children.
- **Dosage: Drug:** *Adults and children from 10 years:* Daily dose 5–7 g drug as an infusion or similar preparation, corresponding to drug content. *Children from 4–10 years:* 4–6 g. *Children from 1–4 years:* 3–5 g. *Children up to 1 year:* 2–4 g. **Fennel syrup and fennel honey:** *Adults and children from 10 years:* Daily dose 10–20 g. *Children from 4–10 years:* 6–10 g. *Children from 1–4 years:* 3–6 g.

ESCOP-Monographie
14 Gentian Root (Gentianae radix)

- **Therapeutic indications:** Anorexia e.g. after illness; dyspepsia.
- **Dosage:** *Adult single dose:* 0,1–2 g of drug in 150 ml of water in infusion, decoction or maceration, up to 3 times daily. Tincture (1:5, ethanol 45–70% V/V): Average single dose of 1ml, up to 3 times daily. Hydroethanolic extract of equivalent bitterness value. *Elderly:* Dose as for adults. *Children:* Proportion of adult dose according to age or body weight, in ethanol-free dosage forms. The dosage may be adjusted according to the bitterness sensitivity of the individual.

ESCOP-Monographie
15 Ginger (Zingiberis rhizoma)

- **Therapeutic indications:** Prophylaxis of the nausea and vomiting of motion sickness and as a postoperative antiemetic for minor day-case surgical procedures.
- **Dosage:** *For adults and children over 6 years:* 0,5–2 g of the powdered drug daily in single or divided doses.

ESCOP-Monographie
16 Golden Rod (Solidaginis virgaureae herba)

- **Therapeutic indications:** Irrigation of the urinary tract, especially in cases of inflammation and renal gravel, and as an adjuvant in treatment of bacterial infections of the urinary tract.
- **Dosage:** An infusion of 3–4 g dried material in 150 ml water 2–3 times daily; preparations accordingly.

ESCOP-Monographie
17 Hamamelis Leaf (Hamamelidis folium)

- **Therapeutic indications: Internal use:** Symptomatic treatment of problems related to varicose veins, such as painful and heavy legs, and of haemorrhoids. **External use:** Bruises, sprains and minor injuries of the skin. Local inflammations of the skin and mucosa. Haemorrhoids. Relief of the symptoms of neurodermitis atopica and feeling of heavy legs.

- **Dosage: Internal use:** *Adults:* 2–3 g of drug as infusion. Liquid extract (1:1, 45% ethanol), 2–4 ml 3 times daily. **External use:** Extracts in semisolid or liquid preparations, containing 5–10% of drug. Decoctions, 5–10 g of drug per 250 ml water for compresses or washes. Suppositories containing 200 mg of dried extract, 1–2 per day. Ointment containing 10% of liquid extract.

ESCOP-Monographie
18 Hamamelis Bark (Hamamelidis cortex)

- **Therapeutic indications: Internal use:** Inflammation of mucous membranes of the oral cavity. Symptomatic short-term treatment of non-specific diarrhoea. **External use:** Haemorrhoids, minor injuries and local inflammations of the skin. Symptomatic treatment of problems related to varicose veins such as painful and heavy legs.

- **Dosage: Internal use:** 2–10 g drug daily as a decoction used as mouthwash or 2–3 g as a tea. 2–4 ml of a tincture 3 times daily used diluted as a mouthwash. Other preparations: Equivalent of 0,1–1 g of the drug 1–3 times daily. **External use:** Decoction of 5–10 g in 250 ml water. Extracts in semisolid or liquid preparations corresponding to 20–30% of the drug.

ESCOP-Monographie
19 Hawthorn Leaf with Flower (Crataegi folium cum flore)

- **Therapeutic indications: Preparations based on hydroalcoholic extract:** Declining cardiac performance equivalent to stage II of the NYHA. **Herbal tea and other preparations different from above:** Nervous heart complaints. Support of cardiac and circulatory functions.

- **Dosage: Preparations based on a hydroalcoholic extract:** Hydroalcoholic extract (drug/extract ratio = 4–7:1) with defined content of oligomeric procyanidins or flavonoids, 160–900 mg daily. **Herbal tea and other preparations:** 1–1,5 g comminuted drug as an infusion 3–4 times daily. Powder: 2–5 g daily; tincture (Codex Fr. IX): 20 drops 2–3 times daily; fluid extract (Codex Fr. IX): 0,5–2,0 g daily, 60–120 drops 3 times daily; dry extract (Belg Farm V): 50–300 mg 3 times daily; glycerol macerate: 50 drops 3 times daily.

ESCOP-Monographie
20 Hops (Lupuli strobulus)

- **Therapeutic indications:** Nervous tension, excitability, restlessness and sleep disturbances and lack of appetite.

- **Dosage:** Ca. 0,5 g of the drug as an infusion or 1–2 ml of the tincture (1:5), once or several times daily; other equivalent preparations.

ESCOP-Monographie
21 Hop strobile (Lupuli flos)

- **Therapeutic indications:** Tenseness, restlessness and difficulty in falling asleep.

- **Dosage:** *Adults:* 0,5 g of the drug as an infusion 2–4 times daily, or 1–2 ml of tincture (1:5, 60 Vol. % ethanol) 1–3 times daily; or equivalent preparations. Combination with other herbal sedatives may be beneficial.

ESCOP-Monographie
22 Iceland Moss (Lichen islandicus)

- **Therapeutic indications:** Dry cough, irritation or inflammation of the upper respiratory tract, lack of appetite, dyspepsia.

- **Dosage: For upper respiratory tract ailments:** *Adult daily dose:* 3–8 g of the drug as a decoction or equivalent liquid preparation taken in small amounts as required; equivalent solid preparations, e.g. pastilles. **As a bitter:** *Adult single dose:* 1–2 g of the drug as a cold macerate, infusion, tincture or other bitter-tasting preparation. *Elderly:* Dose as for adults. <u>*Children 1–10 years:*</u> Proportion of adult dose according to age and body weight.

ESCOP-Monographie
23 Ispaghula (Plantaginis ovatae semen)

- **Therapeutic indications:** Habitual constipation; conditions in which easy defecation with soft motions is desired, e.g. anal fissures, haemorrhoids, after rectal surgery and in pregnancy. For conditioning of the intestine in irregular motions: irritable bowel syndrome, diverticulosis under medical supervision. To maintain normal bowel functions in fibre deficient diets. Short term symptomatic treatment of nonspecific diarrhoea.

- **Dosage:** *Adult daily dose:* As a laxative, 7–30 g of the seeeds or equivalent preparations; in cases of diarrhoea, up to 40 g. *Children 6–12 years:* Half the adult dose. *Children under 6 years:* To be treated under medical supervision only.

ESCOP-Monographie
24 Ispaghula Husk/Blond Psyllium Husk (Plantaginis ovatae testa)

- **Therapeutic indications:** Relief of constipation and maintenance of bowel regularity. Cases where normalisation of stool consistency is desirable, for instance in the presence of haemorrhoids or in colostomy. Irritable bowel syndrome and diverticular disease under medical supervision. Symptomatic short-term treatment of nonspecific diarrhoea. As an adjunct to a low fat diet in the treatment of mild to moderate hypercholesterolaemia.

- **Dosage:** *Adults and children over 12 years:* Approx. 3,5 g ispaghula husk 1–3 times daily depending on the need and response. *Children 6–12 years:* Half the adult dose. *Children under 6 years:* To be treated under medical supervision only.

- **Special dosage instructions:** The standard dose may be doubled in irritable bowel syndrome. For the treatment of hypercholesterolaemia approx. 10 g ispaghula husk should be given daily in 2 or 3 doses. It is possible to vary the dose between 2,5 and 30 g per day but adequate fluid intake (minimum 10 times the amount of ispaghula husk) must always be ensured.

ESCOP-Monographie
25 Ivy Leaf (Hedera helicis folium)

- **Therapeutic indications:** Cough particulary when associated with hypersecretion of viscous mucus; as an adjuvant treatment of inflammatory bronchial diseases.

- **Dosage: Oral use: Ethanolic preparations:** *Adults:* 250–420 mg. *Children 4–12 years:* 150–210 mg. *Children 1–4 years:* 50–150 mg. *Children 0–1 year:* 20–50 mg. **Ethanol-free preparations** (based on ethanolic dry extract): *Adults:* 300–945 mg. *Children 4–12 years:* 200–630 mg. *Children 1–4 years:* 150–300 mg. *Children 0–1 year:* 50–200 mg. **Rectal use:** *Children 4–10 years:* Suppositories containing 960 mg dried ethanolic extract.

ESCOP-Monographie
26 Java Tea (Orthosiphonis folium)

- **Therapeutic indications:** Irrigation of the urinary tract, especially in cases of inflammation and renal gravel, and as an adjuvant in treatment of bacterial infections of the urinary tract.

- **Dosage:** An infusion of 2–3 g dried material in 150 ml water, 2–3 times per day; preparation accordingly.

ESCOP-Monographie
27 Juniper Berry (Juniperi fructus)

- **Therapeutic indications:** Enhancement of the renal elimination of water, dyspeptic complaints including reduced appetite.

- **Dosage:** *Adults:* 2–3 g dried berries as an infusion in 150 ml of hot water, 3–4 times daily. Tincture (1:5 in ethanol 45%) 1–2 ml 3 times daily.

ESCOP-Monographie
28 Linseed (Lini semen)

- **Therapeutic indications: Internal use:** Constipation. Irritable bowel syndrome. Diverticular disease. Symptomatic short-term treatment of gastritis and enteritis. **External use:** Painful skin inflammations.

- **Dosage:** *Adults and children over 12 years:* **Internal use:** As a laxative: 5 g whole, fine-cracked or freshly crushed seeds; soaked in water and taken with a glassful of liquid 3 times daily. The effect starts 18–24 hours later. As a demulcent for gastritis and/or enteritis: For a mucilaginous preparation soak 5–10 g whole linseed in 150 ml water, strain after 20–30 minutes. **External use:** 30–50 g crushed or powdered seed (may be de-fatted) as a warm poultice or warm compress. *Children from 6–12 years:* Half the adult dose. *Children under 6 years:* To be treated under medical supervision only.

ESCOP-Monographie
29 Liquorice Root (Liquiritiae radix)

- **Therapeutic indications:** Adjuvant therapy of gastric and duodenal ulcers and gastritis. Coughs and bronchial catarrh, as an expectorant.
- **Dosage: Gastric and duodenal ulcers and gastritis:** *Adult* daily dose, taken in divided doses: 5–15 g of cuted liquorice root, equivalent to 200–600 mg of glycyrrhizinic acid; equivalent aqueous preparations or 5–15 ml of standardized liquorice ethanolic liquid extract Ph.Europ. (containing 4 g of glycyrrhizinic acid per 100 ml and 52–65% V/V of ethanol. **Coughs and bronchial catarrh:** *Adult* daily dose, taken in divided doses when required: 1,5–5 g of cuted liquorice root, equivalent to 60–200 mg of glycyrrhizin; equivalent aqueous preparations or 1,5–5 ml of standardized liquorice ethanolic liquid extract Ph.Europ. (containing 4 g of glycyrrhizinic acid per 100 ml and 52–65% V/V of ethanol). *Elderly:* Dose as for adults. *Children 4 years and older:* As an expectorant only, proportion of adult dose according to age or body weight.

ESCOP-Monographie
30 Marshmallow Root (Althaeae radix)

- **Therapeutic indications:** Dry cough; irritations of the oral, pharyngeal or gastric mucosa.
- **Dosage:** *Adult single dose:* For dry cough and oral or pharyngeal irritation, 0,5–3 g of the drug as an aqueous cold macerate, or 2–8 ml syrup, repeated if required up to a daily dose equivalent to 15 g of the drug. For gastrointestinal irritation, 3–5 g as an aqueous cold macerate up to 3 times daily.

ESCOP-Monographie
31 Matricaria Flower (Matricariae flos)

- **Therapeutic indications: Internal use:** Symptomatic treatment of gastrointestinal complaints such as minor spasms, epigastric distension, flatulence and belching. **External use:** Minor inflammation and irritations of skin and mucosa, including the oral cavity and the gums (washes), the respiratory tract (inhalation) and the anal (haemorrhoids) and genital area (baths, ointments).

Monographien der European Scientific Cooperative On Phytotherapy (ESCOP)

■ **Dosage: Internal use:** *Adults:* 3 g of the drug/150 ml of water as a tea infusion 3–4 times daily. Fluid extract (ethanol 45–60%): single dose 1–4 ml. Dry extract: 50–300 mg 3 times daily. *Children:* Proportion of adult dose according to body weight and/or age. **External use:** For compresses, rinses or gargles, 3–10% m/V infusion or 1% v/v fluid extract or 5% v/v tincture. For baths 5 g of the drug per litre of water or 0,8 g/l of alcoholic extract. For solid and semi-solid preparations hydroalcoholic extracts corresponding to 3–10% m/m of the drug. For vapour inhalation 10–20 ml of the alcoholic extract per litre of hot water.

ESCOP-Monographie
32 Meadowsweet (Spiraeae ulmariae herba)

■ **Therapeutic indications:** As a supportive therapy for colds. Also used to enhance the renal elimination of water, although published scientific evidence does not adequately support this indication.

■ **Dosage:** Unless otherwise prescribed, the daily dosage as a tea infusion is: *Adults:* 2–6 g drug daily. *Children from 1–4 years:* 1–2 g drug daily. *Children from 4–10 years:* 2–3 g drug daily. *Children from 10–16 years:* Adult dose.

ESCOP-Monographie
33 Melissa Leaf (Melissae folium)

■ **Therapeutic indications: Internal use:** Tenseness, restlessness and irritability; symptomatic treatment of digestive disorders such as minor spasms. **External use:** Herpes labialis (cold sores).

■ **Dosage: Oral administration:** 2–3 g of the drug as infusion, 2–3 times daily. Tincture 1:5 in 45% alcohol: 2–6 ml 3 times daily. Other preparations to be used accordingly. **Topical application:** Cream containing 1% of a lyophilised aqueous extract (70:1) 2–4 times daily.

ESCOP-Monographie
34 Myrrh (Myrrha)

■ **Therapeutic indications:** Topical treatment of gingivitis, stomatitis (aphthous ulcers), pharyngitis, tonsillitis, minor skin inflammations, minor wounds and abrasions.

■ **Dosage:** *Adults:* As a gargle or mouthwash 1–5 ml of tincture (1:5, ethanol 90% V/V) in a glass of water several times daily. For use on skin: dab 2–3 times daily with diluted/undiluted tincture (1:5, ethanol 90% V/V). *Elderly:* As for adults. <u>Children:</u> As for adults except using only diluted tinctures.

ESCOP-Monographie
35 Nettle Leaf/- Herb (Urticae folium/- herba)

■ **Therapeutic indications:** Adjuvant treatment of rheumatic conditions. Irrigation in inflammatory conditions of lower urinary tract.

■ **Dosage:** *Adult dose:* 3–5 g of the drug as an infusion up to 3 times daily; 0,77 g extract (7:1) twice daily; tincture 1:5 (25% ethanol) 2–6 ml 3 times daily; 10–15 ml of fresh juice up to 3 times daily.

ESCOP-Monographie
36 Passiflora (Passiflorae herba)

■ **Therapeutic indications:** Tenseness, restlessness and irritability with difficulty in falling asleep.

■ **Dosage:** *Adult single dose:* 3–4 times daily: 0,5–2 g of the drug; 2,5 g of drug as infusion; 1–4 ml of tincture (1:8); other equivalent preparations. *Elderly:* Dose as for adults. <u>Children from 3–12 years:</u> Under medical supervision only. Proportion of adult dose according to body weight.

ESCOP-Monographie
37 Peppermint Leaf (Menthae piperitae folium)

■ **Therapeutic indications:** Symptomatic treatment of digestive disorders such as dyspepsia (e.g. spastic complaints of the upper gastrointestinal tract), flatulence, gastritis, enteritis.

■ **Dosage:** *Adults:* As infusion, 1,5–3 g of the drug to 150 ml water, 3 times daily. Tincture (1:5, 45% ethanol), 2–3 ml, 3 times daily. *Elderly:* Dose as for adults. <u>Children from 4–12 years:</u> Proportion of adult dose according to body weight or age, in ethanol-free dosage forms.

Monographien der European Scientific Cooperative On Phytotherapy (ESCOP)

ESCOP-Monographie
38 Peppermint Oil (Menthae piperitae aetheroleum)

- **Therapeutic indications: Internal use:** Symptomatic treatment of digestive disorders, such as flatulence, irritable bowel syndrome, symptomatic treatment of coughs and colds. **External use:** Relief of coughs and colds; symptomatic relief of rheumatic complaints, tension-type headache, pruritus, urticaria and pain in irritable skin conditions

- **Dosage:** *Adults:* **Internal use:** For digestive disorders: 0,2–0,4 ml 3 times daily in dilute preparations or in emulsion. For irritable bowel syndrome: 0,2–0,4 ml, 3 times daily in enteric-coated capsules. As an inhalation (for coughs and colds): 3–4 g drops added to hot water. **External use:** In dilute liquid or semi-solid preparations as an anaesthetic or antipruritic (equivalent to 0,1–1,0% m/m menthol), or as a counterirritant and analgesic (equivalent to 1,25–16% m/m menthol), rubbed onto the affected area. Tension-type headache: As a 10% solution rubbed onto the skin of forehead and temples. *Elderly:* Dose as for adults. *Children from 4–16 years:* **Internal use:** For digestive disorders: Proportion of adult dose according to their body weight. **External use:** *Children from 4–10 years:* Semi-solid preparations containing 2–10% peppermint oil. *Children from 10–16 years:* 5–15% peppermint oil. *Children from 4–10 years:* Ethanolic preparations containing 2–4% peppermint oil. *Children from 10–16 years:* 3–6% peppermint oil. Special warnings and special precautions for use: Direct application of peppermint oil preparation to the nasal area or chest of babies and small children must be avoided because of the risk laryngeal and bronchial spasms.

ESCOP-Monographie
39 Plantain herb (Plantaginis lanceolatae herba)

- **Therapeutic indications:** Catarrhs of the respiratory tract. Temporary, mild inflammations of the oral and pharyngeal mucosa.

- **Dosage:** *Adults and children over 4 years:* Average daily dose equivalent to 3–6 g of the drug, preparations accordingly. *Elderly:* Dose as for adults. *Children 1–4 years:* Average daily dose equivalent to 2,5–4 g of the drug, preparations accordingly.

ESCOP-Monographie
40 Primula Root (Primulae radix)

- **Therapeutic indications:** Productive cough; catarrh of the respiratory tract, chronic bronchitis.

- **Dosage:** *Adult daily dose:* 1–10 g of the drug as a decoction or equivalent preparation, taken in small amounts as necessary. *Elderly:* Dose as for adults. <u>Children from 4–10 years:</u> 0,5–1,0 g daily. <u>Children from 10–16 years:</u> 0,5–1,5 g daily.

ESCOP-Monographie
41 Psyllium Seed (Psyllii semen)

- **Therapeutic indications:** Constipation; conditions in which easy defecation with soft motions in desirable, e.g. anal fissures, haemorrhoids, after rectal surgery and in pregnancy. Short term symptomatic treatment of diarrhoea.

- **Dosage:** *Adult daily dose:* As a laxative, 10–30 g of the seeds or equivalent preparations; in cases of diarrhoea, up to 40 g. <u>Elderly:</u> Dose as for adults. <u>Children 6–12 years:</u> As a laxative, half the adult dose. <u>Children under 6 years:</u> To be treated under medical supervision only.

ESCOP-Monographie
42 Purple Coneflower Root (Echinaceae purpureae radix)

- **Therapeutic indications: Internal use:** Adjuvant therapy and prophylaxis of recurrent infections of the upper respiratory tract (common cold).

- **Dosage:** *Adults:* 3 × 60 drops of a tincture (1:5, ethanol 55% V/V) daily (equivalent to 3 × 300 mg of crude drug). <u>Children:</u> According to body weight and/or age.

ESCOP-Monographie
43 Restharrow Root (Ononidis radix)

- **Therapeutic indications:** Irrigation of the urinary tract, especially in cases of inflammation and renal gravel, and as an adjuvant in treatment of bacterial infections of the urinary tract.

Monographien der European Scientific Cooperative On Phytotherapy (ESCOP)

■ **Dosage:** *Adults:* An infusion of 2–3 g dried material 2–3 times per day; preparations accordingly.

ESCOP-Monographie
44 Rhubarb (Rhei radix)

■ **Therapeutic indications:** For short term use in cases of occasional constipation.

■ **Dosage:** The correct individual dose is the smallest required to produce a comfortable soft-formed motion. *Adults and children over 10 years:* Drug or preparations equivalent to 15–50 mg of hydroxyanthracene derivates daily, calculated as rhein, to be taken preferably in 1 dose at night. Not recommended for use in children under 10 years. The pharmaceutical form must allow lower dosages. Special warnings and special precautions for use: As for all laxatives, rhubarb should not be given when any undiagnosed acute or persistent abdominal symptoms are present.

ESCOP-Monographie
45 Rosemary (Rosmarini folium)

■ **Therapeutic indications: Internal use:** Improvement of hepatic and biliary function and in dyspeptic complaints. **External use:** Adjuvant therapy in rheumatic conditions and peripheral circulatory disorders. Promotion of wound healing and as a mild antiseptic.

■ **Dosage:** *Adults:* **Internal use:** Infusion: 2–4 g of rosemary daily. Fluid extract (1:1, 45% ethanol V/V): 1,5–3 ml daily. Tincture (1:5, 70% ethanol): 3–8,5 ml daily. **External use:** Ethanolic extract (1:20). Essential oil (2% V/V) in ethanol, as an antiseptic. 1 litre of a decoction (1:20) added to bath water (twice weekly).

ESCOP-Monographie
46 Sage Leaf (Salviae folium)

■ **Therapeutic indications:** Inflammations and infections of the mouth and throat such as stomatitis, gingivitis and pharyngitis; hyperhidrosis.

■ **Dosage: Topical:** An infusion (3 g/150 ml) of the drug as a mouthwash and gargle. **Oral** (in hyperhidrosis): Tincture: (1:10) in 55% alcohol, 75 drops daily. Infusion: 1–1,5 g dried herb in 150 ml water, once or several times daily. Extract: 160 mg dried aqueous extract corresponding to 880 mg drug 3 times daily.

ESCOP-Monographie
47 Senega Root (Polygalae radix)

- **Therapeutic indications:** Productive cough; catarrh of the respiratory tract; chronic bronchitis.

- **Dosage:** *Adults:* Daily dose, taken in small amounts as necessary: 1,5–3 g of the drug in hydroethanolic preparations (liquid extracts, tinctures) or solid dosage forms. 2,5–5 g of the drug in aqueous preparations (e.g. decoctions); other equivalent preparations. *Elderly:* Dose as for adults. *Children:* Proportion of adult dose according to age and body weight, in alcohol-free preparations.

ESCOP-Monographie
48 St. John's Wort (Hyperici herba)

- **Therapeutic indications: Preparations based on hydroalcoholic extracts (50–60% ethanol or 80% methanol) and tinctures (49–50% ethanol):** Episodes of mild depressive disorders or mild to moderate depressive episodes in accordance with ICD-10 categories F32.0, F32.1, F33.0, F33.1. **Other preparations:** Mild depression, support of emotional balance.

- **Dosage: Preparations based on hydroalcoholic extracts (50–60% ethanol or 80% methanol):** *Adults and children from 12 years:* 450–1050 mg daily of hydroalcoholic dry extracts with drug-to-extract ratios of 2,5–5:1, 4–7:1 or 5–7:1. **Herbal tinctures and teas:** 3–4,5 ml daily of tincture (1:5, ethanol 60% V/V). 2,4 g of the drug daily for tea infusions. *Elderly:* Dose as for adults. *Children from 6–12 years:* Under medical supervision only. Half the adult dose. *Duration of administration:* No restriction. If symptoms persist for more than 4–6 weeks, seek medical advice.

Classification of severity of depression based on ICD-10 criteria

- **Mild depressive episode** (F32.0/F33.0): Mild first manifestation or mild recurrent of at least two target symptoms and at least two associated symptoms

- **Moderate depressive episode** (F32.1/F33.1): Two or three target signs and at least three or four associated symptoms (first manifestation or recurrent episode)

- **Severe depressive episode** (F32.2/F33.2/F32.3/F33.3): All three target signs and at least four associated symptoms some particularly pronounced (first manifestation or recurrent without or with psychotic symptoms)

Diagnostic features of depressive disorders according to ICD-10 Chapter V Primary Care Version

- **Target signs:** low or sad mood, loss of interest or pleasure, fatigue or loss of energy
- **Associated symptoms:** disturbed sleep, feelings of guilt and unworthiness, reduced self-esteem and self-confidence, poor concentration, disturbed appetite, decreased libido, suicidal thoughts or acts, agitation or slowing of movement or speech, weight loss
- Symptoms of anxiety or nervousness are also frequently present

ESCOP-Monographie
49 Thym (Thymi herba)

- **Therapeutic indications:** Catarrh of the upper respiratory tract, bronchial catarrh and pertussis. Stomatitis and halitosis.
- **Dosage: Internal use: Herb:** *Adults and children from 1 year:* 1–2 g of the dried herb or the equivalent amount of fresh herb as an infusion several times a day. *Children up to 1 year:* 0,5–1 g. **Fluid extract:** *Adults and children:* Dosage to be calculated according to the dosage of the herb. Tincture (1:10, 70% ethanol): 40 drops up to 3 times daily. Other preparations accordingly. **Topical use:** A 5% infusion as a gargle or mouth-wash.

ESCOP-Monographie
50 Tumeric (Curcumae longae rhizoma)

- **Therapeutic indications:** Symptomatic treatment of mild digestive disturbances and minor hepatobiliary dysfunction.
- **Dosage:** *Adults:* Average daily dosage of powdered crude drug or corresponding extracts equivalent to 1,5–3 g of the drug. *Elderly:* Dose as for adults. *Children over 4 years of age:* According to body weight and/or age.

ESCOP-Monographie
51 Valerian Root (Valerianae radix)

- **Therapeutic indications:** Tenseness, restlessness and irritability, with difficulty in falling asleep.

- **Dosage:** *Adults:* Single dose, 2–3 g of the drug (e.g. as a tea infusion) or equivalent dry extracts, or 1–3 ml of tincture (1:5, ethanol 70% V/V). For tenseness, restlessness and irritability, up to 3 times daily. As an aid to sleep, a single dose half to one hour before bedtime, with an earlier dose during the evening if necessary. <u>Children from 3–12 years:</u> Under medical supervision only. Proportion of adult dose according to body weight, as tea infusion or dry extract.

ESCOP-Monographie
52 Willow Bark (Salicis cortex)

- **Therapeutic indications:** Feverish conditions; symptomatic treatment of mild rheumatic complaints; relief of pains, including mild headache.
- **Dosage:** *Adult* daily dose: Dried hydroalcoholic or aqueous extracts, tinctures or fluid extracts, equivalent to 60–120 (up to 240) mg of total salicin or 3–6 g of powdered drug as a decoction. *Elderly:* Dose as for adults. <u>Children:</u> Dried hydroalcoholic or aqueous extracts equivalent to 30–60 mg (4–10 years old) and 60–120 mg (10–16 years old) of total salicin daily according to body weight and stature.

Stichwortverzeichnis

A

Abkochung 7
ableitende Harnwege, entzündliche Erkrankungen 95
abrasions 236
Absinthii herba 45f., 109f.
Acetylsalicylsäure 77
Achylie 51
Aciclovir 23
Ackerschachtelhalmkraut 25
ADH 8
Adipositas 59
ADI-Werte 8
Adonidis herba 111f.
Adoniskraut 111f.
adsorbierend 101
adstringierend 101
Aerosol® Spitzner N 29
AFK-Tee 55
Agiocur® 60
Agiocur®-Granulat 63
Agrimoniae herba 57, 112f.
Akne, chron. 215
Alchemillae herba 57
Alkohol in Kinderarzneimitteln 7f.
– in Lebensmitteln 8
–, Abbaugeschwindigkeit 8
Alkoholdehydrogenase 8, 46
Alluna®-Einschlafdragees 71, 76
Aloe 113f.
– folium 60
–, Kontaktekzem-Risiko 13
Althaeae folium 115f.
– radix 33, 116f., 235
Amara-Aromatika 45f., 50
Amarum tonicum 51
anaerobe Schwelle, Erhöhung 104
anal fissures 232
Anal-/Genitalbereich, Entzündungen 193
analeptisch 101

Analfissuren 95, 170
analgetisch 43, 101
Angelicae fructus 117f.
– herba 117f.
– radix 118f.
Angelikafrüchte 117f.
Angelikakraut 117f.
Angelikawurzel 118f.
Angocin-Tabletten 68
Angstzustände 69ff., 93, 166, 187
aniseed 226
Anisfrüchte 55, 119f.
Anisi fructus 55, 119f., 226
Anorex®-Appetit-Tropfen 62
anorexia 230
Anorexia nervosa 50
Anorexie 51
Anregung der Peristaltik 101
– des Hautstoffwechsels 101
Anthecotulid 18f.
Anthranoid-Drogen 60
–, chem. Zusammensetzung 62
–, Einteilungsmöglichkeit 62
–, Kontraindikation 62
–, Nebenwirkungen 61
Anthranoid-Laxanzien, pharmazeut. Einteilung 63
antibakteriell 101
antichemotaktisch 101
antidepressiv 101
antiemetic 230
antiemetisch 101
antiexsudativ 101
antimikrobiell 52, 102
antimitotisch 102
antiparasitär 102
antiphlogistisch 43, 52, 64, 102
antipyretisch 43, 102
antiseptisch 102
antitussiv 102
aphthous ulcers 226

Stichwortverzeichnis

Apigenin 11
Aplona® Apfeldiät-Granulat 56
Aplona®-Granulat 63
appetitanregend 102
appetite, lack of 228, 232
–, loss of 228
–, reduced 234
Appetitlosigkeit 50f., 54, 93, 109f., 118, 122, 132f., 136, 155, 162, 189, 208
Applikationsformen, kinderfreundliche 4
Aqua Foeniculi 24
Aqualibra®-Tabletten 65
aquaretische Wirkung 64
Arcutuvan® N-Dragees 68
arnica flower 226
Arnicae flos 120f.
Arnikablüten 18, 120f.
Arnikatinktur 17
–, verdünnt 18
Aromatherapie 73
Artischockenblätter 51
Arzneimittel, Ausnahmeregelung von der Verschreibungspflicht 9
–, nicht verschreibungspflichtige 9
–, Verschreibungspflicht 9
Arzneitee, Herstellung 6f.
ärztliche Verordnung eines Teerezepts 5
Assalix®-Dragees 49, 79
Assplant®-Dragees 49, 79
atemanaleptisch 103
Atemwege, hyperreagibel 27
–, obere, Erkrankungen 26 ff.
Aufguss 6f.
Augenbad/-spülung 24
Augenentzündungen 93
Augenerkrankungen 24
Augentrostkraut 24, 147f.
Aurantii pericarpium 45f., 50, 121f.
Ausnahmeregelung von der Verschreibungspflicht 9
Avenae herba 122f.
– stramentum 15, 123f.

B

Babiforton® Inhalat 29, 42
Babix Inhalat N Tropfen 29
Babix-Wundsalbe N 20
Babylax® Miniklistier 63
Babyluuf Balsam 63
Baby-Transpulmin®-Lösung 29
Badekamillen 11f.
bakterientoxinhemmend 103
bakteriostatisch 103
Bakteriurie, asymptomatische 64
Baldorm® Tabletten 71, 76
Baldrian-Phyton®-Dragees 76
Baldriantee 71
Baldriantinktur 71
Baldrianwurzel 70f., 220
Baldrianwurzelpresssaft 75
Baldrinale 70f.
Balmandol®-Badeöl 13
Balsamum peruvianum 19, 123f.
– tolutanum 124f.
Bärentraubenblätter 7, 65, 68, 217f.
Bartflechten 216f.
Basilikumöl 55
bathmotrop, negativ 103
Bauchwehtee 54
bearberry leaf 226
Bedan® Creme/Lotion 16, 19
Begleittherapie, mikrobiologische 60
Beifußkraut 19
Beine, Schweregefühl/Schmerzen 99, 159
Beinschwellung 159
Beinwellsalbe/-paste 21
Beinwellwurzel 21, 206f.
Bekunis®-Verdauungsschokolade 63
belching 235
Benzodiazepine 69
Berberil®-Tropfen 24
Bergeniablätter 65
Bergischer Kräutertee 65
beruhigend 103
Beruhigungstee für Kinder, Rezeptur 74
Beruhigungstee, Rezeptur 74
Bettnässen 67
Betulae folium 125f., 227
Bibernellwurzel 184f.
bilberry 226f.
Bindehautentzündung 24
Bio Bekunis®-Granulat 63
Bio-Diät China-Oel® 16, 23
Biotuss®-Hustensaft für Kinder 41
birch leaf 227
Birkenblätter 125f.
Bisabolol, α- 11, 18
Blähungen 93, 118, 129f., 133, 151, 155
Blasen- und Nierentee geschn. Stada® 68
bloating 226, 229
blond psyllium husk 233
Blütenpollen 51

Blüten-Pollen DE-VAU-GE 62
Blutergüsse 22
Blutkörperchen, weiße, Anstieg 107
Borretschsamenöl 16
bowel, irritable 232, 234, 238
Branolind® N-Salbenkompresse 20
Brechdurchfall 56
Brechmittel 80
Brechwurzel 37
Brechwurzelsirup, Rezeptur 38, 80
bronchial catarrh 235, 242
– diseases 233
Bronchialerkrankungen, chron.-entzündl. 93, 157
Bronchialsekretion, Vermehrung 108
–, Verminderung 108
Bronchicum® Elixier S 39, 41
Bronchien, chron. Erkrankung mit Sekretion 209
Bronchipret®-Saft für Kinder 41
Bronchitis 37, 211
–, chronische 33
bronchitis, chronic 239, 241
Bronchoforton-Kinderbalsam 29
bronchosekretolytisch 103
bronchospasmolytisch 103
bruises 226, 230
Brunnenkressekraut 65
Buccosperin Tee geschn. 68
Bursae pastoris herba 126f.

C

Caelo-Kamillenöl 13
Calami rhizoma 45, 50
calendula flower 227
Calendulae flos 19, 127f., 227
– flos-Zubereitung 13
Calendula-Salbe Helixor 13
Calendumed-Salbe DHU 13
Campher 128f.
Camphora 28, 128f.
Candidose der Mundschleimhaut 25
Canephron®-Tropfen 68
Capval®-Kinderhustensaft 33
Capval®-Saft/-Dragees 41
caraway 227
cardiac performance, declining 231
cardiac/circulatory functions, support 231
Cardiospermum halicacabum 15
carminativ 52, 103

Carminativum Hetterich 56
Carvi aetheroleum 129f.
– fructus 55, 130f., 227
Caryophylli aetheroleum 77
– flos 131
catarrh of respiratory tract 226, 229
Cefanephrin® N-Tropfen 68
Centaurii herba 51, 132, 228
centaury 228
chalagog 103
Chamazulen 11, 18
Chamo® Salbe Bürger 13
choleretisch 103
Chronopharmakologie 3
chronotrop, negativ 103
–, positiv 106
Cinnamomi cassiae cortex 132f.
circulatory disorders 240
Coffeae carbo 57, 80, 133f.
Colchici tuber 134f.
– flos 134f.
– semen 134f.
colds 236, 238f.
Colon irritabile 93, 163, 175, 192
Compliance, gute 4
concentration, loss of 229
Condurango cortex 45f., 51, 135f.
Condurangorinde 45f., 51, 135f.
constipation 232ff., 239f.
Contramutan®-Tropfen/-Kindersaft/-Kindersuppositorien 49
cough 232f., 235, 238f., 241
Cranberola®-Kapseln 66, 68
Crataegi folium cum flore 136f., 231
Cucurbitae peponis semen 67, 139f.
Curcumae longae rhizoma 242
Cynarae folium 51
Cystinol akut Dragees 68
Cystinol long Kapseln 68
Cystinol Lösung 68
Cysto-Fink® Tee 65
Cysto-Fink®-Kapseln 67

D

Dampfinhalation 28
dandelion leaf 228
– root 228
Darmkeime, Wachstumshemmung 108
Darmperistaltik, Dehnungsreflex 105
–, Steigerung 107

Stichwortverzeichnis

Darmreinigung vor OP/Röntgen 93
Decoctum (Decoct.) 7
Dekubitus 19, 93
Denosol® Erkältungs-Spray 41f.
Dentinox®-Gel-N-Zahnungshilfe 78
depressive disorders 241
– episodes, moderate 241
depressive Verstimmungszustände 93, 160
Dermatitis ammoniacalis 13
– atopica 13, 15
– glutealis infantum 13ff.
– seborrhoica 13, 15
Dermatitis, atopische 13
–, seborrhoische 16
desinfizierend 64
desodorierend 103
Diarrhoe 54, 56ff., 215
diarrhoea 231
Diarrhoesan® 56, 90
digestive disorders 236
– disturbances 242
Dihydrohelenalinverbindungen 18
Distorsionen 93, 120
Diurese, Anregung 208
diuretisch 104
diverticular disease 233f.
Divertikulitis 94, 163
Dostenkraut 180f.
Dreimonatskoliken 55f.
Drogen, Anthranoid- 60
–, –, chem. Zusammensetzung 62
–, –, Einteilungsmöglichkeit 62
–, –, Kontraindikation 62
–, –, Nebenwirkungen 61
–, diaphoretisch wirksame 44f.
Drogenqualität 6
dromotrop, negativ 104
–, positiv 106
Droserae herba 39, 140f.
Drosithym®-N Bürger Lösung 42
durchblutungsfördernd 104
Durchfall 94, 112, 134, 178, 193, 207, 213, 215, 219
Durchspülung bei Erkrankungen der Harnwege 94, 125, 142, 179, 181, 205
– bei Nierengrieß 94, 125, 142, 179, 181, 205
Durchspülungstherapie 64
Dyskinesien der Gallenwege 94, 109, 195
dyspepsia 228, 230, 232, 237

Dyspepsie 45ff., 54, 94, 109f., 118f., 122, 129f., 132f. 151, 195, 197, 200, 208, 222
dyspeptic complaints 226, 228f., 234, 240

E

Echinacea purpurea forte-Hevert®-Tropfen 49
Echinacea, bei Erkältung 48
–, immunbiologische Wirkung 48
–, Presssaftzubereitung 48
Echinaceae purpureae herba 48, 90, 141f.
– radix 239
Echinacin®-Liquidum 49
Echinafors®-Liquidum 49
Echinatruw®-Tropfen 49
Efeublätter 36, 38, 90, 157f.
Efeublätterextrakt, standardisiert 36
Eibischblätter 115f.
Eibischsirup 33
Eibischwurzel 7, 33, 116f.
Eibischwurzeltee 34
Eichenrinde 14, 193f.
Einschlafstörungen 161, 173, 220
Elektrolyte, Sekretion 105
Eleutherococci radix 229
eleutherococcus 229
emotional balance, support 241
empfindliche Haut, Pflege 11
Emser-Salz-Salbe 42
entblähend 104
enteritis 234, 237
Enteritis 94, 163
entero sanol®-Saft 63
entzündete Haut, Therapie 13
entzündliche Erkrankungen der ableitenden Harnwege 95
– Erkrankungen im Magen-Darm-Bereich 95
– Hauterkrankungen 95
Entzündungen als Folge von Insektenstichen 95, 120
– der Haut 207
– der Luftwege 95
– der Mund- und Rachenschleimhaut 95
–, Kataplasma 163
–, lokale 95
entzündungshemmend 104
Enuresibletten-Dragees 68

Stichwortverzeichnis

Enuresis 139
– diurna 66f.
– nocturna 66f.
Enzianwurzel 155f.
Epogram®-Nachtkerzenöl 16
Equiseti herba 142f.
Erbrechen 51, 54
Erfahrungsheilkunde 1
Erkältung 47ff.
Erkältungskrankheiten 28, 42ff., 90, 95, 150, 201, 212
Erkrankungen der Luftwege 171
– des Respirationstraktes 31ff.
– im Anal-/Genitalbereich 95, 171
– von Mundhöhle/Zahnfleisch 171
–, fieberhafte 96, 199
–, rheumatische 197
Ermüdung, geistige/körperliche 95, 170
Erregungszustände 69, 122
Esbericum® forte Kapseln 76
Esberitox® N 49
Esberitox® N-Lösung/-Tabletten 49
Eschscholtzia californica 75, 143f.
Eschscholtzia Urtinktur DHU 76
Ethanol in Kinderarzneimitteln 7f.
– in Lebensmitteln 8
–, Ersatzstoffe 8
Eucabal®-Hustensaft 41
Eucalypti aetheroleum 28, 145ff., 229
– folium 28, 146f.
eucalyptus oil 229
Eucalyptusblätter 146f.
Eucalyptusöl 28, 145ff.
Eugalan Töpfer forte Pulver 63
Eugalan Töpfer LC-Pulver 63
Eupatal®-Tropfen/-Sirup 41
Eupatorium cannabinum 49
– perfoliatum 49
Euphralia® 25
Euphrasiae herba 24, 147f.
Euvegal® Entspannungs- und Einschlafdragees 72
Euvegal® forte-Dragees 76
Euvegal®-Tropfen N 76
excitability 232
exhaustion 229
Expectal®-Balsam 29
expektorierend 104

F

Farfarae flos 149
– folium 148
– herba 149
– radix 149
Fasten 51f.
Faulbaumrinde 60, 152ff.
Fehlernährung 59
Fenchelfrüchte 55, 90, 151f.
Fenchelwasser 24
fennel 229
Fertigarzneimittel, standardisierte 2
Feverfew-Tabletten 79
feverish conditions 243
Fichtennadelöl 182f.
Fichtenspitzen, frische 183f.
fiebererzeugend 104
Fieberkraut 79
flatulence 226f., 229, 235, 237f.
flatulent colic of infants 227
Flatulenz 54ff.
Flohsamen 60, 192f.
Florabio® Baldrian-Frischpflanzenpresssaft 76
Florabio®-Johanniskraut-Pflanzensaft 76
Floradix® Multipretten Kräuter-Dragees N 56
Foeniculi fructus 55, 90, 151f., 229
Folindor-Tee geschn. 68
Frakturödem 96, 120
Frangulae cortex 60, 152ff.
Frischpflanzenpresssäfte 75
Frostbeulen 19, 96
Frühjahrskatarrh 23
fungistatisch 104
Furunkel 96, 210
Furunkulose 120
– als Folge von Insektenstichen 96

G

Galeopsidis herba 32, 154f.
Gallenbeschwerden 173, 175f.
Gallenfluss 96, 208
Gallenwege, Dyskinesien 109
Ganzkörperwaschung 43
gastritis 234f., 237
Gastritis 96, 163
gastrointestinal complaints 227, 229, 235

Stichwortverzeichnis

Gastrointestinaltrakt, Beschwerden 47, 175f.
–, Erkrankungen 52, 171
Gastrosecur-Tropfen 53
Gastrysat® Bürger Flüssigkeit 56
gefäßabdichtend 104
Gelomyrtol® forte Kapseln 42
Gelosantol®-Kapseln 68
Genitalbereich, Entzündungen 13, 16
gentian root 230
Gentianae radix 155f., 230
Gewürznelken 131
Gewürzsumachwurzelrinde 65, 68
Gichtanfall 96, 135
ginger 230
gingivitis 226, 236, 240
Glandol®-Kapseln 16
Glaubersalz 80
Gliederschmerzen 78
Glukose-Elektrolytlösung 56
Glycilax® Suppositorien 63
glykogenolytisch 104
Gneis 15f.
golden rod 230
Goldgeist®-forte Lösung 26
Goldmohn, Kalifornischer 143f.
Goldrutenkraut 205f.
–, echtes 65, 205f.
Granu Fink® Durchspülungskapseln 68
Granu Fink® Femina 67
Granu Fink® Kürbiskern Granulat 67f.
granulationsfördernd 104
Granulozyten, Aktivierung der Phagozytoseleistung 101
Grippe-Tee, Rezeptur 43
Grundmaßnahmen, nichtmedikamentöse 43
Grüner Tee 58
Grünlich® Hingfong-Lösung 79
Gurgeln/Spülen 31

H

haemorrhoids 230f., 232f., 235
Haferkraut 122f.
Haferstroh 123f.
Haferstrohvollbad 15f.
Halicar®-Salbe/-Creme 16
halitosis 242
Hamadest-Salbe 13
Hamadin-Kapseln 63
Hamamelidis cortex 231
– folium 230f.
Hamamelidis folium et cortex 12, 156f.
hamamelis bark 231
– leaf 230f.
Hamamelis-Bad 12f.
Hamamelisblätter 12
– und -rinde 156f.
Hamamelisrinde 12
Hamamelissalbe N-LAW 13, 15
Hamasan®-Salbe 13
Hämatome 96, 120
Hametum®-Salbe 13, 16
Hämorrhoiden 95f., 156, 170
hämostyptisch, lokal 105
Harnsteine 205
Harntee 400 TAD® 68
Harnwege, Entzündung 218
–, Erkrankung, Durchspülung 125, 142, 179, 181, 205
Harnwegsinfekte 64ff.
Harunganae madagascariensis cortex et folium 47
Hauhechelwurzel 65, 179f.
Hausstaubmilbe 25
Haut, empfindliche, Pflege 11
–, entzündete, Therapie 13
–, Entzündung 207
Haut-/Schleimhautentzündungen 156, 171
haut-/schleimhautreizend 104, 106
Hauterkrankungen 171
–, entzündliche 95f., 123, 193
–, seborrhoische 96, 123, 222
Hautschäden, lokale 15
Hautstoffwechsel, Anregung 101
Hautveränderungen, entzündliche 188
Hautverletzungen 156
–, oberflächlich, blutend 126
hawthorn leaf with flower 231
headache 243
–, tension-type 238
Hedera helicis folium 36, 38, 90, 157f., 233
Heidelbeerblätter 178
Heidelbeeren 57, 178f.
Heilerdewickel 29f.
Heiserkeit 148
Helarium® Hypericum-Dragees 76
Helenalin 17
hepatic/biliary function, improvement 240
–, restoration 228

Stichwortverzeichnis

hepatobiliary dysfunction 242
Herbstzeitlose 134f.
Herpes 23
– labialis 23
herpes labialis 236
Herz, Druck/Beklemmungsgefühl 94
–, nachlassende Leistungsfähigkeit 98, 138
Herzbeschwerden 96, 128
Herz-Kreislaufsystem, Beschwerden 122
Herzleistung, Einschränkung 96, 111
Hewekzem novo-Salbe 20
Hicoton-Tabletten 68
Hippocastani semen 22, 158f.
Hirtentäschelkraut 126f.
Hohlzahnkraut 32, 154f.
Holunderblüten 44f., 201
Holundersaft/-suppe 43
hop strobile 232
Hopfenkissen 73
Hopfenzapfen 68, 71f., 166f.
hops 232
Hova®-Kindersuppositorien 76
Hovaletten-Dragees 76
Huflattichblätter 148
Hustagil®-Hustensaft 41
Husten 148, 212
–, produktiver 35ff.
–, trockener 33f.
Hustensaft für Kinder, Rezeptur 36
Hustentee, Rezeptur 35
hyperämisierend 105
Hyperforat®-Dragees 76
Hyperforat®-Tropfen 67f., 76
hyperhidrosis 240
Hyperici herba 20, 73, 159f., 241
Hyperthyreose 122

I

Iberogast® 90
Iberogast®-Tinktur 53
Iceland moss 232
immunbiologische Wirkung 105
Immunmodulatoren 47ff.
Immunstimulanzien 47ff.
Imodium® 57
Infectopedicul-Lösung 26
Infekte, banale 3, 42
–, rezidivierende, im Bereich der Atem-/Harnwege 96, 141

inflammation caused by insect bites 226
Infusum (Inf.) 6f.
Ingwertee 61
Ingwerwurzelstock 61, 222f.
Inhalatio composita 28
Inhalation 28, 31
–, mit Kamille 41
–, von aufgeschnittenen Gelomyrtol®-Kapseln 41
inotrop, positiv 105f.
Insektenstich, Entzündung 120
Iodlösung, Polyvidon- 17
Iodtinktur 17
Ipecacuanhae radix 37
Iridis rhizoma 78
irritability 236f., 242
Isla-Mint®-/Isla-Moos®-Pastillen 34, 41
Isländisches Moos 34, 90, 162f.
Isländisch-Moos-Pastillen 31
ispaghula 232
– husk 233
Ivel®-Schlaf-Dragees 76
ivy leaf 233

J

Jarsin® 300-Dragees 76
Java tea 234
JHP-Rödler® Japanisches Heilpflanzenöl 16, 23
Johanniskraut 73f., 159f.
Johanniskrautöl 20
Johanniskrautöl Bio-Diät 20
Johanniskrautpresssaft 75
Johanniskrauttee 74
Juckreiz 15f., 99, 123
Jukunda® Rotöl 20
juniper berry 234
Juniperi fructus 234

K

Kaffeekohle 57, 133f.
Kallusbildung, Förderung 104
Kalmuswurzel 45, 50
Kaltmazerat 7
Kamille®-Spitzner N-Lösung 13, 16, 19, 62
Kamillenallergie 19

Stichwortverzeichnis

Kamillenblüten 14, 17, 52, 90, 171f.
–, antiphlogistisch wirksame Inhaltsstoffe 11
Kamillencreme 15
Kamillendampfbad 40f.
Kamillenöl 12
Kamillenpuder 14
Kamillensalbe 11, 14, 19
Kamillentinktur 12
Kamillen-Zinksalbe 15
Kamillin® Konzentrat-Lösung 13, 16, 19, 62
Kamillin®-Salbe 13
Kamillosan® Ocean Nasenspray 40, 42
Kamillosan®-Konzentrat-Lösung 13, 16, 19, 42, 62
Kamillosan®-Salbe 13
Kamistad®-Gel N 23, 25
Kaoprompt-H®-Suspension 80
Kapuzinerkressekraut 65
Katarrhe der (oberen) Luftwege 28, 31ff., 96, 119, 125, 128, 148, 151, 154 165, 173ff., 183ff., 186, 188, 190f., 195, 204, 210f., 221
–, Magen- und Darm- 97
Kava-Kavawurzelstock 68, 75, 187f.
Kermesbeere 49
Keuchhusten 38ff., 97, 211
–, Teekombination 40
KIA-Drogen 6
Kiefernnadelöl 185f.
Kiefernsprossen 186f.
Kinderdosierung 89ff.
Kindertee, beruhigend/blähungstreibend, Rezeptur 74
Kirschlorbeeröl 55
Kleiebad 15
Kneipp®-Arnika-Gel 20
Kneipp®-Johanniskraut-Pflanzensaft 76
Kneipp®-Lavendelbad 76
Kneipp®-Nachtkerzenölbad 16
Kolon, durch Abführmittelabusus geschädigt 94
Königskerzenblüten 34
Konjunctivitis simplex 23
Konjunktivitis 93
Kontaktdermatitis 17
Konzentrationsmangel 69
Kopfgneis 13
Kopfläuse 25f.
Kopfschmerzen 97, 199
Kopfwehheil-Lösung 79

Koronar-/Myokarddurchblutung, Zunahme 105
Krampfadern 97, 156
Krampfhusten 97, 140
Kratschmer-Reflex 3, 27
Krätzemilbe 19, 25f.
Kräuterkissen 73
Kreislaufbeschwerden 197
Kreislaufregulatiosstörungen, hypotone 128
Kreislaufstörungen 97, 161
kreislauftonisierend 105
kühlend 105
Kümmelfrüchte 55, 130f.
Kümmelöl 55, 129f.
Kümmeltropfen, Rezeptur 55
Kürbissamen 67f., 139f.
Kytta®-Plasma f-Umschlagpaste 23
Kytta®-Salbe 23

L

Lacteol®-Kapseln 63
Lärchenterpentin 210
Latschenkieferöl 28
Lavandulae flos 47, 71, 160f.
Lavendelbäder 73
Lavendelblüten 71f., 160f.
Laxanzien, mikrobiologisch wirksam 59f.
–, Nebenwirkungen 61
–, osmotisch wirksam 59f.
–, über Dehnungsreiz wirksam 59f.
laxierend 105
Lebensbaum 49
Leber, Entgiftungsmechanismen 3
Ledi palustris herba 161f.
legs, heavy 227, 230
Leinsamen 59f., 90, 163f.
Leinsamenschleim 80
Lichen islandicus 34, 90, 162f., 232
Lindenblätter 212f.
Lindenblüten 44, 212
–, Tee 44
–, Verfälschungen 44
Lini semen 47, 59, 163f., 234
Liniplant® Inhalat 29, 42
linseed 234
Linusit®-Creola 60, 63
Linusit®-Gold 60, 63
lipolytisch 105
Liquidepur® N-Flüssigkeit 63

Liquiritiae extractum fluidum   41
– radix   35, 47, 164f., 235
Liquor uzara   58
liquorice root   235
Lomaherpan®-Creme   23
Lomasatin® M-Tinktur   25
Lomatol®-Tropfen   56
Loperamid   57
Löwenzahnwurzel und -kraut   208f.
Luftwege, Erkältungskrankheiten   145f.
–, Katarrhe   119, 125, 128, 148, 151, 154, 165, 173ff., 183ff., 186, 188, 190f., 195, 204, 210f., 221
–, Reizzustände   99
Lupuli flos   232
Lupuli strobulus   71, 166f., 232
Luteolin   11
Luvased-Dragees   76
Lycopi herba   167f.
lysosomale Enzyme, Verminderung erhöhter Aktivität   108

M

Maceratio (Mac.)   7
Mädesüßblüten   44, 78, 150
Mädesüßkraut   44
Magen- und Darmkatarrhe   97
Magenbeschwerden/-krämpfe   51ff.
Magen-Darm-Bereich, (krampfartige) Beschwerden   47, 97, 110, 118, 129f., 133, 151, 173
–, entzündliche Erkrankungen   50ff., 90, 95
Magen-Darm-Motilität, Förderung   104
magensaftsekretionssteigernd   105
Magenschleimhaut, Entzündung   97, 116
Magentee, Rezepturen   53f.
Magentropfen, bittere, Rezeptur   51
Magenulzera, Abheilung   103
Majoranöl   55
Makatussin® Balsam mild   29
Makatussin®-Tropfen/-Saft   41
Malvae flos   34, 168f.
– folium   34, 169
Malvenblätter   34, 169
Malvenblüten   34, 168
Manna   169f.
MAO-hemmend   105
marshmallow root   235
Mastodynie   167

Mate folium   170f.
Mateblätter   170f.
matricaria flower   235
Matricariae flos   11, 47, 52, 90, 171f., 235
Matricin   11, 18
meadowsweet   236
Medacalm®-Kapseln   62
Medacalm®-Pfefferminzkapseln   56
Medizinaltee   5
Medizinalwein   46
melissa leaf   236
Melissae folium   47, 52f., 71, 172f., 236
Melissenblätter   52f., 71ff., 172f.
Melissenblätterextrakt   23
Melissenblätterpresssaft   75
Melrosum®-Sirup N   41
Mentacur®-Kapseln   63
Menthae arvensis   28
– aetheroleum   47, 173f.
Menthae piperitae aetheroleum   28, 47, 175f., 238
– folium   47, 52, 176f., 237
Merfenlösung   17
Metamucil®-Pulver   63
Meteorismus   47, 54ff., 98, 173
Migräne-Anfälle   79
Miktionsbeschwerden bei Prostataadenom   98
Milchschorf   13, 15f., 98, 222
Millefolii flos   16, 110f.
– herba   16, 110f.
Milzzellen, Anstieg   107
Minzöl   15, 17, 22, 40, 47, 77, 79, 173f.
Mistelkraut   7
mite-Phytopharmaka   3
mite-Wirkung   4
mitosehemmend   105
Mittelmeerfieber   98, 135
Mittelohrentzündung   30
Monapax Hustenbalsam   29
Monographien, alphabet. Auflistung   91f.
–, alphabet. Auflistung der Indikationen   93ff.
–, alphabet. Auflistung der Wirkungen   101
–, Einführung   89ff.
–, Original-, alphabet. Reihenfolge   109ff.
– der European Scientific Cooperative On Phytotherapy (ESCOP)   225ff.
Moradorm®-S Filmtabletten   72, 76
motilitätsfördernd   105
motilitätshemmend   105

Stichwortverzeichnis

mucosa, oral/pharyngeal/gastric, irritations 235
mucous membranes of mouth/throat, inflammation 227
– of oral cavity, inflammation 231
mukoziliare Aktivität, Hemmung 104
Multi-Target-Therapie 53
Mund-/Rachenbereich, Entzündungen 193
Mund-/Rachenraum, Schleimhautreizung 115f., 162, 168f.
Mund-/Rachenschleimhaut, Entzündung 112, 120, 127, 131, 134, 148, 177f., 188, 200, 207, 213, 217
Mundschleimhaut, Candidose 25
–, Entzündung 175
Mundsoor 25
muskarinartige Wirkungen 106
Muskel- und Nervenschmerzen 98
Muskelrheumatismus 128
Muskelschmerzen 184, 186
Myalgien 98, 160, 174f.
myrrh 236
Myrrha 177, 236
Myrrhe 177
Myrrhentinktur Galenika 23
Myrrhentinktur Galenika/Madaus, Weleda® 25
Myrtilli folium 178
– fructus 57, 178f., 226f.

N

Nabelkolik 50
Nachtkerzenöl 15
Nasenbluten 98
Nasenspray 40
Nasenspülung 41
nausea 230
Neda®-Früchtewürfel 63
Nelkenöl 77
Nephroselect® M-Liquidum 65
Nervenberuhigungsmittel 69ff.
Nervenschmerzen 184, 186
Nervosität 69ff.
nervous heart complaints 231
– tension 232
nettle herb 237
– leaf 237
Neuralgien 122
neuralgiforme Beschwerden 98, 174f.

neuralgische Beschwerden 99, 183, 185, 209f.
neurasthenisches Syndrom 122
Neuritiden 122
Neurodermitis 13, 15f.
–, Intervalltherapie 14
neurodermitis atopica 231
Neuropas® balance-Filmtabletten 76
Neuroplant 300-Tabletten 76
Nieren- und Blasentee 64f.
–, Rezepturen 66
Nierengrieß 125, 142, 179, 181, 205
Nierentee 2000-Pulver 68
Nieron-T-N-Pulver 68
Noscapin 33
Nystatin 25

O

Oberbauchbeschwerden, funktionelle 96
Obstipation 59, 98, 114, 153, 163, 192, 196, 203
Ödem, posttraumatisches/statisches 98, 142
Ödeme 99
Odermennigkraut 112f.
Ohrenentzündungen 29 f.
Olbas-Tropfen 79
Oleum Chamomillae 12
– Hyperici 20
– Thymi 42
Ononidis radix 179f., 239
Oolong-Tee 58
oral/pharyngeal mucosa, inflammation 238
Oralpädon® Pulver 63
Orangenschalen 45f.
Origani vulgaris herba 180f.
Original-Monographien der Kommission E, alphabet. 109ff.
Orthosiphonblätter 65, 181
Orthosiphonis folium 65, 181, 234
Otitis media 29f.
Otto Greither Spitzwegerichsaft 41

P

Paracetamol 77
Partenelle®-Kapseln 79
Pascatox® mono Tropfen/Tabletten 49

Stichwortverzeichnis

Pascosedon® Filmtabletten   76
passiflora   237
Passiflora Curarina® Tropfen   76
Passiflorae herba   71, 182, 237
Passionsblumenkraut   71f., 182
Pekana Blähungssalbe   63
Pelargonium sidoides   37
Pelvipathia vegetativa   110
peppermint leaf   237
– oil   238
Perenterol®   58
Perenterol®-forte Kapseln   63
Peristaltik, Anregung   101
Pertussin®   39
Pertussin® Hustenbalsam   29
Pertussin®-Hustensaft   41
pertussis   242
Pertussis   38ff.
Perubalsam   19, 25, 123f.
Peru-Lenicet®-Salbe   20
Pestwurzwurzelstock   79
Petadolex®-Kapseln   79
Pfefferminzblätter   52, 176f.
Pfefferminzöl   22f., 28, 47, 77, 79, 175f.
Phagozytose, Steigerung   107
Pharmakokinetik, altersabhängige   3
Pharmakotherapie, rationale   2
pharyngitis   236, 240
Phlebitis, Oberflächen-   120
Phytobronchin® Saft S   41
Phytodolor® N-Tropfen   49, 79
Phytohustil® Hustenreizstiller Sirup   41
Phytolacca americana   49
– Urtinktur   49
Phytopharmaka, appetitanregende   45ff.
–, Bewertung der Wirksamkeit   1
–, Erstattung   9
–, fiebersenkende   43f.
–, innere Anwendung   31ff.
–, kostengünstige   4
Phytotherapie, Dosis   3
–, Grenzen   3
–, Nebenwirkungen   3
–, Nutzen-Risiko-Verhältnis   4
–, rationale   2
Piceae aetheroleum   182f.
– turiones recentes   28, 183f.
Pimpinellae radix   184f.
Pini aetheroleum   28, 185f.
– turiones   186f.
Pinimenthol®-Bad/-Gel/-Liquidum/-Salbe   29

Pinimenthol®-S-Salbe   27, 29
Piperis methystici rhizoma   187f.
Plantaginis lanceolatae herba   32, 90, 188f., 238
– ovatae semen   232
– testa   233
plantain herb   238
Plantival®-Tropfen   76
Pollen   189
Pollisynergen-Kapseln   62
Polygalae radix   32, 190, 241
Pomeranzenschale   50, 121f.
–, Tee   50
postthrombotisches Syndrom   99
Preiselbeerblätter   65
Preiselbeerfrüchte   66
Prellungen   21ff., 77, 98, 120, 206
Primelblüten   37
Primelwurzel   37, 191f.
primula root   239
Primulae flos   37, 190f.
– radix   37, 191f., 239
Prospan®-Kindersaft, -Zäpfchen, -Tropfen, -Tabletten   36, 41
Prospan®-Suppositorien/-Kindersaft   38
Prothesendruckstellen   98
pruritus   238
Psychatrin® Jossa-Dragees   76
Psychopharmaka   69
Psychosomatische Störungen   69ff.
Psychotonin® forte Kapseln N   76
Psychotonin® M-Tropfen   76
psychovegetative Störungen   98, 160
Psylli semen   60, 192f., 239
Psyllium Kneipp-Pulver   63
psyllium seed   239
Pulswickel   43
Pumilen® N Nasentropfen/Inhalat   42
Puraya®-Granulat   63
purple coneflower root   239
Purpursonnenhutkraut   48, 90, 141f.
Pyrethrumextrakte   26

Q

Quellada-P-Pyrethrine Shampoo   26
Quendelkraut   204f.
Quercetin   11
Quercus cortex   57, 193f.
Quetschungen   21ff., 77, 98, 120, 206

Stichwortverzeichnis

R

Radix Ononidis 65
Raphani sativi radix 194f.
Ratanhia comp. Tinktur 25
Reactine®-Tabl. 26
Recvalysat®-Bürger-Tropfen 76
Reisediarrhoe 57, 215
Reisekrankheit 99, 222
Reiseübelkeit 61f.
Reizblase 67f., 99, 139
Reizhusten 99, 140
–, trockener 115f., 162, 168f.
reizlindernd 106
Reizmagen 161
renal elimination of water 234, 236
– gravel 227f., 230, 234, 239
Reparil®-Gel 23
Requiesan® Tropfen 76
Respirationstrakt, Erkrankungen 31ff.
respiratory tract, catarrh 226, 238f., 241f.
–, inflammation/irritation 232, 235
Resplant®-Lösung 49
restharrow root 239
restlessness 232, 236f., 242
Rettich 194f.
rezidivierende Infekte im Bereich der Atem-/Harnwege 141
Rhabarber 195ff.
Rhabarberwurzel 60
Rhei radix 47, 60, 195ff., 240
Rheumakaps Kapseln 49, 79
Rheumatab Salicis Tabletten 49, 79
rheumatic complaints 226, 229, 238, 240, 243
– conditions, treatment 237
rheumatische Beschwerden 99, 145, 183, 185, 199, 209f.
– Erkrankungen 197
– Muskel-/Gelenkbeschwerden 120
Rhinitis 40
Rhinotussal®-S-Balsam 29
rhubarb 240
Ringelblumen Heilsalbe Dr. Theiss Naturwaren 13
Ringelblumenblüten 127f.
Ringelblumensalbe 19
Ringelblumen-Zubereitung 13
Roborans bei Schwächezuständen 99
Roemheld's syndrome 227
Rosmarinblätter 197f.
Rosmarini folium 197f., 240
rosmary 240
Rosskastaniensamen-Salbe/-Gel 22
Rosskastanien-Trockenextrakt 158f.
Röwa-Minz K Heilpflanzenöl 16

S

Saccharomyces boulardii-Präparate 58
sage leaf 240
Salbeiblätter 31, 45f., 199f.
Salbeibonbons 31
Salicis cortex 43, 198f., 243
Salicylate 150
Salix Bürger® Lösung 49, 79
Salus® Anis-Fenchel-Kümmeltee bio 63
Salus® CranBlu flüssig 66
Salus® Nerven-Bad 76
Salus® Tamanybonsan-Dragees 49
Salus®-Echinacea Tropfen 49
Salus®-Kamillentee 62
Salus®-Kamillentropfen 13, 62
Salus®-Minzöl 23
Salus®-Schafgarbentropfen 16
Salviae folium 31, 45f., 199f., 240
Salviathymol® 31
Salviathymol®-Liquidum 41
Sambuci flos 44, 201
Santax® S-Kapseln 63
Säuglingshaut, trockene 11
Schachtelhalmkraut 142f.
Schafgarbenblüten 16f., 110f.
Schafgarbenkraut 16, 110f.
Schilddrüsenüberfunktion 167
schlaffördernd 103, 106
Schlafstörungen 69ff., 94, 99, 166
Schlafzeit, Verlängerung nach Barbiturat-/Ethanolgabe 108
schleimhautschützend 106
Schleimstoffe 33
Schlüsselblumenblüten 37, 190f.
Schmerzbekämpfung 76ff.
Schulstress 53, 59
Schupp®-Pfefferminzöl 16
Schürfwunden 17
Schwächezustände 189
Schwarzer Tee 58
schweißhemmend 106
Schweißsekretion 99, 200
schweißtreibend 45, 106
Schweregefühl in den Beinen 99, 159

Sedalint® Baldrian-Tabletten 76
Sedariston®-Tropfen/-Kapseln 76
sedativ 52
Sedativa 72ff.
sedierend 106
Sedonium-Dragees 71, 76
Sekretion von Elektrolyten 105
sekretionsanregend 52
sekretionsfördernd 106
sekretolytisch 107
sekretomotorisch 107
Selbstmedikation, Regeln 3
–, Risiko 42
senega root 241
Senegawurzel 32, 190
Sennae folium 60, 201ff.
– fructus 60
Sennesblätter 7, 201ff.
Serpylli herba 204f.
Sesquiterpenlactone 17f.
Sinuforton®-Kapseln/-Tropfen 42
Sinupret®-Tropfen/-Dragees 41f.
Sinusitis 37, 40f.
Sirupus althaeae 33, 41
– ipecacuanhae, Rezeptur 80
Sitzbad 11, 14
skin, inflammation 234, 236, 230f.
–, injuries 230f.
skin/mucosa, inflammation 227
–, irritation 235
sleep disturbance 232
Soldeum®-Balsam 29
Solidaginis herba 205f.
– virgaureae herba 65, 205f., 230
Solubitrat® Blasen- und Nierentee-Pulver 68
Sonnenbrand, Behandlung 20
Sonnentaukraut 39, 140f.
Spannungskopfschmerz 77
Spasmen, gastrointestinale 171
spasmolytisch 52, 107
spasms 236
Species diaphoreticae 45
Speichel-/Magensaftsekretion, Förderung 104, 106
speichelsekretionssteigernd 107
Spiraeae flos 44, 150
– herba 44, 150, 236
Spitzwegerichkraut 32, 90, 188f.
Spontanheilungsquote 3
sprains 226, 230
St. John's Wort 241

stas® Salbe mild 29
Stiefmütterchenkraut 14, 221f.
Stoffwechselerkrankungen 122
stomatitis 236, 240, 242
Stomatitis aphthosa 23
Störungen, psychosomatische 69ff.
Succus liquiritiae depuratus 41
Sumpfporstkraut 161f.
Süßholzwurzel 35f., 164f.
Symphyti radix 21, 206f.
Syndrom, postthrombotisches 99
Syzygii cumini cortex 57, 207f.
Syzygiumrinde 207f.

T

TAD-Harntee 400 65
Taraxaci herba 228
– radix 228
– radix cum herba 208f.
Tausendgüldenkraut 51, 132
Tee, grüner 58
–, schwarzer 58
Teerezept, ärztliche Verordnung 5
tenseness 232, 236f., 242
Terebinthina Laricina 210
Terebinthinae aetheroleum rectificatum 28, 209f.
Terpentinöl, gereinigtes 209f.
Therapie, kausale 4
–, symptomatische 4
Thuja occidentalis 49
thym 242
Thymi aetheroleum 42
– herba 39, 90, 211, 242
Thymiankraut 39, 90, 211
Thymipin® 39
Thymipin® forte Tropfen 39
Thymipin®-Balsam 29
Thymipin®-Hustensaft 41
Tiliae flos 44, 212
– folium 212f.
Tinctura Myrrhae 25
tiredness 229
Tolubalsam 124f.
tonsillitis 236
Tonsillitis 37
Tormentillae rhizoma 57, 213f.
Tormentillwurzelstock 213f.
Toxikose 54
Tracheobronchitis, akute 33

Stichwortverzeichnis

Tranquilizer 69
Trockenhefe aus Sacch. boulardii 214ff.
Tumarol-Balsam® sine mentholo 29
tumeric 242
Tussiflorin®-Thymian-saft 41

U

Übelkeit 51, 53
ulcers, gastric/duodenal 235
Ulcus cruris 99, 127
– duodeni 99, 165
– ventriculi 99, 165
Ulong-Tee 58
Ultraschallvernebler 29
Umckaloabo®-Tropfen 37, 41
Umckaloabowurzel 37
Umschlagpaste 22
Unguentum Aromaticum 63
– Chamomillae 14
– Majorani 55, 63
Unruhezustände (nervöse) 98, 100, 160, 166f., 182, 187, 220
Uraton-Tropfen 68
Urgenin®-Liquidum 68
urinary tract, infections 226f.
–, inflammation 230, 234, 237, 239
–, irrigation 230, 234, 237, 239
Urodyn®-Tabletten/Tropfen 68
Urogenitaltrakt, Erkrankungen 64ff.
Urtica folium 237
– herba 237
urticaria 238
Urtinktur, homöopathische 9, 49
Usnea spec. 216f.
Uteruskontraktion, Steigerung 107
Uvae ursi folium 65, 217f., 226
Uvalysat®-Bürger Tropfen 68
Uzara®-Dragees/-Lösung 63
Uzarae radix 58, 219
Uzarawurzel 58, 90, 219

V

Valdispert® comp.-Dragees 76
Valdispert®-125-Dragees 76
Valdispert®-Dragees 71
valerian root 242f.
Valerianae radix 70f., 220, 242f.
Varikosis 99

Veilchenwurzel 78
veins, varicose 227, 230f.
Veneninsuffizienz, chron. 159
venentonisierend 107
venöse Insuffizienz, chronische 99
Venostasin®-Salbe 23
Venotrulan®-Salbe 23
Verbasci flos 34, 221
Verbrennungen 20, 100, 160
Verdauungsbeschwerden 155
Vergiftungen, phytother. Möglichkeiten 80
Vergiftungsfälle, Informationsstellen 81f.
Verletzungen 160
Vernebeln 31
Verrenkungen 21ff.
Verschreibungspflicht 9
–, Ausnahmeregelung 9
Verstauchungen 21ff., 100, 206
Verstimmungszustände, depressive 93, 160
Verstopfung 170
Violae tricoloris herba 14, 221f.
virostatisch 108
Vivinox-Day® Beruhigungsdragees 76
Völlegefühl 51, 53, 100, 118, 129f., 133, 151, 155
vomitting 230
Vulvitis 13

W

Wadenkrämpfe 99, 159
Wadenwickel 42f.
Wasserdost 49
Wasserhanf 49
weakness 229
Weichteilschwellung 22
Weidenrinde 43, 78, 198f.
–, Teekombination 43
Weidenrindenextrakt, standardisiert 44
Weißdornblätter mit Blüten 136f.
Weleda®-Lavendel-Bademilch 76
Wermutkraut 45f., 109f.
willow bark 243
Windeldermatitis 13ff.
Windsalbe 55
– Taminy-Line 63
Windtee 55
Wolfstrappkraut 167f.
Wollblumen 221

wound healing 227
wounds 236
Wundbehandlung 17ff.
Wunden/Wundheilung 100, 127, 141
wundheilungsfördernd 108
Wundsalbe, Rezeptur 20
Wundschmerz 77

Z

Zahnheilkunde, Schmerzstillung 100, 131
Zahnschmerzen 77f.
Zahnungshilfe 77f.
Zerrungen 21ff., 100, 206
Zimtrinde, chinesische 132f.
Zingiberis rhizoma 47, 222f., 230
Zintona®-Kapseln 61
Zitterpappelblätter 78
Zwiebelwickel 29f.